OSE

Réaliser tes rêves

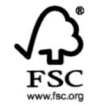

Nathalie ANTAO

OSE

Réaliser tes rêves

Roman

Copyright 2024 Nathalie ANTAO

Autoédition

Tous droits réservés, y compris le droit de reproduction de tout ou partie de l'ouvrage, sous quelque forme que ce soit.

Toute représentation ou reproduction, par quelque procédé que ce soit, constituerait une contrefaçon sanctionnée par les articles 425 et suivants du code pénal.

Cette œuvre est une œuvre de fiction. Les noms propres, les personnages, les lieux, les intrigues sont soit le fruit de l'imagination de l'auteure, soit utilisés dans le cadre d'une œuvre de fiction. Toute ressemblance avec des personnes réelles, vivantes ou décédées, des entreprises, des évènements ou des lieux, seraient une pure coïncidence.

Édition : BoD • Books on Demand GmbH, In de Tarpen 42, 22848 Norderstedt (Allemagne)
Impression : Libri Plureos GmbH, Friedensallee 273, 22763 Hamburg (Allemagne)

ISBN : 978-2-3225-3848-5

Dépôt légal : Septembre 2024

Couverture : Angélique Chevillet Graphiste.

Au pays des vahinés, tout paraît si enchanteur et paradisiaque, que le temps semble suspendu. Vu de plusieurs milliers de kilomètres, notre quotidien métropolitain est plutôt monotone et sans fantaisies.

Les îles, les atolls, nous renvoient à l'image du paradis perdu, du jardin d'Eden.

C'est bien souvent vers ces lieux, que lorsque mes yeux se ferment, mon imaginaire prend le relais ne serait-ce que quelques minutes, pour me permettre de décrocher avec le flot de mes pensées, de m'évader et de trouver un peu de légèreté pour avancer. C'est vers ce paradis si espéré, qu'avec ce roman, je vais vous embarquer.

Je souhaite, que vous, chers lecteurs, puissiez y trouver de l'évasion dans votre quotidien avec l'envie d'aller au bout de vos rêves, de rentrer dans cette histoire, afin de vous fondre avec les personnages, vous identifier à eux, imaginer les lieux, la suite de l'histoire et venir y recueillir de précieux instants de magie. Une évasion dans votre quotidien, pour vous donner envie une nouvelle fois de croire au possible. Cette histoire d'amour, vous donnera des ailes et l'élan pour poursuivre votre route.

A travers ce roman, vous allez découvrir des personnages attachants, Hanae, Manoa, leurs amis Leilani, Eveia, Tahitoa, Vainui et tous les autres Tahitiens.

Ils pourraient bien être vous-même, leur histoire à la fois banale et trépidante, va réveiller en vous l'envie d'y croire encore et toujours et ne jamais perdre espoir.

Leurs sourires, leur joie et leur spontanéité vous renverront vers votre insouciance, à vos jeunes années qui peuvent émerger à n'importe quel âge !

Il suffit simplement de s'autoriser à y croire et de se donner la chance de le vivre !

Bienvenue au cœur des îles de Tahiti, Moorea, Rangiroa, Manihi, Makatea, Maupiti et bien sûr Raiatea. Mais aussi des motus, des atolls et le pays du monoï … la Polynésie Française.

Nathalie

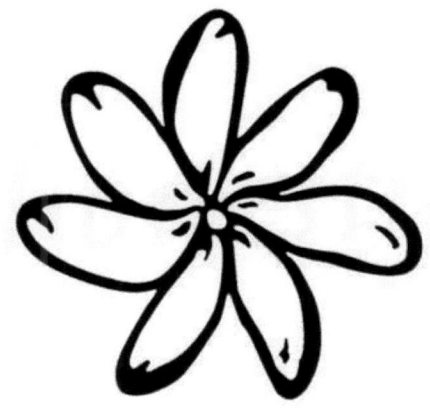

Prêts pour ce merveilleux voyage ?

Venez avec moi !

Hanae

En Polynésie , tout le monde se tutoie… Ne soyez donc pas surpris par l'emploi du tutoiement dans tous les dialogues… c'est culturel !

Tous les accents ont également été supprimés, car il n'y a pas d'accents sur les "e". Mais on prononce " é " comme " Hanaé " et " Faré " ou encore " Mooréa ", " Tamure.

Comme une douce caresse que l'on dépose délicatement sur le bord de mes lèvres, cette odeur si envoûtante et familière m'évade…à de nombreuses années en arrière. Il suffit que je ferme les yeux pour être emportée dans l'atelier avec Mamie Poehere, les mains enduites d'huile de monoï. Je l'aidais dans la confection de cette précieuse huile de beauté. Et le soir venu elle m'enduisait mes longs cheveux pour qu'ils gardent leur brillance. Ce doux parfum d'enfance est unique et seule Leilani a cette capacité à me permettre de m'y replonger…son élégance apparente, sa féminité, elle est la parfaite vahine !

J'entends ses pas qui approchent sur le sable chaud de Manima, notre plage préférée. Sa démarche est si douce, elle ne veut pas me déranger dans mes rêveries, elle en a l'habitude. A chaque fois que je la vois, je le lui rappelle, mon enfance au milieu de tipaniers, à ramasser avec mamie les fleurs fraîches de Tiare pour fabriquer notre Monoï. Mélange de senteurs douces, subtiles et sensuelles, mon rituel beauté aujourd'hui, je m'en enduis tout le corps.

Je n'ose pas ouvrir les yeux, cette odeur qui chatouille mes narines est si agréable, même si je la connais parfaitement, je suis déjà ailleurs.

- Iorana Hanae !

Nos regards se croisent et Leilani sait déjà que je vais lui demander de prononcer à nouveau ce seul mot

- Iorana, iorana Hanae !
- J'adore ton accent ! Il est si différent du mien ! Le tien m'évade en deux secondes sur une plage de Manihi, sur ton atoll paradisiaque !
- Ioranaaaaaa !
- Ta voix est si douce Leilani !
- Je sais, je sais, tu me le dis tous les jours depuis bientôt deux ans !
- Mais je ne m'en lasse pas…
- C'est comme moi avec ton monoï, j'en mangerais si je pouvais ! Ce n'est pas le même qu'à Manihi !
- Eh oui ! J'ai mon secret de fabrication !
- Un jour j'espère que tu me donneras ce fameux secret de Mamie Poehere…
- Peut-être, qui sait …c'est un savoir-faire ancestral !

Ce matin, Leilani m'a rejoint un peu plus tôt que d'habitude, pour faire notre rentrée à l'université de Punauia.

- Si je pouvais faire un cours sur la fabrication du monoï façon Mamie Poehere, ça serait super ! Bien plus intéressant que les ateliers de Madame Taranii.
- Tu devrais lui proposer, ça lui permettra de changer un peu de sujet…Tetiaora, on connaît par cœur !
- C'est vrai ! Elle va encore nous parler de ses vacances sur son motu privé.
- Elle pourrait au moins nous y amener en voyage scolaire, ça serait plutôt pas mal …Oui sinon on pourrait faire les cours au bord du lagon.
- Tu rêves !!!
- On pourrait y organiser un show de *tamure** avec les filles de la troupe !
- Ça c'est une excellente idée ! On serait hyper motivées…
- Je nous y vois bien en voyage sur le motu pour faire une représentation privée à l'hôtel luxueux de Mataia !
- Moi je préfèrerai dans une pension, c'est plus authentique !
- Alors toi, avec ton idée de pension, tu n'en décrocheras jamais !
- Et bien non Leilani, c'est mon rêve ! ouvrir ma propre pension mais version luxe sur une île déserte ! C'est bien pour cela que je suis ici aujourd'hui à m'inscrire dans cette université à tes côtés.
- Mais une île isolée c'est dur d'y vivre et d'y travailler ! tu as déjà essayé ? Moi j'ai passé mon enfance sur l'atoll de Manihi, c'est paradisiaque c'est certain mais il n'y a rien mis à part les hôtels et des fermes perlières…

- Non je ne suis jamais allée sur un atoll ni même sur une île isolée. Mais ce que je sais c'est que travailler dans un grand hôtel de luxe ça ne me correspond pas. Ça fait trois ans, que chaque été, j'occupe un poste au Sofitel de Tahiti, et je ne m'y plais pas. Trop de business. Moi, je rêve surtout de donner de la joie, du plaisir, du partage et des moments inoubliables, hors du temps, à tous ces touristes en quête de merveilleux, d'exception, qu'ils sont venus chercher en Polynésie. Je suis faite pour cela, la simplicité, l'authenticité, le partage c'est ce qui me rend heureuse.
- Tu y faisais quoi au Sofitel ?
- J'accueillais les nombreux touristes, je mettais en place les activités aquatiques. Je proposais également des ateliers de créations de colliers de fleurs, de couronnes….

tamure : danse tahitienne, le « Ori Tahiti »

- Lors de certaines soirées, je dansais le tamure au son des ukuleles avec ma troupe, on faisait rêver les spectateurs, ils s'évadaient !
- Ça avait l'air d'être génial !
- Oui ça l'était…mais pour un travail saisonnier, je ne me vois absolument pas travailler de cette façon toute ma vie !
- Tu es si déterminée Hanae, tu m'impressionnes ! Tu sais exactement où tu veux aller et ton projet est quasiment bouclé.
- Tu sais Leilani, si tu n'as pas de projet bien concret, tu vas avancer vers l'inconnu, moi j'ai besoin de savoir où je vais.

- Ça parait si simple pour toi, moi j'aimerai changer d'univers et travailler dans les hôtels de luxe. A Manihi je n'ai connu que des pensions toutes simples.
- Le luxe, toujours avec toi ! Moi le contraire, je veux de l'authenticité, de la simplicité ! Accueillir mes clients dans un lieu chaleureux, avec de vrais partages, au cœur de la tradition polynésienne.
- Je t'admire ! Vraiment ! Déjà tu es responsable d'une superbe troupe de danse, et tu as des projets plein la tête qui font sens avec tes valeurs…bravo !
- Mais toi aussi Leilani tu as de vraies valeurs ! Tu as grandi sur un atoll, éloignée de tout, et ce n'est pas pour autant que tu t'es fermé au reste du monde, bien au contraire, tu as quitté ta famille pour venir vivre à Papeete à seulement dix huit ans et suivre tes études…moi j'aurais été incapable de m'éloigner de mes proches, quitter mon ile, mes racines.
- Heureusement que tu es là Hanae, sinon j'aurai renoncé ! Je me rappelle encore, le premier jour de rentrée en classe de première, lorsque tu m'as parlé. Je me suis immédiatement sentie à l'aise avec toi. Ton sourire, ta gentillesse, ta grâce m'ont immédiatement rassuré. Et puis quand on a commencé à parler de la danse, je t'ai admiré…Moi je n'ai jamais eu la possibilité de m'inscrire à de véritables cours. A Manihi, il n'y a pas d'école de danse…
- Oh oui, c'est vrai ! Je me rappelle lorsque tu es venue me voir à un cours…Tu m'as demandé de t'inscrire avant même que la chorégraphie ne soit terminée ! Tu as si vite progressé, tu es une vraie vahine Leilani !

- Merci ! T'imagines qu'aujourd'hui on est huit danseuses, et trois musiciens…C'est génial « *Vahinerii* » est comme une vraie famille. Nos efforts, notre persévérance, nous permettent de danser le tamure à la perfection.
- Passe moi le monoï que j'ai dans mon panier…
- Tiens…

Rien que l'odeur qui se dégage du flacon en l'ouvrant, et me voilà à fermer mes yeux pour mieux en apprécier chaque note fleurie.

- Hummm, j'adore…
- Moi aussi…c'est un des tiens ?
- Bien sûr ! Tu ne crois pas que j'irai en acheter j'espère ?
- Je ne me pense pas …
- Non, j'ai un stock à la maison, on l'a fait l'été dernier avec Poe
- Ta tante, c'est bien ça ?
- Oui ! Poe est comme ma mère, on est complice…elle n'a que dix ans de moins que moi.
- Et alors comment le fabriquez-vous ?
- Mais tu n'es pas possible, tu ne lâcheras jamais Leilani ! La prochaine fois tu viendras avec nous et tu nous aideras.
- J'aurai la recette secrète alors ?
- Recette secrète de famille comme les bonnes recettes de cuisine !!

Sur la plage, allongées sur nos paréos, à l'ombre des cocotiers, on ne voit pas le temps passer.

Les cours débutent en milieu de journée et va falloir se motiver pour y aller.

C'est la sonnerie du réveil programmé sur mon téléphone qui me sort de mes rêveries. Je m'étais déjà laissée embarquer sous un palmier à m'imaginer observer un beau coucher de soleil, le vent des alizés dans mes longs cheveux, brisant le silence qui m'entourait. Le retour à la réalité est un supplice.

- Leilani, réveille-toi, je lui murmure en lui touchant son épaule, réchauffée par le soleil brûlant de cette heure de la journée.
- Oh non…laisse-moi ici, s'il te plait !
- On reviendra en fin de journée, mais là on a bientôt cours.

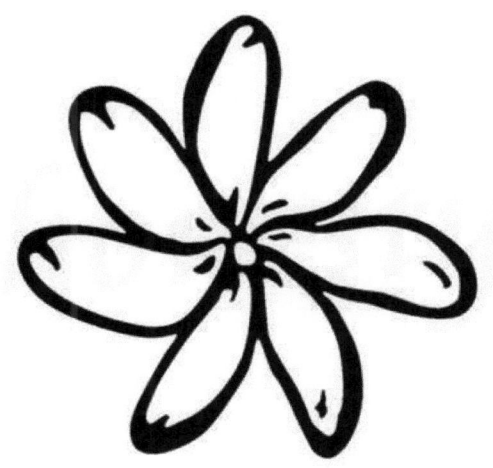

Tiare Tahiti

"Tiare Maohi" : poème polynésien

Umoa i te poipoi

Umatatea i te avatea

Mairi atu ai te ra

Ua mahora tea tau tiare iti

Uaa no te ahiahi

Unauna no te marupo

Hiparaa no oe e Hina

I to nohoraa i Marama tea na

Ua maue te aara o te tiare

E faaara ia oe

Farii mai i teie o

Tapao no te ma o tau fenua iti

Bouton vert aux premiers rayons du jour

Bouton blanc au plus fort de la journée

Et quand le soleil vient se coucher

Éclatante de blancheur est ma petite fleur

Fleur du crépuscule

Merveille de la nuit naissante

Et elle tu te mires, déesse Hina

De blanche lune ta demeure

Le parfum de la fleur s'est envolé

Pour te sortir de ton sommeil

Accepte mon offrande

Symbole de la pureté de mon île chérie.

Nous parcourons tranquillement les quelques mètres qui nous séparent de l'université. La cour se remplit de jeunes étudiants et l'on aperçoit même certaines connaissances de l'année passée.

Notre salle se trouve à l'étage, vue sur Moorea, juste en face. C'est plutôt bien choisi, pour un cours de tourisme.

- Chut, la professeure va nous remarquer…Ecoutons, on discutera après.
- Juste une précision …Pourquoi as-tu choisi le tourisme et pas la danse comme cours principal ?
- La danse …. Ma passion ! J'y consacre tout mon temps libre, je crée les chorégraphies, je choisis les musiques et participe à la création des costumes.
- C'est complémentaire ! Tu danseras dans les hôtels où tu travailleras peut-être ?
- Dans la pension !!! Pas d'hôtels pour moi !

Le cours se poursuit, et nous sommes plutôt fascinées par ce que Madame Taranii nous présente aujourd'hui. Elle aborde la dépendance que la Polynésie entretient avec la métropole. Ici on tente d'importer seulement le nécessaire. Les produits de première nécessité et surtout alimentaires sont issus de cultures locales. Les fruits, légumes et poissons sont soit de la production locale, soit des îles de l'archipel polynésien. L'importation des produits depuis la métropole est onéreuse et il est compliqué de garantir la qualité des produits périssables dans de bonnes conditions. On importe beaucoup des Etats Unis, de nouvelle Zélande, notamment la charcuterie et la viande.

On réalise nos costumes de danse à partir de tressages de feuilles de palmiers, de coques de noix de coco, de fleurs fraîches. Une véritable harmonie de couleurs et de sens, dépaysement garanti et l'émerveillement pour les touristes.

Ma troupe « *Vahinerii* » est composée de huit filles pour les danses et trois garçons qui jouent de la musique et font aussi des représentations de *Haka**. On y tisse des liens si forts qu'ensemble on parvient à réaliser l'un des meilleurs shows de toute l'île de Tahiti.

Cette année nous avons décidé de tenter de relever un défi de taille, celui de participer au festival « *Te hawaitai nui ori Tahiti Festival* » au mois d'octobre sur l'île voisine, l'île sœur de Tahiti, Moorea. Ce festival auquel participent les meilleures équipes de danse de tout l'archipel Polynésien.

On aperçoit Moorea depuis la fenêtre de notre classe, alors cette compétition, on ne peut pas l'oublier, elle fait partie de notre quotidien, de nos objectifs.

Je mise beaucoup sur cette représentation, car les trois meilleures équipes seront récompensées et auront la joie et l'honneur de participer au concours de tamure qui se tiendra sur l'île de Bora Bora, la perle du pacifique, et d'espérer intégrer ensuite la troupe du célèbre Tiki Village. Une aubaine pour les danseuses polynésiennes, un passeport permettant un emploi fixe dans une troupe reconnue dans tout l'archipel.

Mais est-ce vraiment, ce qui m'anime, me fait rêver ?

A moi, pas vraiment…Ce que je souhaite au plus profond de mon cœur, ce qui me fait vibrer, c'est avant tout la simplicité, l'authenticité et la cohésion du groupe. Celui dans lequel il y a encore de la place pour la créativité, la fantaisie et surtout l'insouciance.

Les grandes troupes proposent bien évidemment certains avantages, mais exigent une grande rigueur, un esprit de compétition, ainsi que de nombreuses contraintes.

Je cherche à représenter mes origines avec un brin de folie et beaucoup de joie. De l'improvisation et surtout ce que je recherche à travers la danse c'est de m'exprimer, de permettre à mon corps de se sentir libre.

Ma petite troupe me ressemble et l'on tente toutes ensembles de véhiculer au mieux notre culture.

Mes journées sont bien rythmées, mais chaque matin débute par le même rituel. Comme toutes les polynésiennes, je dépose une fleur de tiare fraîchement cueillie derrière mon oreille droite. C'est tout un symbole ici. A cette distinction, on reconnaît immédiatement la situation d'une femme. Portée à droite, elle indique le célibat, portée à gauche cela signifie que son cœur est déjà pris. Cette coutume ancestrale caractérise si bien notre grâce divine. Cette fleur de tiare, si odorante et si pure vient sublimer, mettre en valeur la beauté naturelle des polynésiennes.

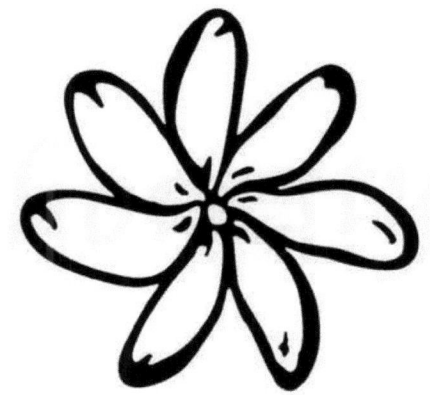

"On a tous ce quelque chose qui nous rend lumineux. A vous de l'écouter et de le révéler.

Pour moi la clé, c'est de se sentir libre."

Vaiteani

Chanteuse/compositrice

Je vis avec une phrase clé qui me vient de ma grand-mère Poehere, c'est pour moi comme une ligne directrice, comme un dicton qui vient rythmer ma journée :

« Va où le vent te berce et fais toi confiance »

Et lorsque je restais chez elle, les jours où je n'avais pas école, je dansais, bien sûr comme toujours, et elle me regardait avec un air si doux, une telle fierté. Elle ne pouvait pas s'empêcher de me dire à chaque fois :

« Danse Hanae, danse ! et n'arrête jamais de danser ! Tu danses admirablement bien, quand tu danses tu es reliée au ciel. La danse est sacrée ici et grâce à ce don, tu vas pouvoir être joyeuse et transmettre aux autres beaucoup d'amour, qui pourra les aider, les guider, les accompagner et même les guérir. Alors danse, ma chérie, n'arrête jamais de danser ! »

Cette phrase résonne en moi encore plusieurs années après. Son conseil et surtout sa demande est devenue pour moi au fil du temps ma boussole, ma motivation, ma guidance. Bien souvent j'entends sa voix me murmurer ce refrain… *« Danse Hanae, danse »*.

Voilà comment j'occupe toutes mes journées. La fin de l'été symbolise la fin d'une période un peu hors du temps, de grande joie, avec création, danse, nouvelles rencontres, nouveaux touristes mais toujours la même envie qui m'anime, celle de donner le meilleur de moi-même, d'offrir du rêve et des étoiles dans les yeux des admirateurs lors de nos spectacles.

    Aujourd'hui sonne donc un tout nouveau départ. Un nouvel emploi du temps, qui sera repartit entre mes cours à l'université trois jours par semaine et deux soirées où je me consacre à donner les cours de danse à ma troupe. Entretemps, je crée les costumes, les chorégraphies et je choisis les musiques. Tout cela est un bonheur immense pour moi et source de beaucoup de plaisirs que j'adore ensuite partager avec mes danseuses.

Ma vie est bien remplie, mais le soir venu une grande solitude vient souvent pointer le bout de son nez. Ma vie amoureuse est plutôt platonique.

Des amitiés très fortes sont bien présentes, mais j'ai très peu de temps pour une relation stable et durable. Je rêve comme tout le monde, d'une vie équilibrée, de fonder une famille, comme celle que j'ai connue au sein de la mienne depuis toute petite. La présence d'une famille aimante, un modèle que je souhaite un jour reproduire à mon tour.

    Des flirts j'en ai eu, mais rien de bien sérieux. Pour être honnête, j'avoue, je me protège, par peur de souffrir. Faire une place pour l'autre, sera un bonus, quand je le déciderai et que je choisirai d'accorder du temps, où lorsque la vie aura décidé pour moi de m'envoyer le grand amour. Je suis une rêveuse au grand cœur, qui croit en l'amour, au vrai, à l'unique, à celui qui vous tombe dessus sans même y penser et qui vous bouleverse pour toute la vie. De vraies valeurs que j'ai reçues en héritage, un idéal qui représente pour moi l'unique amour de ma vie. J'en rêve, je l'imagine, mais sans jamais le croiser. La vie doit avoir un plan pour moi, alors je choisis d'y faire confiance et de m'y abandonner, de laisser faire la vie, de ne rien forcer en me laissant guider. Cette philosophie de vie, mêlée à ma culture et mes origines, font de moi une véritable vahine au cœur d'or. Donner de l'amour autour de moi, voilà ma devise. A travers la danse, je me libère, et c'est avec beaucoup de grâce que je diffuse autour de moi toute cette grâce.

« L'amour, n'est pas juste une attirance ni un choix,

L'amour n'est pas lié à la beauté, à l'intelligence,

aux belles qualités

Oh non ! l'amour est une connexion

Une vibration magique, une force mystique, un courant unique

Une tempête d'émotions, un énorme glissement de terrain

L'amour c'est comme la vie

C'est tout ce que l'on n'a pas choisi !"

4 septembre 2020

Deuxième jour à l'université.

Je m'y rend le cœur rempli d'espoir et de nouveaux projets. Car à Papeete, avoir la possibilité de suivre des études supérieures est un privilège. Les études sont très onéreuses et les sélections d'entrée sont fastidieuses. Seuls les plus motivés trouvent une place. Pour l'obtenir, j'ai dû me battre, faire de nombreuses concessions pour étudier et surtout bâtir un véritable projet pour être admise.

Me voilà installée à la table qui va me servir de bureau pour les deux prochaines années. Une classe assez peu remplie, des filles pour la plupart. Toutes sont plus âgées que nous et elles me semblent loin de mes aspirations. Elles sont, pour tout dire, plutôt superficielles. Un côté citadin bien prononcé et une envie de réussite et d'emplois prestigieux sont leur ligne de mire. Intégrer la direction des plus grands complexes hôteliers polynésiens, constituent les projets de nombreuses d'entre elles.

Les professeurs quant à eux sont de véritables professionnels du tourisme, qui sont là avant tout pour vanter et promouvoir les grands hôtels, avec des postes à haute responsabilité, à la recherche du service d'exception haut de gamme.

Le ton est donné, ici c'est l'excellence qui est demandée.

Heureusement que Leilani est avec moi, on va se soutenir et avancer ensemble.

Je ne me sens pas très à l'aise à vrai dire. Moi qui souhaite privilégier la convivialité, l'harmonie, les vrais valeurs polynésiennes et les liens avec les touristes, je me sens un peu décalée.

Cette première journée s'achève sur une note teintée de deux couleurs. Le bleu pour l'espoir d'avoir ma place parmi les élèves privilégiées dans cette formation, et le gris qui me porte vers un univers que je tente de fuir depuis toujours, à savoir le business.

Leilani a aussi un seul rêve, celui de transmettre sa passion pour les perles noires de Tahiti à travers le tourisme. En effet, ses parents possèdent une ferme perlière sur l'atoll de Manihi. Elle a passé toute son enfance loin du monde, isolée sur ce magnifique atoll, entre lagon et perles de culture. Ce qui fait d'elle une jeune fille paisible et si bienveillante. Ma meilleure amie, ma complice.

Un joli duo avec deux personnalités différentes, mais où l'authenticité et la simplicité nous relient.

Peu à peu, elle a trouvé auprès de mes proches, une famille de cœur.

Au fil du temps, elle a réussi à intégrer ma troupe de danse. Certes dans l'atoll, elle a bien souvent pu assister à de nombreuses représentations dans les hôtels mais elle n'a jamais pû intégrer un cours.

Alors faire partie de ma troupe est une réelle opportunité et l'occasion de réaliser son rêve de petite fille, danser en véritable polynésienne le tamure. Leilani est assidue, et elle trouve un immense plaisir à venir danser avec moi. Je peux donc partager ma passion, et depuis maintenant deux ans, lors de nos pauses déjeuner, on tente de mettre à profit notre temps libre pour choisir ensemble les musiques qui viendront accompagner nos spectacles.

L'année défile à toute vitesse, et le grand show où l'on doit participer à Moorea approche. On doit y proposer notre plus belle chorégraphie. Tout doit être parfait, et mis en valeur. Les organisateurs sont très critiques et viennent juger la danse, mais aussi l'originalité des costumes, le choix des musiques, le thème choisi, tout est passé au crible.

Nous avons choisi de mettre en avant la culture des atolls et des fermes perlières. C'est donc parées de colliers, bracelets, boucles d'oreilles composées de perles noires que l'on va danser.

Même les ceintures sont fabriquées avec des coquilles de nacre, ce qui va apporter une touche lumineuse à nos costumes. Les matériaux locaux sont mis en avant, rafia, noix de coco et feuilles de palmiers notamment.

Le ton est donné, le rythme prêt à s'envoler et toutes mes danseuses sont enjouées.

Toutes nos familles et amis seront présents pour nous soutenir et nous encourager.

Au total quinze équipes vont danser pour tenter d'être élues et remporter le célèbre prix :

« *Te hawaitai nui ori Tahiti Festival* ».

Moorea, accueille ce festival depuis des années et l'organisation est gigantesque sur la plage de Temae.

Tous les locaux y participent et c'est l'occasion de se retrouver, de faire la fête, d'échanger et de mettre en avant la culture polynésienne.

En parallèle, un concours de *va'a** se tiendra sur la plage. Les deux journées de ce festival seront ponctuées de danses, d'ateliers créatifs, auxquels je vais pouvoir mettre en avant ma créativité, mon envie de partage. Avec Leilani, on forme un véritable duo, et on tente de faire valoir les valeurs de soutien, d'espoir, de persévérance à toute notre équipe.

De l'autre côté, il y a l'organisation du festival avec les piroguiers, les marins, les employés du port de Papeete qui sont là pour veiller à la bonne organisation de l'évènement.

va'a : va'a polynésienne à balancier utilisée avec des rames.

Ce festival se veut accueillant et bon enfant. Les dernières répétitions sont là. Tout est fin prêt pour le grand jour.

Je vérifie une dernière fois les costumes, la bonne synchronicité de chaque pas de danse, les musiques. Un air de fête flotte et chacune d'entre nous ressent au plus profond d'elle beaucoup d'excitation. Car avoir la possibilité de danser à ce festival est tout de même le rêve de chaque danseuse. Le stress est également de la partie, car demain il y aura des milliers de spectateurs et tout doit être parfait.

Le grand jour est arrivé, c'est un véritable festival de couleurs et d'odeurs qui est offert au spectateur en quête d'évasion et de légèreté.

Bougainvilliers, tiaré, hibiscus, toutes les fleurs sont mises en valeur. C'est si coloré qu'on dirait un véritable arc en ciel. La plage de Moorea s'est transformée en véritable jardin.

Au bord du lagon, entre les paillotes au toit de pandanus, sont disposées plus d'une cinquantaine de va'a. Toutes aux couleurs et effigie de leur équipe.

Les concurrents sont disposés sur la plage par équipe et tous commencent à faire leur entraînement sportif sous l'œil attentif de leur coach. On peut ressentir la pression qui monte au sein de chaque groupe.

Heureusement que nous sommes accompagnées par les douces musiques du *fenua* *. Entre rythme et douceur, les enchaînements permettent à chacun de se mettre à la fois dans l'ambiance mais aussi de trouver la motivation pour tenter de gagner cette célèbre course.

Plus de dix mille visiteurs sont attendus et cela vient rajouter beaucoup de dynamisme et cet esprit compétitif à chaque participant.

Cet événement est bien souvent préparé pendant toute une année auparavant. Constitution des équipes, entraînements et participation à diverses courses, rien n'est laissé au hasard. Beaucoup de rigueur et de discipline, une bonne hygiène de vie, voilà ce qui est demandé aux participants.

Cette petite pause que nous venons de nous accorder avec Leilani, à observer les équipes autour de nous, aura eu le mérite de nous procurer un peu de légèreté. La tension monte, et le stress de mes danseuses aussi. Je tente tant bien que mal de les rassurer, de les apaiser.

On reprend les répétitions. En me rendant sur les lieux, j'ai pu observer une petite plage située un peu à l'abri des regards. Nous avons décidé de nous y isoler afin de faire les derniers enchaînements.

Nous procédons aux derniers essayages, dernières retouches. Je dépose derrière l'oreille de chacune de mes danseuses une fleur de tiare que j'ai pris soin de cueillir ce matin dans mon jardin. C'est un héritage culturel unique au monde.

Je dépose un collier de fleurs de tiare autour de leur cou et une coiffe sur leur tête. Un bustier en coco et un jupon en feuilles de palmier. Voilà mon équipe est fin prête pour le grand show.

Dix autres troupes de danse sont également présentes et chacune propose un thème différent. Le ton est donné et l'heure de se dévoiler va arriver.

Mon cœur bat si vite dans ma poitrine que j'ai peur qu'il explose. Ça doit être un mélange d'adrénaline et d'anxiété, du moins je l'espère. Il ne peut pas me lâcher dans un moment pareil, c'est impossible. Ce moment que j'ai pensé, préparé et rêvé depuis de nombreux mois. Je dois me calmer, me ressaisir. Je dois faire ce que me conseillait ma grand-mère, respirer calmement. Inspirer sur quelques secondes, faire le vide dans ma tête et expirer pour laisser partir cette peur panique. En principe c'est efficace mais là j'ai l'impression que ça ne fonctionne pas. Mon cœur tambourine de plus belle, que faire ? Leilani s'en est aperçue, elle s'approche de moi.

- Respire Hanae tu es toute rouge, respire ça va aller…
- J'ai peur Leilani, de ne pas y arriver, il y a tout le monde en plus dans l'assemblée.
- Mais oui Hanae, c'est notre moment, celui de prouver au monde notre talent, ton talent.

- Arrête-tu me fait peur, mon cœur va exploser.
- Exploser de joie oui !!!!
- Tu ne me prends pas au sérieux Leilani c'est épuisant !
- Mais si Hanae, mais je veux te rassurer, rappelle-toi au show à l'hôtel Sofitel de Tahiti, tu étais pareil et tu as été excellente.
- Une fois la musique qui débute, je danse et je ne réfléchis pas, mais l'attente m'angoisse, me stresse, c'est toujours comme ça …un tsunami d'émotions me transporte en bas de la vague.
- T'inquiète tu vas remonter en haut…respire !
- Respire respire, mais je ne fais que ça respirer !!!
- Écoute Hanae, écoute…
- Ils applaudissent oui…c'est pire …il y a beaucoup de spectateurs, regarde.
- Oui, une foule, c'est génial, génial !!!! Beaucoup sont habillés comme les équipes, très colorés, c'est la fête Hanae !
- Je vois tous nos supporters, ils ont joué le jeu, ils portent tous un collier de nacre autour du cou, ils sont assortis à nous, c'est fabuleux !

C'est un véritable festival de couleurs et d'une beauté exceptionnelle pour les yeux !

Les premières équipes font leur show.

La nôtre passe en huitième position. Ça nous laisse du temps, beaucoup trop de temps pour se mettre la pression. La barre est haute. Les équipes adverses ont tout misé sur les costumes et leurs enchaînements débordent de nouveauté et de grâce.

Je me pose alors mille questions.

- Seras-t-on à la hauteur ? N'ai-je pas vu trop haut de nous inscrire à ce festival ?
- Mais non Hanae, c'est ton rêve…et puis le principal est que l'on participe, et qu'on ose réaliser ce rêve !
- Ah ! ça oser oui, on en a de l'audace !
- Bien voilà ! au moins on ne le regrettera pas ! Imagine être là en spectatrice et ne pas y participer. Tu me répèterais sans cesse, que tu aimerais danser sur cette scène ! Alors voilà on y est, et on va danser, ça je te le promets ! Ton petit cœur va se calmer et tu vas donner le meilleur de toi-même. Cette chorégraphie est parfaite, on l'a répétée maintes fois, et les filles sont prêtes !
- Je le sais Leilani, mais là je me sens submergée. Si seulement je pouvais trouver quelque chose qui me calme. Ma grand-mère serait là, elle aurait les mots pour m'apaiser…
- Mais demande-lui son aide Hanae, de là-haut elle va t'aider j'en suis certaine. Elle va te guider, prie.

De toute façon, je sais qu'elle va m'aider, ce n'est pas la première fois que je lui demande de l'aide et bien souvent je sens sa délicate présence, subtile mais présente à mes yeux. Si seulement elle pouvait me faire un signe, un seul petit signe maintenant. Je ne sais où regarder tant, l'anxiété me provoque des vertiges.

Mes yeux se posent alors sur une équipe de piroguiers en train de faire leur dernière répétition. Leur coach leur donne les dernières recommandations, ce qui fait écho en moi en un seul instant. Leurs maîtres mots sont alors, rigueur, concentration.

« Deux choses comptent : gagner et s'amuser !»

Je suis interpellée par cette phrase que je trouve à la fois provocante mais tellement motivante.

Car lorsqu'on n'a rien à perdre, on donne tout et on ne se met pas la pression. On tente, on ose, et on verra bien.

Et si la clé était celle-là ? Avancer, foncer, pour prendre du plaisir avant tout, car lorsqu'on aime ce que l'on fait, on ne peut que réussir.

La phrase a été prononcée avec tant d'enthousiasme, de ténacité, que tous les piroguiers disposés autour de leur coach, ont répété ces mots comme un véritable cri de guerre.

Ça me fait penser à la célèbre phrase de Mamie Poehere , « *Danse, Hanae, danse !* » je l'entends résonner dans ma tête, me murmurant « *Danse Hanae, danse !*».

Sa présence, dans mon esprit à cet instant me donne l'élan suffisant pour tenter de lui faire honneur et démarrer le show. Merci mamie…

Lorsque je reprends mes esprits, je m'aperçois que mon regard est posé, et fixé ce coach. Je l'envie, il a l'air si serein, si pausé, je me sens troublé, pas son attitude, ou peut-être par son charisme, sa beauté naturelle. Quelque chose en lui me fascine.

- Hanae, je suis là ! Arrête de rêver à ton beau brun, musclé, ok il est beau mais bon là on doit aller danser !
- Quoi ? Oui on va danser.
- Tu étais perdue dans tes pensées, le regard fixé sur ce gars à en tomber raide dingue !

- Puff, n'importe quoi, j'écoutais juste ce qu'il disait à son équipe.
- Mais bien sûr, tu le dévorais des yeux je dirais plutôt. C'est clair, enfin moi j'adore son short, rouge et blanc, ça le met en valeur. Et t'as vu son tatouage ???
- Peu importe, Leilani, allons-y, tout est prêt ?

Je dois reprendre mes esprits rapidement, j'avoue que ce coach ne me laisse pas indifférente. Il a un charme fou. J'ose adresser en sa direction un dernier regard avant de rejoindre mon équipe, lorsque je m'aperçois que lui aussi me fixe. Ses yeux sont posés sur moi. Même si je tente de dissimuler mes émotions je lui adresse un petit sourire.

Rien qu'à cet échange de quelques regards, je suis véritablement surprise par ce que cela provoque au plus profond de moi. Une tempête d'émotions, comme une connexion, qui tente de se frayer un passage entre nous deux.

Et moi qui était il n'y a pas plus de cinq minutes à la recherche de l'aide extérieure, du signe, qui allait m'apaiser, me rassurer, calmer mon appréhension de monter sur scène, et j'entends cette phrase de ce coach qui tente de soulager la pression de son équipe de l'autre côté du rivage.

- Tiens Hanae, ton collier, me dit Leilani en le déposant autour de mon cou.

Je suis alors obligée de détourner mon regard du coach, dont je ne connais ni le prénom, ni le nom de son équipe. Je ne connais rien de lui. La seule chose que j'ai pu remarquer, c'est qu'il est l'entraineur d'une équipe de piroguiers ayant pour couleurs le rouge et le blanc.

Je reprends alors mes esprits et cette petite parenthèse aura eu le mérite de me donner le courage pour foncer sans réfléchir.

Le regard qu'il a eu sur moi, reste omniprésent en moi. Un regard doux, un regard plein de tendresse. C'est alors que j'entends les applaudissements, ceux qui nous sont adressés, ceux qui vont marquer le début de notre show.

C'est comme si le temps était suspendu, je n'arrive pas à réfléchir. Je suis portée par quelque chose que je ne saurais décrire, un automatisme, tout mon corps agit indépendamment, la musique donne le ton.

Je commence à danser, les mouvements sont si fluides. Tout est si bien synchronisé, si parfait. Je me laisse porter, transporter par la musique envoûtante, et la seule chose qui m'importe c'est de prendre du plaisir et rayonner de grâce face aux spectateurs. C'est une sensation que je n'ai encore jamais éprouvée, c'est comme si je dansais dans les airs, sur l'eau. Je me sens légère, flottante. Je me laisse emporter par la musique, et mes mouvements suivent la danse. A cet instant, je suis certaine d'une chose, je suis à ma juste place. La danse est toute ma vie, elle me donne des ailes, et je me laisse aller, transporter par tant de magie pour laisser apparaître toute la beauté du tamure.

Lorsque je croise du regard Leilani, elle est emportée elle aussi par l'instant. Elle rayonne, elle ressemble à une déesse en train d'emporter les spectateurs dans un tourbillon de séduction, tant ces gestes invitent au bonheur. Je ressens tant de fierté, toutes mes autres danseuses sont tout autant resplendissantes. Un spectacle traditionnel mais pourtant si différent des autres. Ça doit être ça la véritable amitié et ces liens fraternels si indestructibles. Une famille, voilà ce que nous sommes.

Ce pourquoi j'ai travaillé depuis des années est enfin là devant moi. C'est intimidant au départ mais ensuite le stress laisse place à un véritable plaisir, on se déhanche en rythme et les touristes semblent émerveillés.

C'est un spectacle haut en couleurs. Je donne le ton et toute mon équipe est en harmonie.

Lorsque je tente de lever les yeux pour sourire à mes parents, mon regard se pose à nouveau sur le coach qui est en train d'observer mon spectacle avec admiration. Ses yeux pétillent, je le vois.

Je sens mon cœur, faire un gros boum dans ma poitrine, et instinctivement je dépose ma main sur mon cœur. Je poursuis avec assurance, ce geste a dû être interprété comme un geste d'amour, plein de grâce. On vient de terminer notre show, on se regroupe en cercle pour une dernière chorégraphie qui se veut douce et pleine d'amour.

J'invite ensuite au hasard un spectateur à nous rejoindre sur scène afin d'y offrir mon collier de nacre. Cela donne de la simplicité au spectacle et surtout véhicule les valeurs de partage et de convivialité à notre show. Un spectacle que je veux proche du public mais surtout authentique. Donner du bonheur mais surtout mettre en avant les valeurs polynésiennes. C'est sous un tonnerre d'applaudissements que notre spectacle prend fin. C'est une petite fille, qui a l'honneur de venir à nos côtés. Je lui offre mon collier et le lui mets autour de son cou. Ses parents s'approchent de nous pour faire une photo souvenir.

A cet instant, je suis si fière, si heureuse, j'ai réalisé mon rêve, j'en ressens tant de gratitude, tant d'amour pour ce merveilleux partage avec ma troupe mais aussi avec tous les spectateurs. Un moment unique dans ma vie, je le sens, alors je profite de chaque instant et savoure ses échanges, ses regards, cette fierté.

Avec ma troupe on a tout donné, on s'est surpassé. La prochaine fois nous serons plus confiantes c'est certain.

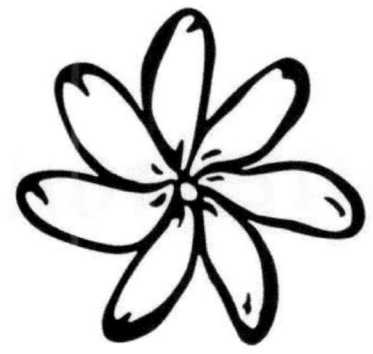

*"Quand je danse, je suis dans ma bulle,
je me sens libre"*

Kaulana

*"La danse tahitienne, c'est une langue de
coeur avec beaucoup de joie de mots"*

Heiura

Lorsqu'on descend de la scène, une véritable haie d'honneur a été réalisée par nos proches, c'est si émouvant. Je réalise que oui, la danse me permet de procurer beaucoup de joie et de légèreté à mon entourage, aux spectateurs. Mamie Poehere avait bien raison, la danse c'est ce qui me réussit le mieux.

Je réunis mes danseuses dans le jardin tropical juste derrière la grande plage. On s'y installe, assises sur des paréos à l'ombre des cocotiers, bordés d'hibiscus, d'oiseaux de paradis. Le moment est délicieux, convivial, l'amitié et le partage sont à l'honneur.

- Je suis fière de vous les filles ! On a réussi, vous avez été formidables, c'était encore mieux que lors des répétitions.
- Merci à toi Hanae, c'est grâce à toi tout cela.
- Je suis si émue ….
- Tu le mérites, on ne pouvait pas te décevoir ! ne pleure pas !
- C'est la joie…

Peu à peu nos amis et nos proches viennent nous rejoindre. On leur offre tour à tour, nos colliers, nos couronnes. Ils nous ont tous si bien encouragés et soutenus.

Je suis soulagée, j'ai le sentiment d'avoir accompli ma mission, d'avoir atteint une étape cruciale. D'avoir participé au moins une fois dans ma vie à ce célèbre festival. Car faut l'avouer, c'est un véritable privilège que de pouvoir venir danser sur cette scène.

La journée se poursuit à un rythme fou, sur les musiques du fenua. Les *pahu* et les *to'ere** sont au centre de l'animation. Les autres shows de danse et les départs successifs des va'a permettent aux nombreux visiteurs de profiter de la fête. L'ambiance est joviale, tout le monde est plein d'entrain et chacun fait tout son possible pour faire de ce festival une véritable réussite. Toutes les chaînes de télévision le diffusent à travers la Polynésie. C'est un évènement incontournable et avoir la possibilité d'y présenter son show est une aubaine.

Seulement quelques locaux viennent semer le trouble par moment, avec un état d'ébriété très prononcé, la *Hinano** coule à flot lors des festivals. Le *Paka**, qu'ils consomment en quantité, et la forte musique provenant de leur *Boombox** ne leur permettent pas de passer inaperçus. Ces jeunes tentent de s'en sortir à travers le sport ou la musique, mais lors de ces festivals, le mélange de culture crée parfois quelques débordements.

Ils sont vite écartés par la police pour ne pas gâcher la fête. Les habitués du festival sont en quête d'évasion dans leur quotidien et surtout de joie, faire la fête tous ensemble.

La journée se poursuit au rythme des activités proposées et de l'ambiance donnée par les musiciens locaux, avec ukulélés et tambours.

Avec les filles, on passe pas mal de temps à visionner notre show à travers les vidéos prises par nos proches. Il faut avouer que c'était plutôt harmonieux. On sent bien la cohésion de notre groupe et la volonté de donner du bonheur aux spectateurs. La fierté et la joie sont présentes. On forme une famille à travers notre passion commune, la danse …le tamure !

- Vous avez été excellentes !
- Grâce à toi Hanae, tu es la meilleure prof de tamure !

- Et vous les meilleures élèves ! on pourrait aller voir le coucher de soleil sur la plage de Temae. Et y boire un cocktail ensemble, qu'en pensez-vous ?
- Super idée !
- On reviendra ensuite pour manger ici et se balader au marché artisanal.
- On te suis chef, répond Leilani.

Il est à peine dix sept heures, lorsque le soleil tire sa dernière révérence, et se couche derrière la barrière de corail. Le spectacle est magnifique, à la hauteur de la journée que l'on vient de passer.

On s'installe au bar de la plage, et l'on commande chacune le cocktail maison, « *le Manutea* » un cocktail à base de rhum et d'ananas de Moorea, un pur délice. Une pointe de vanille qui ajoute une saveur unique.

- Regardez les filles, dit Vanaui, l'une des danseuses de ma troupe, on dirait qu'il y a des dauphins au large !
- Ouahhhh s'écrie Leilani, il y en a plusieurs !
- Venez on va se rapprocher de la plage on les verra de plus près.
- Ils sont au moins une dizaine.
- Je vais aller chercher les cocktails et nous allons les déguster au bord de l'eau ce sera plus sympa, dit Leilani.
- Je viens t'aider, attends-moi.

Leilani, m'accompagne chercher les cocktails et en profite pour se laisser aller à quelques confidences.

- Alors Hanae, ton petit cœur s'est calmé ?
- Oui enfin, j'étais trop stressée…

- C'est surtout ton piroguier qui t'a apaisé !
- Je l'ai aperçu pendant que l'on dansait, il nous regardait.
- C'est vrai ? et alors ?
- Et alors mon cœur a fait un si grand boum que j'ai cru m'écrouler !
- Ahahaha…un gros coup de cœur on dirait …
- Je ne sais pas, c'est bizarre.
- Ne tombe pas amoureuse, ce n'est qu'un coup de foudre,
- Je sais ne t'inquiète pas ! Et puis il doit être en couple c'est certain !
- Pas si sûr, demande lui …
- Je ne le reverrai peut-être jamais, alors oublie !

Ce coucher de soleil sera mémorable pour nous toutes. La présence des dauphins et le ballet qu'ils nous offrent nous plongent en plein rêve. Une merveilleuse soirée débute pour chacune de nous. C'est un superbe cadeau que l'on reçoit ce soir. A Tahiti il est rare d'en apercevoir de si près. Or à Moorea, les dauphins nagent bien souvent dans les deux baies et ils ne sont pas craintifs.

Ce soir le spectacle est de toute beauté.

Plus tard, on décide alors de rejoindre nos proches au festival pour passer la soirée tous ensemble. Les nombreuses festivités proposées sont diversifiées et je ne veux le manquer sous aucun prétexte.

La promotion de l'art polynésien sous toutes ses formes est bien souvent l'objectif de cette soirée.

La danse, la cuisine, la sculpture, l'artisanat, le tatouage et bien sûr des initiations et ateliers à toute cette culture.

Tous les artisans et commerçants locaux représentent leurs créations pour séduire les nombreux touristes. Bijoux, vannerie, fleurs, paniers ainsi que de nombreuses roulottes proposent de quoi se restaurer. Avec des saveurs toujours plus exotiques les unes que les autres.

Un festival pour le palais qui a de quoi ravir tous les goûts. Sucré, salé, ainsi que de nombreux jus de fruits et autres boissons locales. Rhums, bières. Une occasion qu'aucuns polynésiens ne rateraient, pour faire la fête et se retrouver tous ensembles.

Le tout au rythme des musiques douces du *Fenua*. C'est un voyage à lui seul ce festival.

Je vais passer une partie de la soirée sur le stand de ma tante Poe. Elle crée de superbes bracelets en fibre de coco tressée. C'est un art très ancien. Elle le perpétue et surtout réalise de magnifiques créations, toutes plus originales et personnalisées. Elle y ajoute le prénom où encore une date, qu'elle grave sur une petite plaque qu'elle vient ensuite sceller entre les mailles de son tressage.

J'adore vendre ses créations, cela permet de rencontrer beaucoup de touristes, qui remportent ensuite ce petit cadeau en souvenir de leur voyage à Tahiti. Poe, s'applique à choisir à chaque fois, le bracelet qui correspondra le mieux à celui qui le portera. Elle adore imaginer les goûts, la personnalité de celui qui le lui achètera. Elle fait confiance à son intuition, pour mettre en valeur celui à qui le cadeau sera destiné.

Le vent frais vient adoucir la fin de journée qui a été si riche en émotions.

L'heure des récompenses a sonné et d'ici quelques minutes nous saurons qui sont les heureuses gagnantes du festival.

- Venez, on va s'approcher du podium pour les résultats.
- Stressée Hanae ?
- Non pas du tout ! Mon rêve était d' y participer, alors le résultat m'importe peu ! Pour moi on a déjà tout gagné !
- C'est bien vrai ça, on a gagné, on a osé, c'est le plus important !
- Et puis on s'est fabriqué de merveilleux souvenirs toutes ensembles !

On a l'honneur de terminer en troisième position, on a relevé le défi haut la main, et cela nous remplit de joie.

Cette troisième place qui nous permet tout de même de remporter quelques récompenses. Une journée de découverte de l'île de Moorea en jet ski, nage avec les raies et pique-nique sur un *motu**. Ce moment va nous permettre de renforcer notre complicité et surtout de sceller notre amitié. Et peut-être qui sait, on aura l'agréable surprise de voir à nouveau quelques dauphins….

Car même si nous sommes toutes polynésiennes d'origine, aucune d'entre nous n'a eu l'occasion de faire auparavant cette activité. C'est assez cher et bien souvent l'exclusivité des touristes.

- Nager avec les raies, c'est un mythe pour moi, dit Leilani.
- Pour moi c'est nager avec les dauphins, on en verra peut-être…
- Bien pour moi, ça va être la possibilité de tester une activité que je proposerai peut-être un jour dans ma pension …
- Ça serait super Hanae, je serai ta première cliente répond Vania, la plus jeune du groupe !

Quant à moi, je me suis vu offrir en tant que première danseuse du groupe, un splendide bouquet de fleurs. Les plus majestueuses et surtout symboliques de mon enfance, les oiseaux de paradis. Le jardin de ma grand-mère en était rempli. C'était à elle aussi, sa fleur favorite et elle en avait planté tout au long de son jardin. Mon bouquet est si haut qu'il me cache tout le visage. Les grandes tiges arborent chacune plusieurs fleurs. Ces oiseaux de paradis portent bien leur nom. Ces teintes orangées mêlées au vert foncé des feuilles, ressemblent à des perruches du jardin tropical de Tahiti.

Sa forme ressemble au bec et au plumage très colorés des têtes d'oiseau. Chaque fleur est composée de trois pétales orange dressés et de trois autres bleu violets. Deux des pétales sont reliés entre eux dans leur structure ressemblant à la pointe d'une flèche.

Cet oiseau de paradis représente tout un symbole. La liberté, comme un oiseau libre dans les airs, la fleur appelle à lâcher les soucis et à se lancer dans l'aventure. Le succès et l'excellence, puisque l'on a coutume d'offrir cette fleur à une personne promue. L'optimisme et la joie, grâce à ses couleurs vives, avec l'adage de conserver sourire et joie face à toute épreuve. Et enfin fidélité, puisqu'il est de coutume d'offrir cette fleur à l'occasion du neuvième anniversaire de mariage.

Voilà toute la tradition de cette fleur emblématique de mon île. Je l'adore, et j'ai pour habitude d'en cueillir chaque dimanche, et de la disposer sur le buffet, pour honorer la mémoire de ma grand-mère et donner une touche colorée à notre petit fare. Alors en recevoir un bouquet tout entier pour moi, c'est une véritable joie, un honneur et surtout un signe que je renvoie tout droit en remerciement à ma grand-mère. Je lui ai demandé son soutien et son aide avant le grand show, et me voilà récompensée par cette magnifique attention qui me va droit au cœur.

Les deux premières équipes ont reçu des bouquets composés d'orchidées et d'anthurium. Le mien était réalisé avec ma fleur préférée.

On descend du podium, les yeux pleins d'étoiles et le courage nécessaire pour poursuivre la soirée. Car il y a beaucoup de monde, même une foule. Poe est débordée à son stand, et elle apprécie mon aide, c'est indéniable.

Je viens déposer délicatement mon bouquet d'oiseaux du paradis dans un petit récipient que Poe emporte avec elle pour y mettre quelques fleurs de tiare qu'elle cueille sur le bord de la route en se rendant à ses nombreux marchés. Aujourd'hui c'est moi qui viens le remplir. Il fait son plus bel effet.

Poe le remarque je m'adresse un joli sourire.

- Les fleurs de Mamie…tu vois elle te guide !
- Oui j'en suis certaine !
- C'est un merveilleux signe, délicat mais si significatif pour nous…

« L'espoir est un oiseau de paradis qui se perche sur le cœur »

Nous servons les nombreux clients avec beaucoup de joie et surtout de gentillesse. Ils défilent devant le stand à tour de rôle et je m'applique à personnaliser les bracelets. Poe quant à elle, les conseille vers ses créations toutes plus originales les unes que les autres.

J'en vois passer de tous. Certains plus féminins que d'autres, il y a même des modèles créés spécialement pour les enfants.

Les prénoms sont aussi diversifiés que symboliques. Je me charge de les graver et de faire les paquets cadeaux.

- Pour celui-là, inscrit Manoa, s'il te plait Hanae.
- Manoa ? c'est original ...

Il y a bien longtemps que je n'ai pas entendu ce prénom masculin. Le seul que je connaisse qui porte ce prénom est le frère de mon ancienne professeure de danse qui venait nous voir lors des spectacles dont je faisais partie lorsque j'étais petite.

Je m'applique à graver ce prénom en me remémorant les spectacles de danse que je donnais lorsque je faisais partie de cette troupe. Je devais avoir huit ans tout au plus, et à cet âge, les souvenirs sont de véritables films dans notre tête. Je me revois avec mon paréo tout coloré à m'exercer au tamure sur la piste de la salle des fêtes de notre village. Mes parents, ma grand-mère et ma tante étaient aux premières loges. Et moi j'étais pleine de fierté à danser pour eux. C'était toujours un grand moment de partage et de joie, qui constituent les souvenirs de l'enfance heureuse et simple remplie de petits bonheurs qui ont une grande place ensuite dans notre cœur.

Lorsque je termine de graver le prénom, je scelle le bracelet avec deux perles noires que je place de part et d'autre de la plaque.

Je me retourne alors pour présenter le bracelet au client. Lorsque je lève les yeux vers lui, je le reconnais instantanément, à son regard. Un regard si profond et doux à la fois. Un regard si mystérieux. C'est le coach de ce matin. C'est bien lui, le coach de l'équipe de va'a qui s'entraînait sur la plage, aux couleurs rouges et blanches.

Je suis tout à coup intimidé et je ressens la même sensation que j'ai ressentie ce matin en croisant son regard pour la première fois. Ça y est mon cœur s'emballe à toute vitesse et refait un bond au centre de ma poitrine. Un gros coup de chaud s'empare de moi. Je sens que mes mains commencent à trembler lorsque je lui tend le bracelet. Mes gestes deviennent moins précis et mon regard devient fuyant. Je n'ose pas le regarder dans les yeux. Je suis comme une petite fille devant quelqu'un qui l'impressionne. Mes joues rougissent j'en suis certaine. Je dois me calmer. Respirer, sinon il va s'apercevoir de mon trouble.

Manoa lui est tout souriant, détendu et il paraît ravi de son choix.

- Voilà ton bracelet Manoa !
- Il est superbe, parfait !
- La plaque est en argent et les deux perles noires proviennent directement d'une ferme perlière située sur un atoll…
- C'est magnifique, je vais le porter de suite !
- Tu peux. Je vais préparer tout de même le petit coffret pour le ranger.

- Merci c'est gentil.

Le bracelet met en valeur sa peau toute dorée et ça lui donne un côté un peu sexy, très masculin. Je n'ose tourner le regard vers lui. Je suis totalement troublée. J'essaye de le dissimuler, tant bien que mal.

Poe qui est très active à mes côtés, me lance un regard un peu interrogateur. Elle a dû certainement s'apercevoir, de la lenteur de mes gestes un peu maladroits. En préparant le petit écrin, je laisse tomber la bobine de raphia à côté du comptoir. Tout s'emmêle…Je la ramasse rapidement et la mets par côté. Je m'occuperai de la rembobiner plus tard quand j'aurai réussi à rassembler mes esprits….

Manoa s'est aperçu de mon trouble.

- Ne t'embête pas, je n'ai pas besoin de l'écrin, je vais le garder au poignet ce bracelet.
- Tiens ce petit sac. L'écrin est à l'intérieur.

J'ai pris soin d'insérer à l'intérieur du petit sac, la carte de visite de Poe. C'est un des moyens les plus simples de faire connaître ses créations et surtout de plébisciter sa page sur les réseaux sociaux.

- Merci, ton stand est magnifique. Je te félicite pour ton show. C'est bien toi, qui dansait avec le groupe ayant comme thème la nacre perlière ?

- Oui c'est bien moi. D'ailleurs les perles qui sont scellées sur ton bracelet, proviennent des coquilles que l'on s'est servies pour confectionner nos costumes.
- Oh superbe ! En tous cas tu m'a transporté par ta grâce. Et le collier que tu as offert à la fin à cette petite fille m'a touché.
- Ah oui ?
- Cette fille n'est autre que la petite cousine de mon coéquipier et ami Tahitoa. Cette petite est une perle, elle adore la danse et rêve de te rencontrer depuis. Elle m'a parlé de toi pendant le buffet. Elle est très admirative, tout comme moi d'ailleurs.
- Ce collier je l'ai confectionné, avec les coquilles d'huitres perlières de la ferme que possèdent les parents de mon amie Leilani.
- Génial ! Où se situe cette ferme perlière ?
- Sur l'atoll de Manihi.
- Tu connais ?
- Non je n'y suis jamais allé mais j'aimerai tant !
- Moi non plus je ne connais pas, mais je devrais m'y rendre d'ici peu pour participer à une course sur le lagon.
- Ouah je suis impressionnée.
- Pas autant que moi de ta prouesse lors du show. J'y vais, mes coéquipiers m'attendent pour passer la soirée et fêter notre course !
- Et vous avez terminé en quelle position ?
- Seconde place.
- Félicitations Manoa !

Je sens mes joues qui vont exploser, je suis mal à l'aise. J'aimerai poursuivre cette conversation mais de nombreux clients affluent et la file d'attente commence à se rallonger. Poe s'active, et je pense que j'ai déjà un petit stock de bracelets à graver. Poe me regarde du coin de l'œil et m'adresse un large sourire accompagné d'un clin d'œil en direction de Manoa. Elle a vu mon attitude. Cela l'amuse et je pense que pendant la soirée elle ne manquera pas de me taquiner sur cet épisode.

- Le bracelet te convient-il ?
- Parfait. Bonne soirée et au plaisir de te revoir.
- Tiens ce paquet, il y a l'intérieur, l'écrin ainsi que le certificat d'authenticité des perles. Si tu as un souci avec le sertissage n'hésite pas à contacter Poe, le bracelet est garanti.
- Merci et à bientôt Hanae!
- Oui et bonne soirée Manoa.

Lorsqu'on échange un dernier regard, qui se veut complice, je sens une connexion entre nous, quelque chose d'indescriptible, troublant et à la fois si imprévisible.

Manoa, se retourne, et s'éloigne peu à peu de notre stand avec son bracelet au poignet gauche, et le petit sac que je lui ai donné à sa main droite.

De dos il est encore plus séduisant et mystérieux. Sa démarche fluide et sûre à la fois, décontractée ne laisse pas indifférent. Un tel charisme pour un homme si sensible.

Je me retrouve toute tremblante, avec comme seul objet déstressant, un bout de raphia que j'ai enroulé machinalement entre mes doigts. Ce raphia que j'aurai dû venir accrocher sur le paquet que Manoa a emporté. Le voilà qui est enroulé autour de mon index, et qui rapidement laisse des traces tant que l'ai serré. Non mais vraiment, ça ne tourne pas rond chez moi. Ce n'est pas possible d'être aussi imbécile et surtout aussi immature face à un jeune homme. Certes il est beau mais tout de même. Pourquoi me trouble-t-il autant ??

A la différence de ce matin, je connais désormais son prénom. « Manoa ».

Je sais qu'il est coach dans une équipe de piroguiers de Tahiti, aux couleurs rouges et blanches, qu'il s'appelle Manoa, que son coéquipier et ami porte le nom de Tahitoa et que c'est la petite cousine de son ami à qui j'ai offert ma couronne. Une belle coïncidence, peut-être une façon de le revoir par le biais de cette fille, qui sait ?

On a pu échanger quelques mots, et sa voix est si douce. Et me voilà prise par un tourbillon d'émotions.

La soirée se poursuit, et je ne peux m'empêcher de regarder par moment dans la direction de Manoa. Il a rejoint ses amis, piroguiers, et se sont installés en cercle. L'ambiance est légère, conviviale. Et tous ont l'air d'apprécier Manoa. Il est beaucoup plus détendu que ce matin. Du coach, il est passé à l'ami.

Poe m'observe et je sens son regard se poser sur moi, très souvent. Je sens qu'elle va me poser des questions et qu'elle ne va pas me lâcher. C'est certes ma tante, mais surtout ma complice, ma confidente, elle a toujours joué un rôle de grande sœur pour moi. Elle me connaît mieux que quiconque et c'est certain que là, elle a dû s'apercevoir de mon trouble.

Je sens qu'elle s'approche vers moi, en déposant le rouleau de raphia sur le comptoir où je prépare les petits paquets cadeaux. Elle me touche le coude pour m'interpeller.

- Dis-moi Hanae, comment s'appelle ce beau jeune homme qui te tourmente autant, tu as l'air hypnotisé par lui !
- Manoa…
- Et alors ?
- Bien quoi alors ? un client voilà…
- Non, regarde-moi en face et ose me dire qu'il s'agit d'un simple client !

Je sens que je commence à rougir, le plus surprenant est que cette fois je n'arrive pas du tout à gérer mes émotions. Mais que m'arrive-t-il ? Un trop plein d'émotions depuis ce matin avec le show ? La fatigue ? Je ne comprends pas trop. Et mon cœur, qui commence à s'emballer à nouveau. Comme si j'étais une petite fille ayant fait une bêtise et craignant de se faire gronder. Je ressens comme quelques petits papillons au creux de mon ventre, les mêmes que je ressens lorsque je suis sur scène. Lorsque je danse et que je suis pleinement joyeuse.

Rien que le fait de prononcer le prénom de Manoa, et je sens venir en moi un tourbillon de sensations. Ces sensations que je n'avais pas ressenties depuis fort longtemps à l'égard de quelqu'un. Ça doit remonter aux années collège, où j'ai eu mes premiers flirts.

- C'est le coach d'une équipe de piroguiers de Tahiti.
- Et puis ? il a beaucoup de charme tu ne trouves pas ?
- Si..
- Et ?
- Et quoi Poe ? Arrête, c'est tout, je ne le connais pas !
- Oui, je vois bien que tu es troublée. On dirait une petite fille toute intimidée. Lui aussi avait l'air d'apprécier votre conversation... Tu as vu son regard ? ça ne trompe pas, crois-moi !
- Quel regard ?
- Un regard avec les yeux de l'amour !!! Faudrait être aveugle pour ne pas s'en apercevoir !
- Il est mystérieux je trouve. Mais voilà, je pense que je ne le reverrai pas.
- Va savoir…. A mon avis il ne va pas t'oublier de si tôt …

Et si on se voyait ? Où ? À quelle occasion. Je laisse quelques minutes vagabonder mes rêveries en pensant à Manoa. C'est vrai qu'il est troublant et que je ressens en sa présence quelque chose de spécial. Faut que je me calme. Il est peut-être marié, ou en couple. Il a peut-être des enfants. C'est le flou total, et cela provoque en moi une quantité de questions qui restent sans réponses.

Il n'est plus là avec ses amis. Il reste seulement quelques piroguiers qui profitent de la douceur de la soirée et de l'ambiance du festival.

Les derniers clients défilent dans le marché artisanal et la fatigue commence à se faire sentir. La journée a été riche en émotions et ce soir le sommeil ne se fera certainement pas attendre bien longtemps.

Je rentre chez moi accompagnée de mes parents et de mes sœurs. On prend le dernier ferry pour se rendre à Tahiti.

Ils sont tous si fiers de moi, que je suis aux anges. Aujourd'hui j'ai réalisé mon rêve. Celui pour lequel je pensais à chaque détail depuis des années, le voilà réalisé.

Croire en ses rêves et tout faire pour les réaliser voilà ce que je me répète depuis toujours dans ma tête. J'ai osé aller jusqu'au bout et je peux enfin souffler, enfin savourer cette prouesse.

Une fois couchée, mes yeux se ferment, et seul le visage de Manoa apparaît. Je souris comme une enfant à qui on vient d'offrir un merveilleux cadeau.

Le matin au réveil, le même visage apparaît. Ça m'interpelle, et son prénom résonne en boucle dans ma tête... Manoa, Manoa...

Je ne me rappelle plus du rêve que j'ai dû faire cette nuit, la fatigue l'a emporté. Je me réveille avec la seule sensation, celle du bien-être.

Je me lève et tire le rideau. Il fait un magnifique soleil dehors, j'ai dormi tard je pense. J'allume alors mon téléphone. Il est presque l'heure du repas. Personne n'a osé me réveiller. Il y a fort longtemps que je n'ai pas aussi bien dormi. Ce festival qui occupait toutes mes pensées est alors terminé. Comme après une épreuve réussie, on peut se détendre et enfin reprendre son souffle pour respirer !

Je tape alors sur la barre de recherche « origine prénom Manoa »

Apparaît alors « *celui qui aime chanter* ».

Ce prénom qui m'obsède en ce début de journée prend alors une toute autre importance. La chanson fait tellement partie de mon quotidien, que ce prénom m'apparait alors comme un véritable signe, une évidence !

J'y crois aux signes, aux coïncidences, pour moi il n'y a pas de hasards. La vie a toujours un plan parfait pour chacun d'entre nous.

Manoa m'est apparu hier au moment où j'étais en quête de calme, d'apaisement, de sérénité, de réconfort avant le début de show. Il est revenu ensuite acheter ce bracelet, ce qui m'a permis de connaître son prénom.

Ma curiosité me pousse à faire quelques recherches supplémentaires sur Manoa. Je marque alors « *Manoa, coach de va 'a* »

Et là sa photo apparaît. C'est bien lui. Mon cœur se remet à taper à toute vitesse. Je dois bien me l'avouer…Manoa est vraiment beau, c'est le seul mot qui me vient à l'instant.

Son visage émane la douceur. Quel âge a-t-il ? Où habite-t-il ? Quelles sont ses passions ?

Toutes ces recherches me donnent quelques renseignements sur lui. Il participe à de nombreuses compétitions et j'ai même réussi à trouver son planning pour les prochains mois. Il est noté qu'il est coach de l'équipe de va 'a « *Painapoo* » qui signifie Ananas. C'est mon fruit préféré ….

Quelle coïncidence là encore…

J'enregistre cette page dans mes favoris, comme ça je pourrai venir regarder les dates de ses futures compétitions et peut être m'y rendre…

J'ai tout de même l'impression de jouer à l'espionne, au détective. Mais que me prend -il ? je n'ai jamais fait ça auparavant. Mais c'est plus fort que moi. C'est la seule façon de me rapprocher de lui.

Il y a également quelques photos où il est accompagné de son équipe ainsi qu'une autre photo qui attire un peu plus mon attention. Manoa est avec une jeune fille.

Mon cœur s'emballe à nouveau mais pas de la même façon. Je sens une pointe de jalousie. Cette fille paraît plus jeune que lui, ils sont harmonieux tous les deux. Ça doit être sa compagne c'est certain. Ils sourient, ont l'air si heureux ensemble.

Je ne le connais que depuis à peine vingt quatre heures et me voilà déjà à jouer la détective, et qui plus est, devenir totalement jalouse d'une simple photo…

Je clique sur cette photo et le nom de cette fille apparaît. « Maeva Ratanii ». Je ne connais même pas le nom de famille de Manoa.

J'ouvre alors un autre fichier internet et je cherche alors sur la liste des piroguiers de son équipe où sont indiquées les dates de naissance ainsi que les noms de famille.

Manoa s'appelle aussi Ratanii et il est né en 1996. Il a donc quatre ans de plus que moi.

Il n'y a pas cinquante solutions. Soit c'est sa femme soit je ne sais pas.

Elle a l'air beaucoup plus jeune que lui quand même, dix sept ou dix huit ans je dirais. C'est peut-être sa sœur ou sa cousine…

Tout cela m'intrigue au plus haut point et je veux en avoir le cœur net.

Je recherche alors sur les réseaux sociaux, si « Manoa Ratanii » y est présent.

Un profil lui correspond, mais le compte est privé. Je ne peux accéder qu' à sa photo de profil et aux informations qu'il a laissées publiques, à savoir une photo de sa va'a et les pages auxquelles il est abonné, son club « *Painapoo* » et une association de va'a de Moorea. Rien de plus qui ne me permette d'éteindre ma curiosité.

Je n'ose pas le demander en ami, cela serait trop direct et surtout ça lui montrerai mon intérêt à son égard. Je n'ose vraiment pas.

Je fais donc des recherches sur Maeva Ratanii. Son profit est également privé mais elle a mis de nombreuses photos en mode public.

Je les fais défiler, et il y en a une où apparaît Manoa qui prend Maeva dans ses bras. Je ne peux m'empêcher de cliquer sur cette photo pour faire apparaître les commentaires. En une fraction de seconde tous mes questionnements s'effacent.

Maeva est la petite sœur de Manoa.

Est noté en commentaire sous la photo « *Bon anniversaire à mon grand frère* ».

Je ressens à cet instant un tel soulagement. Je suis prise d'un tel vertige que je renverse ma tête sur mon oreiller. Je ressens alors des frissons parcourir tout mon corps. Ça me parait si idiot. Une simple photo et me voilà toute retournée.

J'enregistre alors cette photo et pose mon téléphone à côté de moi. Il est si beau, comment est-ce possible que la vie m'est envoyé quelqu'un de si parfait.

Que m'arrive-t-il ce matin, est-ce la fatigue, le trop plein d'émotions, ou mes nouveaux sentiments qui me retournent autant. Une ivresse à l'état pur, est-ce cela le coup de foudre comme m'a dit Leilani hier ?

J'ai déjà imaginé les sensations que l'on doit ressentir lorsque l'amour arrive sans crier gare, sans prévenir, sans que l'on ne le prévoie, qui vous bouleverse à un tel point que tout le reste nous paraît alors désuet.

Ça m'en a tout l'air, mais si vite, si précipitamment ?

Je me lève alors et me précipite dans la salle de bain pour me rafraîchir les idées, pour tenter de reprendre ma lucidité.

La journée va pouvoir reprendre un cours normal.

Je dois me rendre à la faculté à dix heures pour un cours de commerce et y rejoindre Leilani juste avant dans notre petit salon de thé préféré. Je m'y rend le cœur léger.

Leilani m'attend, assise à la petite table avec vue sur le jardin du campus.

Elle a commandé un jus de fruit dont seul ce salon de thé en à la recette qu'elle tient secrète depuis des générations, comme ma recette du Monoï !

- Salut Hanae, comment vas-tu ?
- Je suis vidée et comme sur un petit nuage !

- C'est l'effet de vivre un rêve éveillé... ...
- T'imagines on a vécu notre rêve et on a terminé troisièmes, c'est fou !
- Et oui et le plus beau c'est qu'on l'a vécue ensemble !
- T'a vu les encouragements qu'on a reçu, c'est un peu dingue...
- Moi ce qui m'a le plus impressionné c'est l'ambiance survoltée, tout ce monde !
- Ils sont venus nous voir danser t'imagines, on va être connue dans toute la Polynésie !
- Tu crois ?
- Mais oui, ma cousine m'a appelé de Manihi pour nous féliciter. Elle a regardé le festival à la télévision de l'hôtel où travaille ma tante. Et la salle était pleine ... ma cousine était si fière de leur dire que c'était nous qui étions en train de danser...c'est impressionnant !
- Tout était si parfait !
- Ce cocktail est vraiment délicieux, c'est mon préféré !
- A moi aussi, pamplemousse de Moorea...
- Moorea, l'île de tous les délices ...
- Ouiiii
- Mais Hanae tu as l'air ailleurs ? Qu'est-ce que tu as, tu es rêveuse et tes yeux pétillent...
- Ah bon ? Pétillent ?
- Oui tu as l'air sur un nuage comme tu m'as dit en arrivant....

Ça y est ça recommence, je sens mon cœur qui s'emballe. Car au fond de moi, je connais la raison de ces sensations, celle pourquoi mon cœur s'emballe si précipitamment. La seule et l'unique raison de mon état c'est Manoa…

- Hanae tu es avec moi ?
- Oui bien sûr, où veux-tu que je sois ?
- Tu as l'air totalement ailleurs, dans les étoiles. Tu souris bêtement !
- Ah bon ? C'est le concours, je suis contente de pouvoir aller passer une journée à Moorea avec vous toutes, ça va être génial, donc j'étais en train d'imaginer nager avec les raies, je rêvais d'évasion…Voilà !
- Et c'est la vue des raies qui te fait autant d'effet, on dirait que tu as croisé un ange sur ton chemin…

Leilani voit juste, elle lit en moi comme dans un livre ouvert, c'est assez déconcertant à vrai dire. Tous les feux sont au vert pour apparaître comme une évidence que je suis troublée au plus haut point. Elle m'évoque le passage d'un ange sur mon chemin, je dirais plutôt l'apparition de l' homme parfait, de Manoa.

Je le reconnais je n'arrive plus à me concentrer sur quoi que ce soit d'autre. Je suis obsédée par Manoa. Tout me fait penser à lui et le moindre indice me le rappelle. Un simple tatouage, un bracelet, une tenue blanche et rouge, une démarche, un sourire…J'ai l'impression de le voir partout.

Cette sensation me donne le vertige. Des sensations jamais connues auparavant, d'une puissance phénoménale. Je tente comme je peux de le dissimuler mais Leilani n'est pas dupe.

- Au fait, samedi prochain on est invité à une soirée chez Taina, et il y aura Tamatoa …
- Et alors ?
- Mais alors Hanae…Tamatoa, tu connais bien le frère de Fareva, celui qui voulait te faire découvrir les vallées de Tahiti avec son superbe quad…
- Oui je sais qui est Tamatoa, mais ce n'est pas mon genre !
- C'est quoi ton genre ? car moi je le trouve vraiment chouette Tamatoa. Si c'était à moi à qui il s'intéressait je peux te dire que je foncerai direct !
- Et bien pas moi Leilani…

Et voilà que je redeviens rêveuse contre mon grès. Mais à quoi bon, je ne sais même pas si je reverrai un jour Manoa. Comment le contacter. De toute façon je n'oserai pas, je suis trop timide, trop réservée.

- Je ne te comprends pas Hanae. Tamatoa s'intéresse à toi, nous sommes invités à cette fête et toi tu ne trouves rien d'autre que me dire qu'il ne t'intéresse pas. Il est beau, séduisant, il travaille à l'aéroport de Faa'à et je te rappelle qu'il est l'unique fils du directeur de l'hôtel Hilton de Papeete. Autant dire que ta vie à ses côtés serait toute tracée et bien dorée. Tu pourrais sans aucun soucis travailler en tant que responsable de l'accueil de l'hôtel,

tu rencontreras des touristes fortunés, des stars du showbiz. Mais tu t'imagines Hanae ? Une vie de rêve…Tu vivrais dans une maison surplombant la baie de Matavai avec piscine, spa et tout le reste, il te couvrira d'attentions, vos week end seraient de véritables voyages de noces tant il te ferait découvrir les plus beaux endroits de Polynésie.
- Non mais je rêve Leilani. Tu crois que c'est la vie dont je rêve moi ? Avoir une couronne dorée sur la tête et attendre bien sagement que la vie passe …
Non moi je veux être libre, faire ce que je souhaite et être entourée de gens simples, authentiques, donner du bonheur aux autres et avoir toujours ces papillons dans le ventre qui viennent me surprendre et me prouver chaque jour que je suis à ma juste place. Je rêve de vivre sur un atoll ou une petite île et tenir une pension, accueillir, divertir, faire rêver et provoquer de merveilleux souvenirs à mes clients. Mon choix de vie est à l'opposé de ce que tu me proposes de vivre avec Tamatoa.
Alors arrête de me parler de lui, un point c'est tout !
- C'est vrai tout ce que tu me dis mais tu devrais réfléchir, et puis ça pourrais être sympa qui sait … Tu devrais venir à cette soirée, ça va être sympa !
- Bien sûr que je vais venir, nos amis comptent sur nous et je dois apporter à Tanai un livre sur la cuisine exotique qu'elle m'avait prêté.
- Super alors, on ira ensemble. Tu pourras me prêter ta robe longue à volants blanche et bleu ?
- Bien sûr oui …Tu te fais belle pour qui ??
- Tu verras, c'est top secret….
- Dis-moi Leilani, arrête tes cachotteries.
- Je fais comme toi, je garde mon jardin secret….
- Comme moi ?? Quel jardin secret ?

- Tu crois que je ne te connais pas ? Depuis que tu es arrivée, tu es dans la lune…C'est ton beau brun de hier ?
- Quel beau brun de hier ?
- Le piroguier !

Rien qu'à l'évocation de Manoa me revoilà dans tous mes états. Je ne vais pas pouvoir cacher bien longtemps à Leilani mes sentiments…Elle me connait par cœur et rien ne me passe à côté.

Heureusement la sonnerie du début des cours retentit. Je suis sauvée par le gong pour cette fois, mais elle ne va pas lâcher l'affaire c'est certain…

La journée me paraît bien longue. Toutes les suivantes se ressemblent.

Nos cours de danses ont repris et je les compose essentiellement de mouvements fluides et doux, afin que chacun de nous puisse récupérer un peu d'énergie. Le festival nous a bien épuisé, autant physiquement que nerveusement. Tant de préparation et de stress, qui nous ont permis de relever ce défi haut la main.

Le prochain show n'aura lieu qu'au printemps prochain, ce qui nous laisse plus de six mois de préparation.

Je vais donc consacrer mes cours à l'amélioration physique de mes danseuses, créer une harmonie entre elles afin d'avoir une parfaite cohésion.

Je passe mes soirées avec ma famille et après le repas, je me rends bien souvent sur la plage, pour marcher, profiter du calme pour me ressourcer, méditer.

C'est à ces instants que mes pensées dirigées vers Manoa sont les plus présentes. J'imagine ce qu'il doit être en train de faire de son côté, donner des cours de va'a, coacher son équipe, faire du surf, du paddle ou de la va'a en solo.

Je tente d'imaginer car en vérité je ne le connais pas vraiment. Je n'ai échangé avec lui que quelques phrases, sourires et regards. C'est quasiment un inconnu pour moi, mais les instants partagés avec lui sont gravés en moi, et tout cela m'emporte dans de véritables rêveries. Un moment d'évasion qui me fait du bien, qui me donne un peu de légèreté et surtout l'envie de croire que je vais le revoir.

J'imagine même nos retrouvailles, ne serait- ce qu'un seul instant. Que lui dirais-je à ce moment-là ? Me reconnaîtrait- il ? Me parlerait-il ? De quel sujet ?

Après tout, nous n'avons peut-être aucuns points communs et nous n'avons aucuns sujets de discussion à aborder ensemble. Ou peut-être tout au contraire, on parlerait de tout et de rien, et si un tel lien s'établissait entre nous ? J'y songe.

J'avoue que je me sens bien stupide face à cette situation, on dirait une adolescente de douze ans.

Or à dix neuf ans, les rêves sont peut-être les mêmes avec un peu plus d'envie de partage et de complicité.

J'imagine qu'il marche sur cette même plage et qu'on se croise. Que me dirait il ? Est-ce que j'oserai l'aborder ou est-ce que je préférai rester muette comme une inconnue ?

Je m'assois sur la plage et noie mes pensées dans le soleil couchant qui vient peu à peu s'effacer derrière la barrière de corail. L'instant est suspendu. J'adore ces couchers de soleil. Ils me permettent de me ressourcer, de venir puiser l'énergie nécessaire pour mes prochaines journées.

J'en ressors toujours apaisée. Le bruit des vaguelettes, le souffle du vent dans les feuilles de palmier et le soleil venant se perdre à l'horizon me suffit.

J'aime tous ces petits bonheurs et ils font mon quotidien.

A la maison, tout le monde s'active à l'approche des fêtes. Même sous les tropiques on fête noël. On est certes loin du cliché du Père Noël en traineau mais on fait de cette journée une fête de famille par excellence.

Le sapin de Noël est original. Les boules et guirlandes sont ici remplacées par des fleurs fraîches, d'hibiscus, tiaré, et de coquillages, bénitiers, nacre, coquilles d'huitres perlières, le tout relevé d'une guirlande lumineuse.

On réalise ensuite des étoiles, en tressage de feuilles de palmiers. On les accroche un peu partout pour parfaire la décoration. C'est le résultat de nos moments passés en famille, avec ma tante Poe, mes sœurs et ma mère. On passe beaucoup de temps à créer toutes ces décorations qui viendront transformer nos fares en véritables lieux de fête.

On peint les coques de noix de coco avec de la peinture pailletée qui nous serviront de coupelles pour venir servir le repas.

Le menu festif se compose de mets traditionnels polynésiens, dont le célèbre *Kaveu**.

On le fait cuire dans de l'eau bouillante, il prend un teint rougeâtre avant d'être consommé. Sa chair est ferme et a un délicieux parfum de coco. On prélève dans la poche cuite, le gras et on le mange avec du pain, c'est notre foie gras local.

Viennent ensuite les chants de noël. Des chants sacrés des ancêtres, « *E Mauruuru Avau* ».

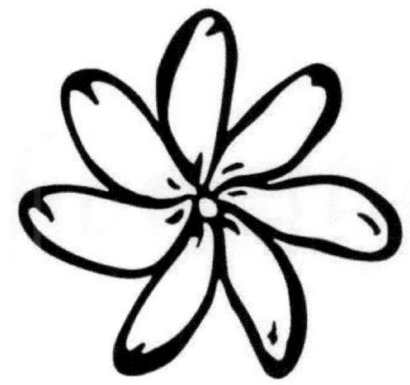

"E Mauruuru a vau"

C'est le chant des adieux de tahiti, bien souvent chanté lors des départs de Polynésie.

Et comme à chaque Noël, mes parents me demandent de danser la chorégraphie de l'année. Cette danse clôture le repas. C'est notre tradition familiale. Mes sœurs m'accompagnent, et je me fais une joie de danser pour eux. Ce jour-là est le seul, où l'on prend vraiment le temps, et où mon père s'autorise à lâcher ses soucis, pour se laisser emporter par mes gestes et mon envie de leur faire partager ma passion.

Les quelques églises et temples protestants accueillent les fidèles qui s'y rendent en grand nombre, parés de leurs plus belles tenues. Tous sont vêtus de blanc. Les femmes portent de magnifiques robes blanches ou ivoire, rehaussées de dentelle, et elles terminent leurs tenues avec des chapeaux de paille et des couronnes de fleurs qu'elles ont pris soin de confectionner le matin même. Les hommes sont également habillés en blanc, en chemise. C'est un rituel, une marque de respect pour notre croyance et pour le divin.

Cette année nous aurons une invitée supplémentaire. C'est Leilani. Sa famille reste à Manihi pour les fêtes, et c'est comme une évidence que nous l'invitons à passer Noël avec nous.

Mes parents l'adorent et la considèrent comme une des nôtres, tant notre amitié est belle et solide.

Les parents de Leilani nous ont proposé de leur rendre visite tous ensemble aux prochaines vacances. Une aubaine pour mes parents. Car nous n'avons jamais eu ni l'occasion, ni les moyens de voyager. C'est un rêve pour chacun d'entre nous de visiter un atoll, une ferme perlière. Leilani a beau nous montrer des photos, nous expliquer son mode de vie sur l'atoll, tout cela nous paraît si loin, si différent de ce que l'on vit à Tahiti.

Alors aujourd'hui, Noël se termine sur une note beaucoup plus exotique que les années précédentes, sur un projet en famille vers l'atoll de Manihi.

- La meilleure période pour s'y rendre c'est au mois d'octobre, avant la saison des pluies
- Si je demande mes congés début janvier, ça pourrait être envisageable pour nous d'y aller, répond Hironui, mon père.
- Je vais vérifier les vacances scolaires, propose Vanina, ma mère.
- Moi je pourrais me libérer après le 15 octobre, j'aurai terminé les marchés estivaux, répond Poe.
- Nous pourrions alors y aller du 20 au 28 octobre, qu'en pensez-vous ? Je leur propose.
- Faut réserver les vols assez rapidement pour bénéficier des meilleurs tarifs. Je vais regarder cette semaine et je vous dirai les dates possibles.
- C'est génial, Leilani ! On en rêve depuis tellement longtemps d'un tel voyage, on ne l'aurait jamais cru possible…
- En plus mes parents disposent d'un petit fare au bord du lagon qu'ils réservent à mes grands-parents lorsqu'ils viennent nous voir. On vous y installera dedans, comme ça vous serez indépendants et proches de nous à la fois.
- Tout semble si parfait, merci Leilani répond ma mère.

Ce cadeau que nous offre à tous Leilani était inespéré il y a encore quelques heures.

La Polynésie affiche aux yeux du monde entier, le paradis sur terre. Mais pour nous, le quotidien est bien souvent tout autre. Même si les paysages sont somptueux, la vie y est bien souvent compliquée.

Tous les produits de première nécessité sont importés et de ce fait sont très onéreux.

L'emploi est bien souvent recentré sur le secteur du tourisme, la pêche. Beaucoup de polynésiens vivent sous le seuil de pauvreté.

Ma famille est loin d'être aisée, nous vivons simplement et avons de vraies valeurs. Maman se consacre au foyer et à notre éducation, et maintient cet équilibre familial. Papa, lui, travaille au port de Papeete depuis de nombreuses années. Nos petits plaisirs que l'on s'accorde de temps en temps sont une visite au marché de Papeete où nos parents s'autorisent quelques achats superflus, comme des produits de beauté ou quelques tissus colorés, qui servent ensuite à maman pour nous confectionner de magnifiques paréos et robes à volants. Elle adore la couture et m'apprend tous ces secrets pour réaliser à mon tour de jolies tenues pour mes danseuses.

Je suis heureuse de cette vie simple auprès de mes proches. Le respect et l'amour sont les deux mots qui règnent au sein de notre foyer.

Cette journée de Noël prend fin, petit à petit. L'essentiel était bien présent, l'amour, la joie et le partage avec les personnes qui me sont le plus chères.

Cette année se termine, et me laissera un goût de réussite, de nouveauté, d'espoir et surtout de beaux projets en perspectives. C'est ça la vie !

Pendant ces quelques jours de vacances que je m'octroie en famille, mes journées sont rythmées et plutôt paisibles. Manoa fait bien évidemment partie de mes pensées, et pour tenter de l'oublier un tant soit peu je me consacre à nouveau à la danse. Penser aux nouvelles chorégraphies, aux musiques, aux pas de danse, c'est ça mon monde bien à moi, mon plaisir, mon moment d'évasion.

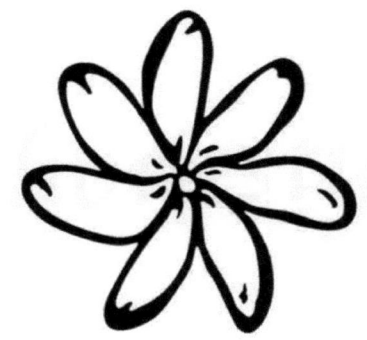

Les beaux jours, les mauvais jours

Tout est relatif

Cela n'empêche pas de profiter du temps qu'il fait

et du moment qui passe.

Le vent de le piroguière

Voilà, aujourd'hui nous célébrons le premier jour de l'année. Comme aimait me dire ma grand-mère :

> « *Soit attentive aux douze premiers jours de la nouvelle année, ils représentent les douze prochains mois* ».

Alors aujourd'hui, présage un joli mois de janvier. Il fait doux sur mon île, je projette d'aller à la plage avec Leilani, et ensuite faire une balade dans la vallée de Vaipu.

Hier soir nous avons fêté ce passage, avec quelques amis à Papeete chez mon amie d'enfance Manava. Au petit matin nous sommes allés sur la plage dans la baie de Matavai regarder les voiliers accoster à la plage de la pointe de Venus. Un festival très coloré qui permet de débuter la nouvelle année avec beaucoup de légèreté.

Leilani n'a pas passé la soirée avec nous. Elle devait se rendre à un concert avec sa cousine, Valae, de passage à Tahiti. Elle habite à Manihi, et fait escale ici pour rencontrer un artisan savonnier qui fournit l'hôtel où elle travaille. Elle repart à Manihi dès demain. Son séjour est très rapide. Elle est en transit, puisqu'elle arrive de métropole, où elle a été passer un examen de fin d'études. Elle va devenir avocate. Elle s'est rendue au tribunal à Paris, pour assister à des audiences. Une réelle expérience pour elle. Elle en revient enrichie et surtout pleine d'ambition.

Nous nous promenons avec Manava lorsque je sens vibrer mon téléphone, que j'ai dans mon petit sac en feuille de palmier tressé.

Je regarde rapidement l'écran et c'est un numéro inconnu. Une notification m'indique qu'un message a été enregistré. Je décide de ne pas l'ouvrir pour l'instant pensant qu'il s'agit d'un énième message publicitaire.

Juste après un autre message arrive. Il s'agit de ma tante Poe.

> « Bonne année ma chérie. Je te souhaite beaucoup de bonheur et surtout crois en tes rêves. Je crois bien que tu vas avoir une surprise. J'espère que tu ne m'en voudras pas. Je t'aime ».

Je ne comprends pas vraiment le message et décide de lui répondre.

> « Bonne année à toi aussi. Je t'aime tant. T'en vouloir pourquoi ? Je ne comprends pas ??? »
>
> « Tu n'as rien reçu ? J'ai pensé que ça te ferait plaisir ... »

Je suis intriguée. Je n'ai rien reçu de particulier. Je vérifierai en rentrant si ma mère a reçu une lettre ou un colis pour moi.

En attendant je rejoins Leilani à la plage pour ensuite faire une petite balade dans la vallée de Vaipu où nous avons décidé de faire un pique-nique et profiter de la fraîcheur des lieux pour parler de nos futurs projets.

- Ia ora na i te matahiti Leilani !
- Ia ora na i te matahiti Hanae !
- Oh mais quel beau pendentif tu portes !!! C'est nouveau ?
- Oui, oui...Je vais te raconter !
- Alors ce concert c'était génial ??? Tu as réussi à attraper le tee shirt du bassiste ?
- Non pas vraiment...Mais j'ai beaucoup mieux !
- Comment ça beaucoup mieux ??? Tu as passé la soirée avec lui ??

- Pas du tout Hanae ! Je n'y suis pas allée au concert d'ailleurs !
- Tu n'y as pas été ? Mais depuis que tu attendais de voir ce groupe.
- J'ai passé la soirée ailleurs …
- Non ! Mais où étais tu ? Et ta cousine ?
- Alors je vais te raconter, mais assis toi car y a du croustillant ….
- Qu'est ce que tu as encore fait ?
- Du grand Leilani disons ….

On part s'installer au bar de la plage pour que Leilani poursuive les explications sur sa soirée.

La serveuse nous propose de déguster son assiette spéciale nouvelle année qui est composée de crevettes au lait de coco, avec des morceaux d'ananas et de mangue, le tout servi dans un ananas creusé avec une sauce cocktail. C'est délicieux. Sont disposés autour des petits accras de poissons. Une jolie fleur d'hibiscus à été déposée sur le bord de l'assiette.

Leilani paraît toute excitée à l'idée de me raconter sa soirée, je me demande ce qu'elle a pu faire d'autre que de se rendre au concert ….

- Alors tu continues de me raconter ? Tu es tellement en joie que je suis bien curieuse de savoir la suite !
- Ahahah …
- Allez raconte !
- Du début ou je te passe les détails et vais directement au croustillant ???
- Explique moi pourquoi tu n'as pas été au concert déjà ?

- Avec Valae, on devait s'y rendre vers vingt heures. On a passé l'après- midi à se balader dans Papeete, c'était très sympa. Et ensuite on a été boire un verre dans un petit snack, et là, ma cousine s'est rendu compte qu'elle avait oublié sa carte d'identité à son hôtel. Elle en avait besoin pour aller au concert. Il était déjà dix huit heures, et nous devions aller voir l'artisan savonnier ensemble. J'aurais tant aimé découvrir son atelier…
- Tu ne l'as pas accompagné ?
- On a décidé au vu de l'heure, que l'on n'avait pas suffisamment de temps pour se rendre ensemble chez le savonnier et ensuite passer à son hôtel récupérer sa carte d'identité….
- Oui et alors ?
- Valae a préféré se rendre seule chez l'artisan pendant que moi j'allais récupérer ses papiers dans son hôtel, pour ensuite se rejoindre au concert juste avant l'ouverture des portes.
- Je vois…mais ???
- Mais voilà, il y a un mais !!!
- Bon leilani, explique moi car là je t'avoue que tu me noies…
- J'y met les formes disons, tu es tellement « coincée » !
- « Coincée » , non mais je rêve, c'est toi qui est trop …trop…
- Trop quoi ??
- Trop à l'aise…
- Tampis si je te bouscule mais là faut que je te raconte en détails !!!
- Je sens que ça va être chaud cette histoire !
- Chaud est un petit mot, c'est bouillant je dirais …

Pendant que la serveuse s'approche pour déposer deux cocktails maison sur notre table, je fais signe à Leilani de parler moins fort, je suis un peu gênée par les propos qu'elle commence à tenir. Elle s'agite, parle fort et fait de grands gestes comme pour mieux expliquer sa soirée...C'est leilani ça, spontanée et d'une joie très communicative.

- Donc où j'en étais déjà ???
- Que tu allais à l'hôtel de Valae récupérer sa carte d'identité ..
- Oui ! Alors me voila partie au Sofitel. J'entre à l'accueil et demande à l'hôtesse la chambre 308. Elle se situe dans le bâtiment central à étage. Je prends l'ascenseur. Et là , lorsque les portes s'ouvrent...surprise totale !
- Quelle surprise ??
- T'imagines pas qui était devant moi !!!
- Bien non ! dis moi !
- Raiarii !
- Raiarii ? Ton ami du lycée ?
- Exactement ! Le même Raiarii, avec qui on n'avait jamais osé dépasser les limites car il était en couple avec cette fille, hyper possessive, jalouse au possible...une véritable manipulatrice
- Je me rappelle oui ! Elle lui faisait des scènes de jalousie à chaque fois qu'il te parlait ! Une hystérique même !
- Voilà...dailleur ils se sont séparés peu de temps après !
- Tu m'as l'air bien renseignée dis donc...
- Et voilà, on se retrouve face à face devant les portes de l'ascenseur. J'avance vers lui, et on se reconnait de suite t'imagines ...
- Vous vous êtes embrassés ??
- Si ce n'étais que ça...mais attend je te raconte tout !
- Ok, j'écoute...
- Donc à ce moment-là, on a commencé à parler de pourquoi on était dans cet hôtel tous les deux. Je lui explique que je viens récupérer la carte d'identité de ma cousine avant d'aller au

concert, et lui m'explique qu'il est en escale à Papeete, avant de se rendre à Bora Bora d'ici deux jours, pour faire une exposition dans un hôtel.
- Une exposition de quoi ?? Qu'est ce qu'il fait Raiarii ?
- C'est sexy …il sculpte …
- Il sculpte quoi ???
- Non je te fais marcher…il est sculpteur de nacre…d'ailleurs c'est lui qui m'a offert ce pendentif ce matin !
- Ce matin ?? Non , tu n'as quand même pas passé la nuit avec lui ?
- Et bien si, Hanae, j'ai passé la soirée et même toute la nuit avec lui, et c'était torride si tu veux savoir !
- C'est bon j'en sais assez Leilani
- Dommage, car j'ai des détails bien croustillants comme je te disais, tu n'as pas envie de savoir ???
- Je ne préfère pas, c'est ta vie privée…
- Tellement torride, que je ne pense pas avoir connu de si bel amant ! Si sculpte aussi bien qu'il fait l'amour il doit réaliser de splendides trésors…
- En tout cas ton pendentif est magnifique ! Mais tes initiales sont gravées on dirait !
- Oui…j'ai choisi le pendentif et il l'a gravé ce matin avant que je parte de sa chambre…
- Alors si je comprends bien il t'a expliqué qu'il était sculpteur et tu t'es retrouvée dans son lit…
- Disons, que lorsque l'on était dans le couloir qui menait à la chambre de ma cousine, on a discuté. Et lorsqu'il m'a dit qu'il était devenu sculpteur sur nacre, j'ai immédiatement été emballée. Tu me connais, les perles, la nacre c'est toutes mes racines, ma famille, mon enfance et Manihi !

- Oui je sais bien, mais quand même…entre un pendentif et coucher avec lui il y a un sacré chemin…
- Pour toi Hanae, pour nous pas tant que ça…Si tu veux ça faisait plus de trois ans que l'on ne s'était pas revus, mais le désir était intact entre nous, comme un jeu interdit, où la passion est encore plus grande ! On n'avait pas pu franchir cette barrière avant, trop d'interdits, trop de sous entendus, de non dits, mais là quand il m'a dit qu'il avait changé de vie, j'ai compris que tout était possible !
- Non mais quand même, tu n'aurais pas pu attendre ? Et Valae ?? Le concert ??
- Je lui ai envoyé un message, avec la photo de sa carte d'identité et elle y est allée quand même. Je l'ai croisée ce matin en quittant la chambre de Raiarii et le concert était génial ! Son avion décollait à dix heures. Elle doit déjà être à Manihi à l'heure qu'il est…
- Vraiment Leilani, c'est pas cool, ce que tu lui as fait ! La laisser aller seule au concert…
- T'inquiète pas, elle s'est éclatée…
- Comme toi je pense !
- Ah tu vois que tu veux des détails, tu ne peux pas rester sans savoir la suite !
- Au point où on en est, raconte moi !
- Alors voilà, il m'explique qu'il est sculpteur et qu'il vit à Huahine. Il a un atelier où il réalise ses pendentifs qu'il vend ensuite dans les bijouteries ainsi que certains hôtels de luxe. C'est pour cela qu'il doit se rendre à Bora Bora.
- Je vois ! en tous cas j'adore ton pendentif, c'est très fin !
- Et il me propose de me montrer ses créations. Je lui dit que j'ai peu de temps car je dois rejoindre Valae au concert. Il commence à me montrer quelques photos sur son téléphone tout en

avançant vers la chambre de ma cousine. Je lui dit que j'admire beaucoup son travail, et il me propose de venir voir rapidement quelques créations qu'il a emporté dans sa valise pour l'exposition de Bora bora. J'accepte par curiosité.
- De suite comme ça ? Tu le suis dans sa chambre ?
- C'est tout de même pas un inconnu, c'est Raiarii ! et puis tu aurais vu son regard, ça pétillait ! on était tellement heureux de se retrouver là, par hasard, improbable …
- Improbable, c'est le moins que l'on puisse dire !
- Je t'avoue, que je n'ai même pas réfléchi, je l'ai suivi naturellement tant l'envie de découvrir ses merveilles !
- Je t'imagine, toute insouciante à le suivre vers sa chambre…
- Oui !! et voilà qu'il ouvre la porte et me laisse passer devant lui. j'avance un peu vers le petit bureau où est déposée sa mallette. Elle était ouverte, et je vois des pendentifs tous plus beaux les uns que les autres. J'entends la porte se refermer et les pas de Raiarii s'approcher de moi. Je me retourne, l'observe, et il me sourit. Aucun son ne parvient à sortir de nous. On est immédiatement attirés l'un vers l'autre comme deux aimants. C'est l'évidence, rien à dire, tout à vivre.
- Waouhhhh, Leilani !!!
- C'est ça Hanae, waouhhh. Raiarii s'approche de moi, et me prend dans ses bras. Avec fougue, il m'embrasse d'un baiser passionnel. Nos lèvres se dévorent, et ses mains parcourent mon cou, mes épaules. Il me plaque contre le mur et caresse mes cuisses.
- Oula, ça sent le bouillant tout ça !
- Je n'ose même pas bouger tant c'est intense. Son parfum, la douceur de ses caresses, ses baisers…il est envoûtant ! A ce moment je lâche, et m'abandonne totalement…Je prend son visage entre mes mains pour l'embrasser plus fort. Mes mains

glissent sur son torse, pour venir lui enlever son tee shirt et pouvoir sentir sa peau tout contre moi. D'un mouvement rapide, il soulève ma robe et la lance à ses pieds. Ses mains parcourent mes reins, mes cuisses et suivent la même trajectoire avec sa bouche. C'était tellement bon, que je n'arrivais pas à retenir mes petits gémissements. Il a dû remonter et venir m'embrasser pour étouffer les bruits !

- Stop, j'imagine la suite, tu n'as pas besoin de me faire un dessin !
- Attends, je te raconte un peu plus… Il me soulève, les mains sous mes fesses, pour me déposer sur le lit au centre de la pièce et je me retrouve, totalement nue allongée devant lui. Et là, nos corps se sont enlacés avec tant d'intensité que j'ai mis plus d'une heure à reprendre mes esprits ! On l'a refait plusieurs fois dans la nuit, c'est un super amant !
- Et bien, Leilani, tu as l'air bien accroché à Raiarii !
- Non Hanae, on a passé une superbe nuit torride ensemble, mais c'est fini.
- Fini ? Pourquoi ?
- Mis à part nos retrouvailles sous la couette, comment te dire, nous n'avons aucuns points en commun ! Il a beaucoup changé et moi aussi …Je ne le supporterai pas au quotidien ! Nous ne sommes plus sur la même longueur d'onde.
- A ce point ?
- Oh oui ! Quand on s'est réveillé ce matin, il m'a proposé de le rejoindre le week end prochain…il est devenu totalement « perché » si tu vois …
- Arrête tu me fait rire …tu passes de super amant à totalement « perché » !
- C'est carrément cela Hanae ! Raiarii est peut-être sculpteur, mais alors il a une vie d'artiste ! Et c'est peu dire….

- Raconte !
- Ah là, ça t'interresse tout a coup ?
- Et bien oui, je me rappelle de lui, beau garçon, plutôt sympa et surtout bout en train !
- Tout l'opposé, mis à part son corps toujours aussi attirant …Il m'a proposé de l'accompagner faire un style de retraite, mais il m'a tenu des propos totalement décalés …une secte voilà à quoi ça m'a fait penser…alors bon , je passe mon tour !
- Tu me fais peur là Leilani…il est parti en vrille totale !!!
- Exactement ! Alors je lui ai dit que je ne souhaitais pas le revoir, que j'étais très indépendante et préfère profiter de la vie !
- Tu as bien fait…en attendant tu as bien profité de vos retrouvailles !
- C'est ça, et je peux t'assurer, que si tu cherches un super mec, tu peux le contacter…
- Non merci ! Je préfère attendre de trouver quelqu'un de bien !
- C'est peut être mieux pour toi Hanae …

Leilani et ses aventures …c'est toujours aussi explicite avec elle, on ne peut pas dire qu'elle mette les formes dans ses explications. On est si différentes mais si complémentaires toutes les deux. On choisit de prendre le dessert avant de poursuivre notre conversation. La serveuse nous propose du Poe à la mangue. Un délice…

- J'ai pensé, Hanae, que lorsque vous viendrez à Maupiti avec tes parents, nous pourrions faire une initiation au tamure dans l'hôtel où travaille ma cousine Valae, qu'en penses- tu ?
- Oui ça pourrait être sympa, on fera un atelier d'initiation pour les touristes.

- Super, ça va être génial, je ne fais qu'y penser ….
- Moi aussi, Manihi j'en rêve !
- Sinon la soirée chez Manava était bien hier soir ?
- Oui c'était sympa, j'ai revu des amies du collège aussi…c'était moins croustillant que toi !!!
- Je me doute ! Vous étiez nombreux ?
- Non, juste cinq en tout. On a mangé une salade de poisson cru et ensuite on a été se balader au marché de Papeete et on a écouté des petits groupes qui jouaient du ukulélé
- Ça avait l'air super !
- Oui je suis contente, une ambiance comme je les aime, simple, conviviale et pleine de rires .

Nous terminons la journée à déguster quelques gâteaux que j'ai acheté plus tôt à ma pâtissière favorite qui confectionne les meilleurs *Faraoa coco**.

Je commence à ressentir de la fatigue. La nuit a été courte, et je suis exténuée.

Avant d'éteindre la lumière de ma lampe de chevet, je regarde une dernière fois mon téléphone pour vérifier les messages reçus dans la journée. J'y répondrai demain.

J'en ai reçu une bonne dizaine. Les vœux de mes amies, des danseuses, de mon ancienne professeure de danse. C'est alors que je m'aperçois que je n'ai pas ouvert le message provenant du numéro inconnu que j'avais reçu lorsque j'étais avec Leilani ce matin.

Je l'ouvre juste par curiosité avant de m'endormir :

   « *Coucou Hanae. Je te souhaite une bonne année. Plein de bonnes choses pour toi. Manoa* »

Je n'en crois pas mes yeux. Je le relis au moins quatre ou cinq fois pour bien m'en inspirer et surtout vérifier que je n'ai pas rêvé.

Je prends alors conscience que Manoa, mon Manoa, pense à moi. Un message court mais si important pour moi.

Mais comment a-t-il eu mon numéro de téléphone ?

Un flash me parvient. Le message de Poe ce matin ! Elle me disait qu'elle espérait que je ne lui en voudrai pas et me demandait si j'avais reçu quelque chose …. Voilà, elle voulait parler du message de Manoa…

Je me rappelle aussi de la carte de visite de la boutique de Poe que j'ai insérée dans le paquet de Manoa lorsqu'il a acheté le bracelet au festival. Voilà comment il a réussi à trouver mon numéro, j'en suis certaine…

Tout paraît clair instantanément …

Manoa a dû téléphoner à Poe et lui demander mon numéro de téléphone, et il a choisi le prétexte de me souhaiter les vœux pour prendre contact avec moi.

Depuis presque deux mois, j'espère nuit et jour un signe de sa part, et voilà que ce soir, le message est enfin là !

La vie réserve toujours de belles surprises et on ne se doute jamais de comment ni quand cela va se produire. C'est le mystère de la vie.

Pour moi, aujourd'hui ce message représente un signe du destin, une jolie connexion certainement...

J'envoie immédiatement un message à Poe :

« Coucou, message bien reçu ! merci »

« Ah super ! et alors tu vas lui téléphoner ? »

Rien que cette éventualité de lui parler, me provoque cette montée de mélange d'anxiété et d'adrénaline, faisant battre mon cœur à toute vitesse. Et voilà que ça recommence, c'est exactement les mêmes sensations que lorsque j'ai vu Manoa la première fois et qu'il m'a parlé...Une sensation si vertigineuse.

A vrai dire je n'ai pas encore réfléchi, si j'allais lui répondre et comment. Il faut que je choisisse bien mes mots. Ne pas lui paraître

trop dans l'attente, trop contente sans être à la fois trop froide. Je vais choisir ce que je sais faire de mieux, la spontanéité. Laissez parler mon cœur.

J'écris alors plutôt rapidement comme si les mots m'étaient dictés, à une vitesse déconcertante.

« Merci Manoa. Toi aussi que cette année soit remplie de beaux projets et de belles victoires, de moments de partage. Bises. Hanae. »

Un message court mais qui se veut prémisse de nouveaux moments d'échanges ensemble. J'y ai ajouté « *bises* ». C'est un mot doux et plein de tendresse. J'espère qu'il ne me trouvera pas trop familière…Lorsque j'appuie sur la touche envoyer, mon cœur fait un gros boum dans ma poitrine. Comme si mon cœur venait valider le message expédié à l'instant.

Et si Manoa ne me répondait jamais, et si c'était notre premier et dernier échange. Je n'ose même pas y songer. Cette éventualité me donne du vague à l'âme.

J'aurai peut-être dû lui montrer que je m'intéressais à lui, en lui demandant s'il préparait une nouvelle course, histoire d'engager une conversation ensemble. Au lieu de cela, je suis restée dans un échange plutôt banal, je suis imbécile. Pour une fois que j'avais l'occasion de parler avec lui, je n'ai pas saisi ma chance.

Je commence à regretter d'avoir répondu aussi rapidement. J'aurai du bien penser mes mots. Je n'ai pas osé aller plus loin. J'ai eu peur de passer à ses yeux pour une fille en recherche d'amour. Tant pis, je préfère que ce soit Manoa qui revienne vers moi. Je suis certainement trop timide. Même si j'essaye de travailler sur moi, je fais des petits pas chaque jour en avant, à mon rythme.

Ce que le message de Manoa vient attester, c'est la certitude qu'il ne m'a pas oublié et qui plus est, a fait une réelle démarche pour obtenir mes coordonnées. Son message n'est donc pas un simple message de politesse, non il s'agit d'un vrai message plein de sens, j'en suis certaine.

La différence aujourd'hui, c'est que j'ai son numéro de téléphone. Je pourrais le contacter si j'en ressens le besoin, nos échanges pourront être plus personnels.

Ce soir je vais m'endormir avec une seule idée en tête, mes échanges avec Manoa.

Au réveil, je suis un peu flottante. La nuit n'a pas été toute calme. J'ai fait de nombreux réveils, et je n'ai pas résisté à la tentation de relire le message de Manoa. J'ai même été voir sur sa page des réseaux sociaux, il n'a pas rajouté des photos. Rien de nouveau de ce côté-là. Voilà que ça recommence, cette pulsion à toujours penser à lui. Mais pourquoi est-ce aussi fort, aussi imprévisible et surtout aussi déconcertant. Je me pose trop de questions c'est certain, mais mon esprit divague de suite lorsque je pense à lui.

C'est alors que Poe me téléphone :
- Salut Hanae, bien dormie ?
- Pas trop non…
- Tu lui as répondu à Manoa ?
- Oui hier soir.
- Et alors ??
- Alors quoi ? Rien de plus. Mais quand t'a-t-il contacté ?
- Il m'a appelé la semaine dernière. Tu lui avais donné ma carte dans son paquet quand il a acheté le bracelet.
- J'en étais certaine que c'était comme ça qu'il t'avait contacté !
- Et oui… tu l'avais fait exprès dis moi ?
- Même pas !
- J'ai du mal à te croire Hanae, tu ne sais vraiment pas mentir !
- Mais non, je donne la carte à tous les clients …
- C'est vrai, je te taquine ma chérie…
- Alors que t'a-t-il dit ?

- Il m'a prétexté vouloir avoir ton numéro de téléphone, car la petite cousine de son ami Tahitoa voulait venir te voir lors de ton prochain show…
- Ah oui !! C'est la petite a qui j'ai offert la couronne à la fin du show à Moorea !
- C'est ce qu'il a dit tout au moins…je pense qu'il a un petit faible pour toi…Je n'ai pas hésité, je le lui ai donné sans poser de questions, je savais que tu serais contente, j'ai bien vu ton attitude en sa présence !
- Quelle attitude ?
- Quand Manoa te parle, tes yeux pétillent, tu es tremblante, mal à l'aise…amoureuse !
- Mais n'importe quoi Poe !!! Je ne suis pas amoureuse, je le connais à peine !
- A peine peut-être, mais tu ne peux pas me dire qu'il te laisse indifférente ce beau Manoa.
- Je t'avoue que quand je le vois ou quand je pense à lui, je suis dans un état déconcertant, je ne me reconnais plus, mon cœur s'emballe !
- C'est ce que je te disais, tu en pinces pour lui Hanae, avoue-le ! et je pense que lui aussi n'est pas indifférent à ton charme, sinon il ne demandera pas à venir te voir danser…
- Tu crois ?
- Je n'en suis pas certaine, mais je le pense, il y a des attitudes qui ne trompent jamais ! En tout cas j'ai été ravie de jouer « l'ange gardien » pour une fois. Je me suis sentie utile !
- Alors merci mon ange gardien ! Tu sais bien que sans toi je n'arriverai à rien ! Tu es ma guide, ma confidente !
- Je le sais oui ma chérie, et toi tu es comme ma fille…

Voilà que les cours reprennent cet après-midi. La nouvelle année débute par un cours de tourisme. Ma matière préférée. Leilani a tissé des liens avec la professeure, et elle passe beaucoup de temps libre avec elle à discuter de Manihi. J'apprécie aussi ce cours car j'en apprends beaucoup sur la culture dans les atolls. Beaucoup de traditions ancestrales et surtout un art de vivre différent de celui de Tahiti. Moi qui rêve de vivre sur une petite île, je profite de ces cours pour m'enrichir et apprendre les us et coutumes de ces petites pépites posées en plein océan pacifique.

C'est aussi l'année de mes vingt ans.

Mes projets se tournent vers la danse, la journée que je dois passer avec mes danseuses à Moorea à nager avec les raies, ainsi que le fabuleux voyage que nous projetons de faire à Manihi fin octobre. Une année qui se voudra riche et surtout enrichissante. J'ai besoin de projets pour avancer, de rêves pour aller plus loin. Aux côtés de Leilani, j'avance à grands pas. Nous sommes si différentes et si complémentaires toutes les deux. Elle a l'insouciance que je n'ai pas et j'ai la détermination qu'elle oublie bien souvent. A nous deux, notre troupe de danse est loin de laisser filer ses rêves et surtout ses capacités à exceller.

D'ailleurs, nos séances d'entraînement s'enchaînent au rythme de trois par semaine au minimum.

Tous les feux sont désormais au vert pour que l'on participe à la prochaine fête de l'orange de Punauia qui aura lieu début juillet. J'y ai inscrit mon équipe, et nous devrions débuter la chorégraphie le mois prochain.

    Un soir lorsque je rentre des cours, mes parents sont assis côte à côte à la table du salon. Chose plutôt inhabituelle. Ils profitent en principe de passer la fin de journée, à se poser tranquillement sur la petite terrasse à l'ombre des frangipaniers.

- Bonsoir Hanae, me dit mon père. Tu as passé une bonne journée ?
- Bonsoir tous les deux. Oui mes cours étaient supers ! Leilani nous a présenté Manihi, elle avait réalisé un superbe diaporama !
- Ça devait être intéressant.
- Il me tarde qu'on y aille tous ensemble !
- A ce propos Hanae, on va certainement devoir décaler notre séjour à Manihi.
- Mais pourquoi ? On a encore le temps de planifier, ce n'est que dans sept mois le départ.
- Oui, mais nous devons parler ensemble d'un projet.
- Un projet ? Quel projet ? Vous êtes si sérieux que vous me faites peur là …
- Non n'ai pas peur. Viens t'asseoir avec nous. Nous voulons te parler d'un projet pour notre famille.
- Tout va bien ? Quelqu'un est malade ?
- Non Hanae, personne n'est malade, ne t'inquiète pas. Tu es l'aînée et c'est à toi que l'on veut présenter ce projet en premier.
- Très bien, je vous écoute alors.
- Avec la crise économique que connaît le port de Papeete actuellement, mon poste va être supprimé.
- Comment ça, tu débordes de travail papa !
- Oui je sais, mais le port a des résultats financiers désastreux. Les touristes font beaucoup moins de croisières et privilégient leurs déplacements en avion inter îles. L'activité du port s'en trouve diminuée. De ce fait, mon poste va être supprimé.
- Mais ce n'est pas possible, comme vont-ils faire sans toi ?
- Ils vont employer des jeunes qui seront multitâches.
- Et alors ??

- On me propose un nouveau poste. Mes activités vont être délocalisées. Mon collègue Rainui est également concerné.
- Délocalisé ? C'est-à-dire ? Tu vas devoir travailler dans un autre site de Tahiti ?
- Non Hanae, on me propose un poste sur une autre île
- Une autre île ? mais laquelle ?
- Sur l'île de Raiatea.
- Raiatea ? Mais c'est très loin Raiatea de Tahiti !
- C'est à deux heures de vol…
- Et tu travailleras là-bas ? Et tu viendras nous voir quand ?????
- C'est de cela que je voudrai que l'on discute avec toi Hanae…

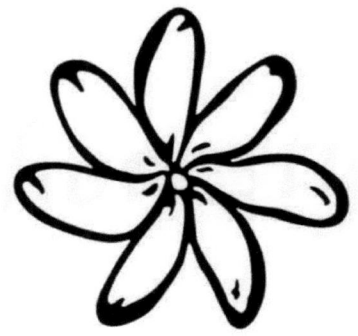

Le visage d'une mère est pour l'enfant son premier livre d'images

Faaa Tahiti Takaroa

A cet instant, je crois bien perdre pied. C'est quoi ce tsunami dont me parle mon père. A mes côtés, ma mère est silencieuse, elle ne sait pas quoi dire je pense. Depuis ma naissance, nous vivons à Tahiti. Nous avons toute notre famille, nos amis, ma troupe, toute notre vie ici. Comment mon père peut-il envisager quitter nos racines pour cette île inconnue de Raiatea ??? Tout s'emmêle dans ma tête. Ma mère me sert un jus de fruit. Je pense que je suis sous le choc de l'annonce. Ma tête me fait mal, ça tambourine, à la hauteur de ce que je viens d'entendre.

Ma mère paraît angoissée, je la connais bien. Lorsqu'elle a peur, elle ne parle pas, se mord les ongles et se dandine sur sa chaise. Mon père lui cligne des yeux, ce n'est pas bon signe, comme s'il tentait de m'épargner sans y parvenir. Et moi je reste sans voix.

- Mais alors tu vas partir seul pour Raiatea ? Tu viendras le week end nous voir ?
- Non, on pense partir tous ensemble en famille.
- Partir à Raiatea ??? Mais c'est impossible, mes études, ma troupe ????
- Je le sais bien Hanae, c'est pour ça qu'on veut en discuter avec toi.
- Mon école n'est qu'à Papeete, vous le savez bien, et je ne suis qu'en première année, je ne peux pas partir moi !
- On pourrait peut-être faire des cours à distance…
- Mais c'est très compliqué et très dur, comment suivre mes cours sur une île perdue ?
- Mais Raiatea n'est pas une île perdue, il y a des milliers d'habitants, c'est à côté de Bora Bora. Sur cette île il y a toutes les commodités, les commerces et des écoles jusqu'au lycée
- Et moi ? vous avez pensé à mes cours de danse ? à mes amies ???

- Oui Hanae nous essayons de penser à toute éventualité. Nous voudrions faire cette expérience en famille, tous ensemble.
- Vous n'imaginez pas ce que vous me demandez, vraiment pas !
- Ne pleure pas Hanae. C'est un projet. Pour l'instant on ne m'a rien imposé, on m'a juste informé de cette possibilité. A mon âge, ils ne peuvent pas me licencier, ça fait trente ans que je travaille au port. Alors ils me font cette proposition de reconversion au sein d'un nouveau site.
- Alors pour vous c'est peut-être bien, vivre sur une nouvelle île, plus calme, mais pour moi, pour mes sœurs ??? Vous êtes égoïstes !

Je me lève immédiatement, pour m'écrouler sur mon lit en pleur. Je suis en plein cauchemar. Comment me réveiller ???

Lorsque je vois apparaître les premiers rayons de soleil derrière le rideau de ma chambre, je me rends compte que je me suis endormie. Je regarde mon téléphone, il n'est que cinq heures du matin. J'ai prévu de me lever d'ici une heure.

La première idée qui me vient en tête lorsque je me retourne dans mon lit est l'annonce que m'ont faite mes parents hier soir. Cette éventualité me glace, je ressens immédiatement des frissons dans tout mon corps, je suis parcourue d'une angoisse terrifiante.

Comment retrouver un peu de sérénité au milieu de ce tourbillon d'émotions.

Je me lève et enfile un seul paréo pour venir m'asseoir au bord du lagon. Il fait frais, et les seules personnes qui sont debout à cette heure matinale, sont les quelques pêcheurs au filet qui parcourent la plage de long en large à la recherche de quelques poissons.

Comment arriver à dédramatiser cette situation. Prendre le recul nécessaire.

Je décide alors de demander à Leilani de me rejoindre pour en discuter avec elle, vider mon sac.

Je l'attend patiemment assise sur le sable, à creuser instinctivement avec mes doigts en soulevant quelques grains de sable fin. Cette sensation a au moins le mérite d'apaiser un peu mes nerfs. Mais cette immobilité m'est insoutenable. Je décide alors de me lever et de faire quelques pas de danse. La danse, voilà, la seule chose qui m'apaise et me libère, le seul fait de bouger mon corps au rythme de la musique, me provoque une telle joie, que je ne peux plus résister. Danser, voilà, je dois danser !

- Salut Hanae, tu es bien matinale que t'arrive-t-il ?
- Un souci Leilani, un gros souci !
- Dis-moi, tu me fais peur là tu sais…
- Mes parents veulent partir vivre à Raiatea !
- Raiatea ???? Mais pourquoi ???
- Mon père va être muté, changement de poste, changement de port…
- Ouahhhhhh, Raiatea…mais c'est génial Hanae !
- Génial ??? Tu plaisantes ?
- Non je ne plaisante pas ! Une amie de ma mère habite là-bas …une vie de rêve. Cette île est fabuleuse !
- Mais je ne peux pas partir, je ne veux pas partir d'ici !
- Mais tu reviendras Hanae ! Ce n'est pas si loin Raiatea !
- Pas si loin ??? Deux heures de vol …
- Pendant les vacances ……
- Et la troupe ? et mes études ????

- On va trouver une solution c'est certain Hanae, ne t'inquiètes pas….

Leilani a au moins le mérite d'être optimiste, de vouloir me rassurer. C'est vrai que ce n'est pas le bout du monde mais quand même. Après je pourrais rester ici à Tahiti après tout. Je ne suis pas forcée de les accompagner. Je pourrais vivre avec Leilani ou encore Poe.

- Et puis tu sais Hanae, aller vivre à Raiatea te permettra certainement de rencontrer d'autres personnes et de pouvoir envisager la création de ta pension ailleurs qu'à Tahiti, je pense que là-bas les touristes sont en quête d'authenticité.
- Mais notre troupe Leilani ?? Que va devenir « *Vahinérii* » si je pars ?
- Je suis là moi …et puis tu reviendrais pour les vacances non ?
- Je n'en sais rien Leilani, je n'ai pas écouté la moitié de ce que me disait mon père, je me sentais si mal…
- Il doit y avoir des alternatives j'en suis certaine, je suis avec toi, on va trouver un compromis et puis ce n'est pas officiel ce départ si ?
- Non, c'est pour le moment une proposition, mais mes parents avaient l'air très sérieux …
- Faut que tu en discutes avec eux plus calmement je pense Hanae...
- Je vais essayer…merci Leilani !

Ce soir, le repas se passe paisiblement, les conversations tournent autour de banalités. Mes sœurs occupent les nombreux blancs par des explications sur les cours de sport au collège. Quant à moi, je reste silencieuse prétextant un mal de tête.

A la fin du repas, ma mère me demande de rester un peu avec elle dans la cuisine. Je me doute bien de ce qu'elle veut me parler, je ne veux pas la brusquer non plus, je pense qu'elle doit se sentir triste elle aussi à la seule éventualité de vivre loin de sa sœur Poe. Ma mère a toujours vécu à Tahiti. Ses racines sont ici, ses amies, ses repères.

- Hanae, ma chérie. Je vois bien que tu es fâchée, parlons, tu veux bien ?
- Je ne suis pas fâchée maman, je suis épuisée !
- Tu travailles trop ma puce entre les cours et la danse, tu devrais te reposer.
- Je sais oui mais je suis passionnée, c'est toute ma vie !
- Je suis fière de toi, de tes choix, de ton parcours.
- C'est pour ça que vous me remerciez en voulant m'obliger à tout quitter ?
- Pas du tout Hanae. Tu n'as pas compris !
- Je n'ai pas compris ? J'ai compris que papa voulait partir vivre à Raiatea, sur une île en plein milieu du pacifique loin de mon école, loin de ma troupe, loin de mes amies…loin de tout en fait !!!
- Tout d'abord Hanae…papa n'a pas choisi ! C'est une proposition…soit il accepte ce nouveau poste qui est pour lui une réelle opportunité d'évolution dans sa carrière et qui va nous permettre d'améliorer notre niveau de vie, soit il sera obligé de chercher un nouveau poste ici à Tahiti et ce n'est pas le travail qui court les rues…tu le sais. Et à son âge !
- Donc on n'a pas le choix ! C'est imposé en quelque sorte ! C'est injuste !

- Ce n'est pas le bout du monde, on reviendra à Tahiti à chaque vacances scolaires et Raiatea est une île qui est très attractive, animée…tu pourras danser là-bas aussi !
- Et ma troupe ! j'ai mis tant d'efforts depuis des années à la constituer, c'est comme ma famille !
- Je le sais bien Hanae…je ne sais pas quoi te dire…
- Et bien moi je reste ici à Tahiti avec Poe et Leilani !
- Mais ce n'est pas envisageable Hanae voyons !
- Et pourquoi ? Regarde Leilani vit seule ici, je pourrais emménager avec elle !

A ce moment-là mon père fait irruption dans la cuisine, alerté par le son de nos voix.

- Calmez-vous toutes les deux ! Que se passe-t-il ?
- Nous discutons de Raiatea et Hanae ne veut pas venir avec nous !
- Hanae, si ce projet vient à se réaliser, avec ta mère, nous souhaitons réaliser cette aventure tout d'abord en famille. Tous ensemble. Ce sera une expérience hors du commun, et enrichissante pour chacun de nous.
- Mais je pourrais rester ici avec Leilani et Poe !
- Je ne pense pas que ce soit envisageable. D'abord Poe est en permanence en déplacement à travers toutes les îles pour ces marchés artisanaux, et Leilani vit chez l'habitant. Ce n'est pas une solution possible Hanae sur le long terme…

A ces paroles, je ne réplique pas. Au fond de moi, je ne me sens pas prête pour vivre loin de ma famille. Ça m'arrache le cœur, la seule éventualité de voir partir, mes parents et mes sœurs dans une autre île. Nos liens sont si forts…

Je suis face à un dilemme, un face à face avec moi-même et mes propres peurs. Me sentir abandonné par les êtres qui me sont le plus cher au monde, et d'un autre côté voler de mes propres ailes, et prendre mon indépendance. Je me demande comment Leilani fait-elle… Depuis déjà deux ans qu'elle vit loin de ses parents…elle est certainement plus indépendante et autonome que moi. Elle a appris à avancer selon ses envies, sans le soutien de personne. Elle est très forte, et j'admire son parcours…je m'en sens si incapable de mon côté.

Il ne me reste plus qu'à espérer qu'un autre collègue de mon père ne se décide à postuler à sa place. C'est égoïste de ma part, mon père a l'air si heureux de cette proposition, cette gratification comme il aime dire, cette reconnaissance dans son travail.

Et puis quel autre choix ? Rester avec Poe ? Elle qui vit au jour le jour, qui va où le vent la mène, c'est vrai que j'ai toujours admiré son côté vie de bohème, cette légèreté qui la caractérise. Son mode de vie elle l'a choisie et il lui va à merveille, elle est célibataire, n'a pas d'enfants, aucunes obligations. C'est pour cela que Poe me considère comme sa propre fille. Elle a le bon côté avec moi, les responsabilités sont pour mes parents.

Mais moi j'ai besoin de repères, de stabilité, un équilibre que seule pour le moment ma famille m'apporte.

Et d'un autre côté, rester ici à Tahiti avec Leilani, n'est pas non plus une superbe idée. Car Leilani suit certes les mêmes cours que moi, à la différence qu'elle est en alternance. Une semaine en cours et une semaine dans un hôtel de Moorea. Je serai donc seule la moitié du temps, et cela ne m'encourage pas vraiment à choisir cette éventualité.

Je me sens totalement débordée émotionnellement, tout l'avenir me paraît si flou. Chaque pas que je fais pour me rendre dans ma chambre me donne la sensation de ne pas toucher pied à terre, de flotter. Mes repères, mes racines sont bancales.

Je sors de la maison et marche sans savoir où je vais, où m'arrêter. La seule chose qui m'apaise ce soir, c'est d'apercevoir le soleil qui va bientôt se coucher. Je vais pouvoir m'isoler au calme.

A bout de forces, je m'arrête et viens me lover contre un palmier dont les feuilles touchent presque le sol. Je viens y chercher un peu de réconfort.

Les yeux dans l'horizon, je tente de me raccrocher au moindre geste qui saurait m'apaiser. Le souffle du vent, un oiseau de passage, la douceur du sable entre mes orteils encore tiède de la journée…Ces petits riens qui viennent montrer le chemin et me faire comprendre que l'essentiel se trouve là juste devant nos yeux. Le calme, le silence et le bruit de mon cœur. Mon cœur qui a cet instant bat tout doucement, il ne trouve pas l'élan pour avancer plus vite. Il est comme moi, au ralenti.

Mon quotidien devient alors bien incertain, flou. Cela se fait sentir pendant mes cours de danse. Je n'en parle pas pour ne pas les affoler inutilement. Cette situation me provoque beaucoup de fatigue. Je n'ai plus ce souffle de vie qui m'habite. Et cela me vaut une belle chute durant un entraînement. Mon inattention, sur un pas pourtant maîtrisé, et voilà que tout mon corps chute au sol.

- Hanae, Hanae, ça va ?
- Pas trop non, j'ai très mal au genou Leilani !
- Mais comment as-tu fait pour chuter ?
- Mon pied a glissé….
- Tiens-moi, Hanae, je vais t'apporter sur le banc t'asseoir un peu…

Ma douleur se diffuse peu à peu dans toute ma jambe. Mon genou gonfle et est très douloureux. Je n'arrive pas à poser mon pied par terre, malgré la poche de glace que Leilani a immédiatement mise sur mon genou droit.

Après quelques examens, le diagnostic est posé, entorse du genou. Je vais devoir rester au repos, porter une attelle et surtout éviter de marcher le plus possible.

Cette nouvelle sonne l'interruption de mes cours de danse. C'est Leilani qui va prendre le relais. J'assisterai tout de même au cours mais je ne pourrais qu'observer.

Le mois se poursuit si doucement que je sens mon moral baisser de jour en jour.

Ma bouffée d'air m'est supprimée. Sans la danse, je n'ai plus de motivation, de passion, d'élan. Mes cours me plaisent, mais ce n'est rien à côté de la danse. Les filles de la troupe sont à mes petits soins mais devoir rester spectatrice c'est si dur !

Peu à peu, je n'assiste plus à tous les entraînements. C'est trop compliqué pour moi de ne pas pouvoir les accompagner. Assise sur le banc je me sens si inutile !

Je reste alors chez moi. J'ai décidé de profiter de ce temps pour me reposer des cours et surtout améliorer l'état de mon genou plus rapidement.

Ce temps de pause, seule face à moi-même me permet de me ressourcer, de réfléchir à mes priorités, au sens de la vie, de ma vie.

Une quête de sagesse dans un moment hors du temps. Je passe donc beaucoup de temps dans notre jardin, à l'ombre de mes oiseaux de paradis, des palmiers, le regard plongé dans l'océan.

Je me sens alors privilégiée de pouvoir profiter de ma convalescence pour repenser ma vie.

J'avoue que je pense beaucoup à Manoa. Que devient-il ? Je voudrais lui envoyer un message juste pour prendre de ses nouvelles. Notre dernier échange était lors du nouvel an. Mais quoi lui annoncer ? Mon accident au genou ? Notre éventuel départ pour Raiatea ?

J'hésite et puis renonce à faire ce message.

Alors que j'ai les pensées qui s'éloignent peu à peu, que je suis en train d'essayer de suivre mes cours de tourisme à distance ce qui est assez complexe, mais ça me permet de suivre et ne pas perdre pied dans ma formation. Le carillon d'entrée se met à sonner

- Iorana Hanae, me dit Poe !
- Ta visite illumine ma journée !

- Je t'apporte des magazines que j'ai achetés lors de mon dernier séjour à Moorea la semaine dernière.
- Ah oui j'avais oublié, c'était le marché à la vanille de Moorea non ?
- Exactement, je t'ai rapporté des gousses, pour ton célèbre flan !
- J'en préparerai un dimanche, Leilani vient manger avec nous, tu viendras aussi ?
- Avec plaisir !

Je révise mes cours une bonne partie de la journée, seule dans ma chambre, où la solitude m'est imposée.

Je m'accorde quelques moments de répit, les pieds dans l'eau du lagon, et les yeux rivés vers l'horizon.

En cette fin de semaine, ma petite sœur m'a préparé un petit déjeuner de chef qu'elle m'a servi sur la terrasse. Elle y a déposé les magazines que Poe m'a apportés dans la semaine. Je décide alors de faire durer ce moment de pur plaisir à déguster la salade de fruits ainsi que les petits gâteaux qu'elle a préparé, qui sont toujours aussi délicieux.

J'ai choisi le magazine intitulé « *Moorea, l'île sœur* ». Son titre m'interpelle. Il y a sur la page de couverture, une va'a et de l'autre côté un oiseau de paradis.

Je le feuillette tranquillement, je suis surprise par la délicate odeur qui s'évapore des pages. Une odeur de vanille. Poe a dû certainement déposer le paquet de gousses à côté du magazine dans sa valise.

Quand tout à coup je trouve une fleur de tiaré séchée qui paraît avoir été déposée entre deux pages.

C'est ma fleur préférée, ce n'est pas un hasard si elle se trouve là, j'en suis certaine. Poe a dû faire exprès de la déposer. Je l'approche de mes narines, pour en humer le parfum, signe d'évasion…

Lorsque je reviens à la réalité, mes yeux se posent sur un article. Je le parcours rapidement, et lorsque je vois apparaître le nom de l'auteur, mon cœur refait un énorme boum dans ma poitrine. C'est Manoa qui a publié cet article, c'est bien lui…Manoa Ratanii.

Je n'en crois pas mes yeux ! L'article parle des débuts en va'a pour Manoa, son parcours et son équipe « *Painapoo* ». Il y fait la promotion de son prochain concours, en mettant un point d'honneur sur sa recherche de logement sur l'atoll de Manihi pour se loger lui et ses coéquipiers.

Je me rappelle alors qu'il m'avait évoqué sa participation à cette course à Manihi et voilà que maintenant il cherche un logement là-bas. Je pense immédiatement à Leilani, à la ferme perlière de ses parents et à l'hôtel où travaille sa cousine Valae.

Elle doit connaître une location sur place c'est certain, l'atoll de Manihi est tout petit et tout le monde se connaît.

Voilà le signe, pour que je recontacte Manoa, c'est certain !!!

Cette fois j'ai une véritable raison pour le contacter, sans qu'il ne me trouve idiote, pressante ou qu'il ai la sensation que je l'importune. Je dois saisir cette chance.

Cet article me redonne du baume au cœur, voilà un nouveau but dans mon quotidien, trouver une location pour Manoa.

Je décide alors de contacter Leilani.

- Coucou Leilani, comment vas-tu ?
- Super, c'est plutôt à toi de le demander, ton genou ?
- Ça va mieux,
- Que t'arrive-t-il on dirait que tu as gagné au loto, tu as la voix des jours heureux.
- Non laisse tomber … connais-tu des locations à Manihi pour quelques jours ?
- Pourquoi ? tu pars sans moi ?
- Non pas du tout !
- Mais qui veut aller sur un atoll aussi paumé dis-moi ?
- Manoa !
- Manoa ? le coach de va'a ?
- Oui Leilani ! il a mis une annonce sur un magazine, et il y part dans un mois avec son équipe.
- Et alors que comptes tu faire de cette info Hanae ?
- Je vais le contacter et lui apporter La solution ! voilà
- Ah oui je vois…
- Allez aides-moi Leilani s'il te plait, mais faut aller vite, l'article est paru depuis la semaine dernière déjà.
- D'accord, je vais appeler mes parents et leur demander, je te rappelle !
- Merci Leilani, tu me sauves !
- Tu me fais rire Hanae, je te le redis tu es amoureuse …
- Pas du tout Leilani, je me rend utile voilà tout !
- Je te préfère comme ça en tout cas ! Là c'est ma vraie Hanae…pleine de joie !

En raccrochant je me sens pleine d'enthousiasme, j'ai des papillons dans le ventre, rien qu'à l'idée de recontacter Manoa.

Quelques heures plus tard je reçois un mail des parents de Leilani

> « *Coucou Hanae. Leilani nous a demandé de trouver une pension pour un groupe de dix personnes sur l'atoll. Voici deux pensions auxquelles nous avons pensé. Nous les connaissons et ils sont formidables. Tu peux les contacter de notre part. A très vite. Embrasse Leilani pour nous.* »

Me voilà en possession du passeport pour m'autoriser à contacter Manoa. Je n'hésite pas plus longtemps et décide de lui écrire immédiatement.

> « *Iorana Manoa. J'espère que tu vas bien. Ce matin j'étais en train de feuilleter le magazine « Moorea, l'île sœur » et j'ai découvert ton article sur ton futur voyage à Manihi. Mon amie Leilani est originaire de cet atoll, et ses parents y exploitent une ferme perlière. Il m'ont gentiment donné une liste de pensions de confiance sur place. Si tu es intéressé, n'hésite pas à me le demander, je te la ferai passer. A très vite. Nana* ! Hanae* »

Voilà le message est envoyé. Il m'aura servi d'alibi pour reprendre contact avec lui. Y répondra-t-il ? En tout cas j'ai osé, et je ressens un peu de légèreté.

C'est dimanche et je suis en train de préparer le repas. Nous avons invité Poe et Leilani. Je prépare une salle de poisson cru et mon célèbre flan vanille coco, ainsi qu'une salade de fruits. En principe c'est ma mère qui prépare les menus, mais pour une fois j'ai plaisir à le faire seule.

Je dresse une jolie table sur la terrasse, et dépose un paréo en guise de nappe. Des jolies assiettes en bambou et quelques fleurs d'hibiscus fushia entre les invités. Une ambiance légère, festive. Mes proches vont apprécier j'en suis certaine.

Pour le service, Leilani m'aidera, car avec mon genou je suis gênée dans mes déplacements.

- Alors Hanae, mes magazines t'ont plu ? me demande Poe.
- Super, je me suis un peu évadé ! D'ailleurs j'ai fait le flan avec tes gousses de vanille pour le dessert.
- On va se régaler alors !
- Et j'ai pris soin de déposer ta jolie fleur sur ma boite à bijoux.
- Ah, tu l'as trouvé ?
- Oui, et au bon endroit en plus …merci Poe…
- Quel endroit ?
- A l'article de Manoa…
- Et oui je ne peux pas m'empêcher de jouer à la fée de l'amour tu me connais…
- Alors j'ai suivi tes conseils, j'ai écouté mon cœur !
- Et que t'a soufflé ton cœur cette fois ?
- De lui écrire….
- Formidable ma petite chérie…

Je sens à cet instant que mon téléphone vibre dans ma poche. Le signe que je viens de recevoir un message. Je meurs d'envie de regarder l'écran, mais je préfère le faire lorsque je serai seule. Je profite de l'absence de Poe qui porte un plat sur la terrasse pour y jeter un œil furtif.

Un mélange de stress, de peur, d'excitation. Il n'y a que la vision du prénom Manoa qui me procure tant d'émotions. Je remets le téléphone dans ma poche. Deux minutes plus tard, mon téléphone vibre. Et si c'était urgent ?

A priori pas vraiment, tous mes proches sont à mes côtés, mes parents, mes sœurs, Poe et Leilani.

Mis à part ma troupe de danse et Manoa, personne d'autre ne pourrait me contacter un dimanche.

Je suis si troublée que je ne parviens pas à me concentrer sur les conversations de toute la tablée. Je suis ailleurs, dans ces messages qui restent sans lecture dans ma poche.

Faut que je trouve un prétexte pour me lever de table et aller lire ces messages qui provoquent tant de curiosité.

- Je reviens, je vais vous chercher une petite surprise que je vous ai préparé…
- Oh super ! S'exclament-ils tous en chœur.

Mais quelle imbécile, je n'ai absolument rien préparé, pourquoi ai-je inventé cet alibi carrément idiot. Il aurait suffi que je leur dise que je devais aller aux toilettes. Au lieu de ça j'ai inventé quelque chose de rocambolesque…Je me déplace doucement, tant bien que mal avec mes béquilles. Et qu'est ce que je vais bien pouvoir leur offrir maintenant ???

Cela a au moins le mérite de me permettre de me retrouver seule dans ma chambre.

Mon esprit vagabonde entre l'envie d'ouvrir les messages et la recherche de cette fameuse surprise.

Pour la surprise je vais vite m'en débarrasser. Je plonge ma main dans le grand vase, où j'ai entreposé les coquillages ramassés sur la plage. Je vais y inscrire le prénom de chacun dessus et voilà qu'ils serviront de marque place. Vite fait bien fait…je leur dirai que j'ai oublié de les mettre lorsque j'ai préparé la table.

Ces petits coquillages me sauveront pour cette fois.

Je m'assois alors délicatement au bord de mon lit et dépose mes béquilles par côté. Je regarde rapidement l'auteur des messages. Le premier provient de Manoa et le second de ma troupe de danse.

Ma seconde famille souhaite prendre de mes nouvelles et me fait part de son impatience de me retrouver.

Lorsque je passe au premier message de Manoa, je sens mes mains toutes tremblantes et mon cœur accélère son rythme. C'est fou ces sensations… déstabilisantes au possible.

Le message paraît assez long. C'est alors que j'entends Poe qui approche de ma chambre et me demande si elle peut me venir en aide. Je repose mon téléphone sous mon oreiller. On dirait une adolescente prise en flagrant délit. Cette attitude est totalement déplacée, je ne sais même pas pourquoi j'agis ainsi !

Je ressors de ma chambre toute enjouée

- Tout vas bien Hanae ?
- Oui super Poe !
- On dirait que tu viens d'apercevoir un ange …
- Oui ! je suis trop contente de mes petites surprises !

- Alors, allons vite les découvrir…

Une fois de plus j'ai réussi à cacher mes sentiments. Je ne mens pas, je tente juste de cacher ma vie intime. Cette situation naissante doit rester encore secrète, je ne veux pas la partager c'est trop tôt. Je me protège de tout !

- Oh merci Hanae, c'est mon coquillage préféré !
- Je te connais Leilani …
- C'est très joli, répond ma mère

Voilà, mes petites surprises plaisent… quelle idée…j'ai réussi à devenir une magicienne du dernier instant ! ça me fait bien sourire, s'ils savaient la vérité !

Ce n'est pas de tout repos de cacher mes sentiments pour ce bel inconnu. C'est bien souvent ce que l'on cache aux autres qui est d'une importance capitale à nos yeux. La peur des réflexions et de la non approbation est souvent trop douloureuse. Le cacher permet au moins de le rêver et surtout de le vivre dans sa tête et son cœur.

Tous ces sentiments et ressentis sont si nouveaux pour moi que je ne veux pas risquer de tout détruire avant même d'avoir commencé quoi que ce soit.

Enfin tranquille, ce n'est que vers vingt trois heures que je peux enfin lire le message de Manoa. Notre petit rendez-vous téléphonique par écran interposé.

Un petit jeu tel « *fuis moi je te suis, suis-moi je te fuis* »

J'ouvre rapidement le message, car je sais pertinemment que personne ne viendra à présent m'interrompre.

« Iorana Hanae, E aha ta 'oe u'ru *? En effet je dois me rendre avec mon équipe à Manihi du trois au huit Mai, et nous cherchons un lieu pour nous loger. Je commençais à perdre espoir de trouver et c'est là que tu m'envois ton message. C'est un peu fou que tu sois tombé par hasard sur cet article. Serais-tu mon ange gardien ? Je veux bien que tu me donnes la liste. J'espère avoir de tes nouvelles très vite. Fa'aito'ito *. Je t'embrasse. Manoa »

Je relis à plusieurs reprises le message comme pour mieux m'en inspirer. Ces petits mots « *je t'embrasse* » signifient tant pour moi. C'est peut-être une simple formule de politesse pour Manoa, mais pour moi c'est bien plus.

Je crois que si je regardais mes yeux dans le miroir j'en verrai sortir des cœurs…

Je décide alors de lui répondre. A quoi bon attendre demain, ça m'empêchera de dormir. Manoa ne doit pas être couché, je tente, on verra bien.

« Iorana Manoa. Je suis ravie d'avoir pu t'aider, c'est normal. Tu dois être à fond dans la préparation de la compétition. Tu vas réussir c'est certain, tu as beaucoup de talents et une équipe de choc ! Moi ça va plutôt moyen. Je me suis blessé et depuis trois semaines mon genou est immobilisé. J'occupe mon temps différemment, c'est pour ça que j'ai eu le temps de lire un magazine ! Une jolie coïncidence. La danse me manque beaucoup, mais je prépare dans ma tête le prochain spectacle. Ça donne à mes journées un peu de légèreté. Bises. Nana. Hanae »

Voilà le message est expédié.

Je pose mon téléphone et écoute de la musique douce. Ce n'est qu'une heure plus tard, vers une heure du matin, que mon téléphone s'éclaire pour m'indiquer la réception d'un nouveau message. Cette lumière me réveille. Mon cœur s'emballe immédiatement et un frisson parcourt tout mon dos. Ce n'est pas une habitude de recevoir un message en pleine nuit.

Je regarde l'écran avec une vision encore flou. Manoa apparaît.

> « Oh mince, ma pauvre Hanae. J'imagine comment ton immobilisation doit être pénible pour toi. J'espère que tu ne souffres pas trop. Dans combien de temps pourras-tu reprendre tes entraînements ? Je suppose que tu vas devoir faire un peu de rééducation ? Si je peux t'aider n'hésites surtout pas. Je m'absente pour deux semaines, mais je serai de retour à Tahiti début Mars. J'ai trouvé une pension « bleu lagon » à Maupiti. Profites de ta convalescence pour prendre soin de toi et observer le paysage autour de chez toi, tu y trouveras peut-être l'inspiration pour ton prochain show ou tes superbes bracelets ! Le téléphone ne passera probablement pas où je me rends, mais tu peux laisser un message, je te répondrai dès que je l'aurais. Bonne nuit. Manoa »

Une fois la lecture du message terminée, je décide de ne pas répondre. Sinon Manoa va avoir l'impression que je suis aux aguets. Je ne veux pas qu'il pense que je suis dans l'attente de ces messages.

Je m'endors ce soir, avec l'image de Manoa en train de ramer avec sa va'a sur le lagon. Je ne le verrai donc pas avant trois semaines. En même temps ça fait plus de six mois que je ne l'ai pas revu. On a seulement échangé quelques messages, et pourtant il prend déjà une vraie place dans mon cœur.

Je n'arrive pas à trouver le sommeil, je tourne et retourne dans mon lit, je ne peux pas m'endormir sur un tel message, je dois lui répondre.

C'est vers trois heures que je me décide enfin à taper un message :

> « *Manoa. Ma blessure a été très douloureuse, mais le repos est bénéfique. Je commence à trouver le temps long. Ici tout le monde travaille et je passe beaucoup de temps sur la terrasse à rêver. Ça me change beaucoup de mon quotidien et mes seuls compagnons sont mes perruches qui viennent m'observer sans cesse lorsque je lis. C'est assez comique comme situation. Je devrais ensuite me remettre au sport en douceur mais pas avant encore deux bonnes semaines. Ce qui me laisse du temps pour lier une amitié avec mes deux acolytes. Ce sont mes petits oiseaux du bonheur…ils sont si paisibles…si heureux…Ne ris pas c'est bien vrai ! Je pense beaucoup à mon projet post BTS de créer ma pension sur une île déserte. Manihi deviendra mon paradis…Je n'y suis jamais allé mais j'espère que tu me raconteras ton voyage et tes lieux coup de cœur. Ça va être merveilleux. Profite de chaque instant passé sur cet atoll, hors du temps. Même si tu es très occupé, essaye d'aller voir les couchers de soleil, Leilani me dit que ce sont les plus beaux du monde ! Envois moi une petite photo, si tu y penses. Vu l'heure tu dois dormir…désolé, moi les journées sont tellement les mêmes que j'ai perdu un peu la notion du temps. Bises Hanae »*

Dix minutes plus tard, un message de notification apparaît sur ma messagerie instantanée. C'est quelqu'un qui doit avoir mon numéro de téléphone, mais à cette heure ?

J'ouvre l'application et c'est un numéro inconnu. Je vérifie et il s'agit de celui de Manoa. Il ne dort pas non plus …

« *Bonne nuit Hanae, et essaye de dormir, tu vas être épuisée…* »

« *Toi aussi, ton équipe attend un coach au top !* »

Par messagerie instantanée, l'avantage est que l'on peut discuter en direct.

Je m'endors vers quatre heures du matin. La nuit est remplie de rêves farfelus. Sans buts précis, mais le visage de Manoa m'est apparu à deux reprises.

Le matin, je me lève plutôt fatiguée mais le cœur bien plus léger.

Les messages de cette nuit m'ont permis d'abaisser mes craintes concernant ma blessure et notre éventuel départ de Tahiti.

Plus les jours passent et plus je suis réticente à l'idée de quitter Tahiti…et tout ce qui va avec !

Si seulement je savais où allait nous mener le projet de papa à Raiatea. Aujourd'hui Leilani passe sa journée avec moi. On projette d'aller à la plage et passer un moment ensemble, léger et surtout loin des soucis.

- Prête pour une journée bien ennuyeuse en ma compagnie dans un lieu très très moche ?
- Des journées comme celle qui arrive j'en veux tous les jours, je m'ennuie si tu savais seule au fare !
- Profite ! moi je rêverai de ne rien faire, une journée pour moi toute seule…
- Au début c'est génial mais ensuite tu en fais vite le tour…
- Et bien lis ! je ne sais pas moi…fais ta manucure, prend un bain, un soin du visage, fais-toi un cocktail et sirote-le au bord du lagon…moi je t'assure que je ne m'ennuierai pas du tout !
- Ouai bof, moi tu sais je ne suis pas très soins, mon seul rituel beauté…m'enduire de Monoï…par contre je lis oui ! c'est comme ça d'ailleurs j'ai vu un article que Manoa a écrit !
- Ah oui, montre-moi ça vite !
- Regardes-en bas de la page, il y a son prénom !
- Je suis impressionné. Il part à Manihi c'est génial !!! il a trouvé une pension alors ?
- Oui, une qui était sur ta liste.
- Alors ça veut dire que vous avez parlé ensemble ?
- Oui, on a échangé des messages sur la messagerie instantanée toute la nuit, c'est pour ça que je suis épuisée ce matin !
- Tu m'étonnes, y a de l'amour dans l'air moi je te dis ! Un homme qui passe sa nuit à discuter, est un homme qui en pince pour toi !!
- Je ne sais pas vraiment…de toute façon il repart fin de semaine pour un déplacement, pour quinze jours …
- Et bien à son retour !! faut que vous vous voyiez c'est certain….
- J'aimerai bien oui !
- Hanae est amoureuse…tralalaaa…t'a mordu à l'hameçon…
- Arrête Leilani !!! Bon on va se balader. Je ne suis pas un poisson !
- Pas un poisson, mais une magnifique vahine …Oui, tiens le casque, et monte derrière moi.

- J'adore ton scoot, et le sticker en forme de fleur encore mieux !
- C'est une fleur que j'ai rapportée de Manihi, c'est ma cousine qui les crée !
- Ahhh génial ! allez on y va….

La journée passe à toute vitesse, Leilani a cette insouciance qui rend les soucis moins importants et surtout elle sait donner à ma vie beaucoup de légèreté ! A ma grande différence, elle sait prendre du recul sur les situations et de la hauteur. D'ailleurs elle plane souvent, elle a la tête dans les nuages, c'est une grande rêveuse. Manihi a peut-être cette faculté à faire voir la vie avec beaucoup plus de simplicité. Sur un atoll, la vie paraît bien plus douce qu'à Papeete, au cœur de l'effervescence polynésienne.

Il me tarde que Manoa me raconte son séjour sur cet atoll, peut être qu'un jour on ira ensemble qui sait ?? Il ne faut pas que je m'emballe trop sinon je vais être déçue, mais en attendant je ne peux m'empêcher de penser à lui et d'imaginer nos futurs moments ensemble… Une vie sans rêve serait si triste…rêver ne coûte rien et c'est déjà le départ de la grande aventure…

Deux jours plus tard, alors que je suis tranquillement installée à ma petite table en bambou faisant office de bureau pour suivre mes cours en distanciel, mon téléphone se met à sonner. Il s'agit d'un appel vidéo. Le prénom de Manoa apparaît sur l'écran. J'hésite à décrocher et à prendre l'appel. Je ne suis pas du tout en condition pour lui parler. A peine habillée, un seul paréo est enroulé autour de mon buste, j'ai attaché mes cheveux avec un pinceau qui me fait office de barrette à cheveux. Mais en même temps je n'ai guère plus de temps au risque de manquer son appel. Mon cœur bat à toute vitesse tant je panique. Pour le coup, je suis totalement moi-même, sans fards ni superflu, voilà la véritable Hanae...

J'appuie alors sur accepter l'appel. Je vois apparaître Manoa, en pleine forme, tout souriant, avec en arrière-plan un magnifique cocotier et le bleu turquoise du lagon. Il porte un tee-shirt blanc qui met en valeur sa peau halée et son tatouage sur son bras. Il est vraiment beau, c'est impressionnant, je craque totalement. Il est encore plus séduisant que dans mes souvenirs. Oula je dois rougir, je sens que mes joues sont en train de me trahir. J'en ai le souffle court et je ne sais pas comment je vais arriver à aligner trois mots sans paraître gênée ou pire troublée au plus haut point.

- Iorana Hanae
- Iorana Manoa
- Comment vas-tu ? tu as l'air plutôt bien là...
- Ça va super bien ! je suis en train de réviser mes cours en distanciel...c'est pour ça que je suis toute débraillée. Désolé !
- Ça te va bien, c'est cool ! J'adore ton pinceau dans tes cheveux !
- Ne te moque pas...
- Montre-moi tes deux amies...
- Mes perruches ?
- Oui ...tu m'a dit qu'elles te suivaient partout
- Elles sont sur la terrasse et là je suis dans ma chambre...attend je vais y aller, mais je marche doucement tu sais !
- Ok, j'attends !

Lorsque je me lève pour prendre mes béquilles, je dépose mon téléphone contre l'écran de mon ordinateur. C'est à ce moment-là que je m'aperçois que mon paréo est si court qu'il ne me couvre que le buste. Je vois que Manoa observe à travers son écran et se met à sourire. Il a certainement dû voir l'ensemble de ma tenue, à savoir, au plus simple, un bout de tissu autour de mon buste et un tout petit short sexy. Je me sens si gênée que Manoa murmure doucement :

- Ne t'inquiète pas je regarde à peine…allez montre-moi tes oiseaux…
- On y va…voilà, je tourne la caméra ! Ils sont sur le palmier !
- Excellent, ces perruches bleues sont les mêmes que celles qu'avait ma petite sœur.
- Ne te moque pas, c'est une de mes distractions favorites depuis plus d'un mois !
- J'adorais les observer avec Maéva dans notre patio.
- Je me sens moins seule tout à coup…
- Que dirais tu de venir passer un moment avec moi cette après-midi ?
- Oui mais je ne peux pas trop bouger, me déplacer encore, j'avance à la vitesse d'un escargot !
- Alors on ira à la cascade à la façon escargot…doucement mais sûrement.
- Oh super avec cette chaleur ça sera idéal !
- C'est une cascade où on y accède en quad. Tu n'auras qu'à faire à peine quelques pas.
- Je ne la connais pas, les seules cascades où je me rends sont le mérite de plusieurs heures de marche.
- C'est un lieu assez secret disons, seuls quelques privilégiés s'y rendent.

- Alors tu vas me partager ce lieu ? Je suis chanceuse dis donc, que me vaut ce privilège ?
- Ton sourire Hanae…
- Ouah et bien merci, ça me touche, vraiment !
- Je viens te chercher d'ici une heure ?
- Parfait ! Juste le temps que je m'habille plus décemment disons !
- Maillot, *savate** et paréo pour prendre le goûter…
- Génial je t'attends devant chez moi…quartier Painapoo, servitude Maiau
- Noté !
- A tout de suite…

J'ai à peine raccroché l'appel que me voilà partie dans ma chambre à la recherche de la tenue parfaite. Troquer ce paréo contre mon maillot favori, un short fleuri avec petit débardeur blanc avec une casquette assortie.

Pour approcher la cascade vaut mieux une tenue un peu sportive et pour monter en quad je préfère prendre mes petits baskets. Adieu le paréo, chapeau de paille et savate. Je ne choisis peut-être pas la tenue idéale pour séduire Manoa, mais je choisis la simplicité et surtout une tenue passe partout…La seule petite coquetterie que je m'autorise est ce magnifique collier que m'a rapporté Leilani de Manihi, avec une superbe perle noire. Je m'enduis le corps de monoï, pour donner à ma peau une brillance et surtout beaucoup de douceur.

Je prépare vite fait un petit sac, où j'emporte quelques fruits à déguster et mon paréo. Manoa m'a parlé de goûter au bord de la cascade, alors autant que je sois prévoyante...

J'ai presque terminé de me préparer quand le carillon de la porte sonne. Je regarde par la fenêtre de la salle de bain, et c'est Manoa. Il est en avance. Il porte le même tee-shirt que tout a l'heure, un bermuda en jean et une casquette bleue. Il a des lunettes de soleil ce qui cache son regard. Il est à tomber par terre. Je craque totalement ! Je ne sais pas comment je vais réussir à rester sereine...au pire je serai moi-même...voilà !

Lorsque j'arrive devant le portillon pour l' ouvrir, il s'approche de moi, pour venir déposer sa main droite sur mon épaule. Nos joues se touchent, et je sens son parfum musqué, qui me fait le plus grand effet. Qu'est ce qu'il sent bon. En plus d'être beau, il sait se mettre en valeur...

Il m'invite à monter sur son quad. Il dépose mon sac entre ses jambes et je m'assois à l'arrière et il démarre l'engin. Il va assez vite et les virages serrés me feraient presque chavirer. La route menant à cette cascade est toute escarpée. Je pense que l'on y accède seulement à pied ou en moto. Je suis obligée de tenir le dos de Manoa pour être en sécurité. Je ne vais pas me le cacher, ce n'est en aucun cas un supplice. Sentir ses formes, ses muscles sous mes mains est très agréable.

Lorsque nous arrivons au bout de quelques minutes sur le petit parking, Manoa éteint le moteur, et se décale pour se lever.

- Voilà, jolie vahine, nous sommes presque arrivés !

- Et bien c'est du sport…quel chemin !
- Je te l'avais dit cet endroit est secret…
- Comment s'appelle cette cascade ?
- La petite cascade sacrée …
- D'où vient ce nom ?
- Une légende … à l'époque, les personnes y venaient pour être guéries. L'eau qui jaillissait de cette cascade avait des vertus miraculeuses
- Alors évadons nous y pour l'après midi !
- Il y a des décennies, des pèlerins venaient y tremper leurs blessures ou plaies pour soigner leurs maladies de peau.
- Ce lieu est si serein que je suis persuadée que de nombreux miracles devaient y avoir lieu.
- Tiens-moi la main, et descend doucement.
- C'est trop beau…on dirait un petit paradis !
- Paisible voilà…on va emprunter le petit chemin à droite, la cascade est juste derrière.
- Et ces oiseaux de paradis, c'est impressionnant, je n'en ai jamais vu de si grands, de si hauts !
- C'est que personne n'a jamais touché à cette flore, c'est sauvage…

La végétation est si dense qu'on a l'impression que jamais personne n'a osé emprunter ce chemin. Bananiers, frangipaniers, bambous. C'est humide et boueux. Manoa est obligé de passer devant moi, pour me guider et éviter de chuter. J'avance au rythme escargot, à la seule différence c'est que l'on est deux mollusques. Manoa me tient la main. Son étreinte est ferme et douce à la fois. Je me sens toute petite à côté de lui, de son assurance.

En quelques minutes nous parvenons au pied de la cascade. Le lieu est certes difficile d'accès, mais c'est un véritable joyau.

- Tu devrais peut-être y tremper ton genou, qui sait ?
- Tu as raison Manoa, on va faire ça !
- Vas-y toi te baigner, je te rejoindrai après, je vais me poser un peu.

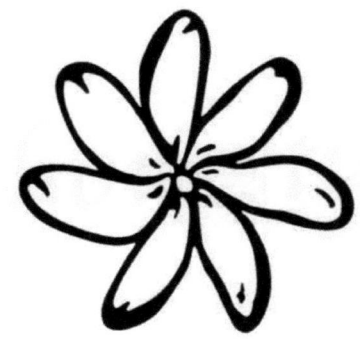

La force de l'eau vient de la source

Pendant que Manoa s'apprête à aller se baigner, je dépose mon paréo sur le banc de sable qui borde la cascade. Je l'observe quitter son tee-shirt et son bermuda, il me tourne le dos, en observant la cascade en face de nous. Je découvre son dos si musclé ainsi que son tatouage qui déborde sur son bassin. C'est une magnifique tortue.

Il plonge peu à peu dans cette eau limpide qui doit être bien fraîche. Lorsqu'il se retourne vers moi, je me sens gênée. Je m'aperçois que je suis en train de le dévisager et qu'il a l'air de s'en être aperçu. Il me sourit tendrement et m'invite à aller le rejoindre. J'y parviens doucement, tant je crains de chavirer avec mon genou qui n'a pas suffisamment de force pour soutenir le reste de mon corps et la fraîcheur de l'eau.

Manoa s'approche de moi pour m'aider à avancer.

- L'eau est froide, tu es fou !!!
- Mais non ça rafraichi !
- Je ne trempe que mes pieds…
- Donne-moi la main je vais t'aider à mouiller ton genou, après tu ressors si tu veux !
- Va doucement, j'ai peur de glisser sur les cailloux !

Aussitôt dit, me voilà à perdre l'équilibre et à glisser de tout mon corps dans l'eau aux pieds de Manoa. Il éclate de rire, et me voilà toute trempée dans cette eau glacée.

- A être dans l'eau profites-en pour nager maintenant, je t'assure c'est un régal !
- Un régal !! je suis frigorifiée…

Manoa s'amuse à m'éclabousser. Je lui rend la pareille. On dirait deux enfants en train de s'adonner à cœur joie, aux plaisirs de l'eau. Un bonheur simple comme je les aime. Ces petits instants qui restent ensuite mémorables. Le petit jeu prend vite fin, car il faut avouer que l'eau glacée certes ça rafraîchit mais c'est plutôt bon pour tomber malade.

On sort de l'eau, et Manoa tient ma main pour que je ne me blesse pas à nouveau.

On s'installe sur mon paréo pour déguster le goûter que j'ai emporté. On en oublierait le temps qui passe. On discute de tout et de rien mais surtout de petits bonheurs tout simples. Tout paraît si fluide.

Il est presque dix sept heures lorsque Manoa me propose de me ramener. Aucun de nous deux n'a réellement envie de rentrer mais la nuit va bientôt arriver et il est plus prudent de quitter les lieux.

Cette après-midi, une véritable alchimie est née entre nous deux. C'est magique et déroutant à la fois.

C'est un appel sur le portable de Manoa qui va mettre fin à notre escapade dans ce lieu digne des sites les plus magiques à mes yeux.

C'est un de ces coéquipiers du « *Painapoo* » qui lui demande de le rejoindre assez rapidement. Ce dernier a un souci sur une va'a et seul Manoa est capable de réparer.

Il me ramène donc directement chez moi. Lorsque nous arrivons aux abords de la maison, il arrête le quad.

- Te voilà à destination jolie vahiné !
- C'était super, merci Manoa !
- Je suis content que ce lieu t'ai plu ! garde le secret …

- Ne t'inquiètes pas, je serai incapable d'y revenir, j'ai pas du tout retenu le chemin !
- Tant mieux ! on y reviendra ensemble alors !
- Quand tu veux, j'adore cet endroit !
- Je dois y aller, je t'appelle plus tard !
- Ok.

Manoa dépose un baiser sur ma joue. Son geste est tendre mais surtout si spontané. Avec lui tout parait si simple, ça coule de source !

Lorsque je le vois s'éloigner peu à peu, je mesure la chance que j'ai de l'avoir rencontré. Il est parfait. Et cette fois, je ne peux plus le nier, je sens bien que mes sentiments pour lui dépassent ce que j'ai bien voulu croire jusqu'à présent. Il a le don de me rendre totalement accro à son charme.

J'espère que l'on va vite se revoir. Je me sens plus légère et surtout pleine d'espoir.

Lorsque je rentre à la maison, mes parents et mes sœurs m'attendent à table pour prendre le repas. Je sens une atmosphère plutôt lourde. Personne n'ose prendre la parole.

Je vais dans ma chambre déposer mes affaires. Je cède à la tentation de regarder rapidement une photo prise cet après-midi. Manoa est au bord de la cascade. Je viens à peine de le quitter et j'ai déjà envie d'être à nouveau avec lui, lui parler. Il me manque déjà. On est sur la même longueur d'onde, c'est évident.

Ma mère m'appelle pour les rejoindre. Je pose alors mon téléphone sur mon lit et pars dans le salon.

Je m'assois à côté de ma mère. Mon père en face de moi, prend la parole.

- Hanae, comme tu le sais, mon poste au port de Papeete est supprimé. C'est officiel. Ils me proposent donc un meilleur emploi au port de Raiatea. Je serai chargé de faire les liaisons maritimes entre Bora Bora et Raiatea. Je serai le responsable. J'aurai de grandes responsabilités mais aussi de nombreux avantages. Un logement de fonction, des trajets gratuits et de nombreuses primes. Il y a une école et un collège juste à côté du port. Pour tes études, nous pourrions t'inscrire à des cours par correspondance, qui seraient financés par mon entreprise. Ils prendront également à leur charge vos inscriptions dans les divers clubs. Tu pourras donc poursuivre la danse dans une école de Raiatea ou même Bora Bora. Tous les frais de déménagements, d'installation sur place sont également pris en charge. Cela nous permettrait de faire face aux diverses dépenses ainsi qu'à l'aménagement de notre nouveau logement. Ils ont un grand fare situé en bordure du lagon à quelques kilomètres du port où je travaillerai.
Je suis conscient de tous les sacrifices que cela demande à notre famille et chacun de nous, mais je pense que c'est une réelle opportunité de découvrir une autre île, une autre culture.

Voilà que mon père nous fait un véritable monologue. Aucun de nous n'ose couper son beau discours et surtout ne sait quoi répondre pour stopper son enthousiasme débordant. Il s'y croit déjà, et lui seul est heureux. Ma mère baisse les yeux, et de temps à temps, sonde du regard nos réactions à moi et mes sœurs.

Moi, j'en ai les jambes coupées, le souffle court et je commence à être prise de véritables vertiges, je perds pied, voilà.

Nous nous effondrons toutes autour de la table. Mon père tente une dernière question.

- Qu'en pensez-vous ?

Nous nous regardons toutes, en attendant qu'une de nous ose prendre la parole pour parler pour les autres. Entre la peur de blesser notre père, la peur de cet avenir inconnu. En même temps se mêle un soupçon d'envie de tenter cette nouvelle expérience. Mais à quoi bon quitter tout cet équilibre que nous avons tant recherché depuis toujours ?

C'est ma mère qui va prendre la parole et oser donner son ressenti :

- C'est peut-être une formidable expérience qui nous est proposée. Tant que nous sommes tous ensemble, c'est le principal ! Tant qu'aucune d'entre vous n'a de mari ou d'enfant ni d'emploi stable, c'est peut-être le moment de le faire. C'est réinventer notre vie ailleurs !
Découvrir une nouvelle culture, faire de nouvelles connaissances et devenir tous plus autonomes et surtout rester tous très unis.

Le silence règne autour de la table. Mes sœurs ne disent rien, elles ont l'air tristes.

Je décide alors de parler pour elles, après tout je suis l'aînée, c'est mon rôle.

- Je suis d'accord avec vos deux points de vue. Mais le souci pour moi personnellement, c'est ma troupe. Je ne peux pas laisser « *Vahinéii* ». Je me suis engagée auprès de chacune d'elles à les préparer pour les faire participer au prochain festival Tiare Tamure à Moorea. Certes depuis mon accident, c'est Leilani qui me remplace, mais elles ont besoin de moi. C'est moi qui ai créé la chorégraphie et je me dois de les guider à la perfection.
Et puis à vingt ans c'est hyper compliqué pour s'intégrer. Comment voulez-vous que je me fasse de nouvelles connaissances alors que je suivrai mes cours à distance seule au fare ? Et puis Raiatea est éloigné de tout, c'est à plus de deux cent kilomètres de Tahiti…en voilà une prison dorée…merci !
- Tu veux rester vivre avec Poe, me suggère ma mère
- Non je ne le souhaite pas. Poe n'est quasiment jamais à Papeete, je serai seule ici et puis je ne veux pas vivre loin de vous tous !
- Tu pourras revenir lors de chaque vacances si tu le souhaites. Avec les primes que papa gagnera on aura la possibilité de te payer le vol.
- Oui, et Leilani pourra m'accueillir chez elle aussi.
- Voilà, Hanae, tu vois on va trouver une solution à chaque problème.
- Et le départ est prévu pour quand au juste ?
- Nous devrions être sur place pour commencer mon travail mi-juillet, avant le début de la saison estivale.
- Génial ! répond ma sœur avec une colère monstre. Elle se lève de table et claque la porte de sa chambre en signe de désapprobation totale.

Sa réaction est sans équivoque, elle a au moins le mérite d'être franche. Elle désapprouve totalement ce départ. En même temps, en pleine crise d'adolescence, elle est en perte de repères.

Je ne sais comment réagir. La situation est complexe.

Je ressens une profonde amertume à quitter Tahiti, mes amis, mes proches et surtout Manoa.

Je garde une attitude des plus neutre. Mes parents doivent être conscients de mon désaccord, mais je ne peux pas leur imposer mon choix à tout juste vingt ans. C'est aussi leur vie, leur avenir.

Je comprends les enjeux professionnels pour mon père, et ce serait égoïste que de l'empêcher d'avancer. C'est une belle opportunité financière pour notre famille, qui faut bien l'avouer, ne roule pas sur l'or. Chaque dépense est comptée et on ne s'autorise que peu de folies.

Je suis épuisée par cette journée qui semble ne jamais se terminer. L'annonce de ce soir m'a anéantie. Même si nous en avions déjà discuté, passer d'une simple éventualité à une certitude, change tout en moi.

Un tel virage à cent quatre vingt degrés dans notre vie, ce n'est pas anodin. Pour mes parents non plus, ça ne doit pas être simple. Ils sont responsables de nous trois, et ils veulent comme chaque parent le meilleur pour notre avenir.

Je m'écroule sur mon lit comme pour m'autoriser à lâcher mes peurs, mes doutes et surtout ma tristesse.

Même si je sais pertinemment que j'aurai la possibilité de retourner à Tahiti plusieurs fois par an, ce départ mettra un terme à ma possible relation avec Manoa, c'est certain.

Un véritable film défile devant mes yeux, les moments que l'on aurait pu partager ensemble. Comment arriver à garder et entretenir une relation si éloignés l'un de l'autre ?

Mon téléphone vibre sur ma table de chevet. Je peine à l'attraper tant je suis déboussolée.

C'est Manoa.

> « *Désolé d'avoir dû partir si rapidement tout à l'heure. Voilà la va'a est réparée… J'en ai profité du coup pour la repeindre un peu. Que penses- tu de ces nouvelles couleurs ? Bises et bonne nuit* »

Je n'ose même pas lui répondre. A quoi bon ? De toute façon, je vais devoir suivre mes parents et quitter Tahiti. On pourrait rester amis c'est sûr. Si je ne lui répond pas il va penser que je suis fâchée, mais si je lui répond je n'arriverai pas à faire semblant et j'ai peur de lui annoncer mon départ.

Je réfléchi à la meilleure option. Et puis j'écoute mon cœur, j'ai tant envie de lui parler, de me sentir proche de lui.

> « *Merci pour cette balade, ton petit lieu si secret est un havre de paix. J'adore ce bleu indigo qui me fait penser au lagon de Bora Bora…bises. Hanae* »

Deux minutes plus tard

« *Alors vendu pour ce bleu. Je vais repeindre toute la va'a. Je ne connais Bora Bora qu'en photo, mais peut être qu'un jour nous irons découvrir cette perle ensemble* »

Je me demande si je dois faire allusion à Raiatea ? Mais par message c'est beaucoup trop impersonnel. Je lui annoncerai en face. C'est une annonce beaucoup trop sérieuse. Comment va-t-il réagir ? Après tout, il n'y a rien de sérieux entre nous, nous sommes justes amis. C'est peut-être moi seule qui me fait des idées. Je ressens pourtant bien un lien entre nous, c'est indéniable, je ne rêve pas.

Je n'arrive pas à décrire cette relation, c'est plus qu'amical. On se comprend d'un regard, d'un sourire, c'est si fluide lorsqu'on est ensemble. C'est simple, voilà.

Une pointe d'angoisse s'empare de moi. Je tourne et retourne dans mon lit, et je ne parviens pas à apaiser mon état. Je déteste me sentir dans un pareil tourbillon. En principe j'arrive à m'apaiser seule mais cette fois je sens que mes émotions me submergent. La seule qui serait en mesure de m'apaiser c'est Poe. Même s'il est très tard, je vais lui téléphoner. Elle doit être en train de créer des bracelets dans son petit atelier. Elle adore le calme de la nuit, c'est si apaisant et ça lui permet de trouver l'inspiration nécessaire à ces petites créations.

- Poe, désolé de t'appeler si tard mais je suis en train de faire une énorme crise d'angoisse.
- Que t'arrive-t-il Hanae ? Il s'est passé quelque chose ?
- C'est notre départ pour Raiatea…j'ai peur…peur de vous quitter…peur de cet inconnu.

- Mais nous en avons discuté Hanae, tu en es capable et c'est super pour toi, tu vas avancer autrement, faire de nouvelles connaissances et puis tu viendras régulièrement nous voir !
- Je sais oui mais …
- C'est Manoa le souci c'est ça ? Dis-moi...
- Oui…on commence à s'apprécier et voilà que je dois partir…je ne lui ai rien dit mais ça me pèse si tu savais…
- Tu devrais lui en parler, il te rassurera certainement, tu sais il voyage beaucoup avec son équipe, il n'est pas fermé sur ce sujet, et il connaît certainement Raiatea.
- Tu penses ? mais comment le lui dire ?
- Tout simplement Hanae…Tu sais il ne faut jamais anticiper les réactions des autres. Elles sont souvent à l'opposé de ce que l'on aurait pu s'imaginer…Chacun réagit différemment, et la vie est souvent très surprenante !

Ce soir, je ne trouverai le sommeil que très tard. Je me réveille en sueur à plusieurs reprises, et je sens l'angoisse si près…

Au réveil, je me décide à envoyer un message à Manoa :

> « *Iorana Manoa. J'espère que tu as bien dormi. J'aimerais te voir, si tu es disponible. On pourrait se rejoindre sur la plage et manger une salade, il fait super beau !* »

> « *Parfait ! je serai là vers midi !* »

> « *Je t'attendrai à la plage en bas de chez moi* »

Je passe la matinée à me torturer l'esprit rien qu'à l'idée de devoir annoncer à Manoa mon départ. Comment aborder le sujet, quels mots choisir ?

Comment cacher mes émotions, mes doutes, mes peurs ?

J'arrive au bar de la plage avant Manoa. Je choisis de m'installer à la petite table, un peu isolée du reste du bar, avec de jolis fauteuils en bambou. Je surplombe la baie, la vue est à couper le souffle. Je commande une carafe de jus d'ananas et en l'attendant je plonge mon regard dans l'écume des vagues qui viennent s'échouer sur la barrière de corail.

Lorsque j'aperçois Manoa, à l'entrée de la paillotte, je tente de reprendre mes esprits, je me sens sur une autre planète.

Je me lève et il me prend délicatement dans ses bras. Je me sens à la renverse dans cette étreinte. Il dépose ses lèvres sur les miennes pour m'embrasser. Son geste est si surprenant que je n'ose même pas bouger. Je me laisse faire et prolonge ce baiser si doux, si délicat, c'est presque délicieux. Mes derniers doutes sur la nature de notre relation sont tout à coup levés. Nous ne sommes à priori pas de simples amis.

- Bonjour Hanae, murmure Manoa en approchant sa bouche de mon oreille.
- Coucou Manoa, ça va ?
- Super et toi ?
- Oui oui, assieds toi.
- La vue est splendide, un paradis ce bar !
- J'adore ce lieu moi aussi, je voulais te le faire découvrir !
- Chacun son tour si je comprends bien…

- C'est loin d'être un lieu secret mais on s'y sent bien.

Je ne sais trop quoi dire mis à part des banalités. Manoa m'observe, je m'en suis aperçu. Il doit se demander pourquoi il paraissait si important que je lui parle rapidement. Je me sens différente dans mes gestes, qui sont un peu fébriles. Manoa ne semble pas non plus très rassuré, peut-être qu'il a peur d'avoir été trop rapide avec moi, il pense peut-être que son baiser a été déplacé...

- Qu'as-tu Hanae, tu n'as pas l'air très en forme ...
- Non je vais bien...enfin j'essaie...
- Comment ça ? Que t'arrives-t-il ? C'est notre baiser ?
- Non ça n'a rien à voir... bien au contraire ton baiser était ouah...délicieux !
- Me voilà rassuré !

Manoa se rapproche de moi, pour m'embrasser à nouveau. Je suis troublée, mon cœur va exploser. Je dois lui dire la vérité, ne plus attendre, ça serait pire sinon !

Mais pourquoi on m'oblige à partir, tout allait si bien ici...c'est injuste, vraiment !

Je prends alors un air grave.

- Manoa, j'ai effectivement quelque chose qui me chamboule et je voudrai t'en parler.
- Je t'écoute Hanae, si je peux te venir en aide ça sera avec grand plaisir, je peux du moins peut être t'écouter, te conseiller, dis-moi...
- Tu sais que mon père travaille au port de Papeete. Son poste est supprimé et on lui propose un emploi à responsabilité ailleurs.

Manoa, se recule spontanément, pour venir déposer son dos sur le fauteuil, comme s'il se préparait à recevoir une nouvelle qui avait grande importance et mérite réflexion.

- Je vois. C'est plutôt bien pour lui cette proposition, une évolution dans sa carrière, ce n'est pas donné à tout le monde par les temps qui courent !
- Oui c'est certain, sauf que ce poste est loin d'ici !
- Où ça, en métropole ? ma sœur y est partie depuis deux ans déjà, elle s'éclate !
- Non ! pas si loin !
- Ah, tu me rassures...
- Mais à plus de deux cent kilomètres d'ici...
- Dis-moi ?? Bora Bora ?? C'est pour ça que tu m'as fait référence au bleu indigo de Bora, hier soir ?
- Non, juste à côté !
- Maupiti ??
- Raiatea...
- Ouah Raiatea !!! J'y suis allé faire une course, un pur joyau, mon île préférée ! La plus belle selon moi...des levers de soleils exceptionnels...

Cela me rassure instantanément. Je crois que je n'ai encore jamais vu Manoa aussi joyeux en se remémorant un lieu...

- Les locaux sont hypers sympas, très accueillants. Ils y seront très bien, un vrai jardin en plein milieu du pacifique. Et toi que vas-tu faire ici ? Tu restes dans votre fare ?
- Moi, je vais devoir partir avec eux. Poe, ma tante ne peut pas s'occuper de moi, et Leilani n'est ici qu'une semaine sur deux. Je vais suivre les cours à distance depuis là-bas...

Plus personne n'ose parler. Manoa a l'air tout à coup comme abattu par l'annonce que je viens de lui faire. Il ne parvient pas à cacher ses émotions, je le vois. Il sent ma tristesse à travers ma voix c'est certain.

- Tu sais moi aussi Hanae je vais devoir quitter Tahiti. Cette île n'est pas pour moi. Certes j'y ai mes racines, mais ma famille a un trop lourd passé derrière elle…des histoires d'héritage…je t'en passe les détails…Grâce à mon équipe de piroguiers je suis amené à beaucoup voyager, et je t'avoue que j'espère un jour poser mes valises sur un atoll ou une île comme Raiatea pour vivre des jours paisibles…Tahiti ne me correspond plus, trop impersonnelle et surtout ce poids familial qui me pèse. Tu vois ma sœur est partie en métropole faire sa vie, et je l'envie…cette indépendance, cette liberté…

Je suis rassurée. Les quelques mots de Manoa m'ont de suite apaisé. On a le même point de vue, encore une fois, le même rêve de vie, le même projet, vivre sur un atoll ou une île paisible loin de Papeete.

- Penses-tu que l'on restera en contact ?
- C'est évident Hanae, ne te soucis pas de ça pour le moment, et puis tu ne pars pas demain ?
- Oui tu as raison. On doit être à Raiatea dans plus de trois mois. On a le temps d'ici là !
- Voilà ça nous laisse encore plein de temps pour découvrir plein d'endroits secrets ensemble…

Le reste de la journée est bien plus léger. J'ai enlevé un gros poids qui flottait sur mes épaules.

Manoa parle déjà de son futur départ de Tahiti. Je pense que mon propre déménagement va certainement accélérer le sien. Pour Manoa qui a l'habitude de beaucoup voyager, le lieu de résidence n'a que peu d'importance. Tahiti ou ailleurs, peu importe, ce qui est important à ses yeux, ce sont les liens qu'il entretient avec ses proches, ses amis.

Moi je suis plus dans l'anticipation et je ne peux m'empêcher de me poser mille questions. Manoa se veut rassurant et surtout souhaite profiter des moments que l'on partage dans la joie, l'insouciance.

- Tu sais Hanae, il n'y a pas de hasards. Si tu es amenée à aller à Raiatea, c'est qu'il y a un véritable plan pour toi là-bas. Tu vas évoluer et te rapprocher de ce que la vie t'a prévu.
- Tu penses vraiment ?
- Oui c'est certain, et puis qui sait où tu seras, où je serai, où nous serons dans deux, cinq ou dix ans !
- Tout parait si simple à tes yeux…
- Mais oui Hanae, fais confiance à la vie, tu verras tout sera parfait !
- Je suis triste de devoir partir et …te laisser ici !
- Je ne peux pas te retenir, je vais partir moi aussi…mais ça ne veut pas dire que l'on va se quitter, non le lien sera toujours là, je n'en doute pas !
- J'espère vraiment Manoa…

Ce soir je me dis que j'ai beaucoup de chance. Celle d'avoir ma famille, mes amis et maintenant Manoa. Je pense que j'ai pris la bonne décision en partant avec eux à Raiatea. J'aurai été seule ici à Tahiti. Même Manoa s'en va. Cette île n'est peut-être plus pour nous.

On y a grandi, on y a nos racines, mais la vie nous réserve de belles surprises ailleurs, je commence à y songer, je veux bien y croire.

Manoa me l'a redit cet après-midi, la vie à toujours un plan pour chacun d'entre nous. Nous avons le libre arbitre c'est certain, à nous de choisir la bonne voie, la meilleure direction, notre chemin.

Il veut mon bonheur c'est certain, je l'ai lu dans ses gestes, ses paroles bienveillantes. Il est loin d'être égoïste, non, Manoa pense à mon bien-être avant le sien. En attendant, on va profiter de tous les petits moments que l'on va pouvoir passer ensemble.

Ça fera bientôt deux mois que je me suis blessé. J'arrive à mieux marcher. Les séances de rééducation sont bénéfiques. Manoa participe activement à mon rétablissement. Je commence à reprendre confiance en mes capacités et je pourrai bientôt réintégrer les cours auprès de ma troupe. Je marche beaucoup au bord du lagon, et nage chaque jour. Je prends le temps de contempler ces magnifiques paysages qui s'offrent à moi. Quelle chance d'habiter dans une île qui regorge de tant de beautés.

Tout compte fait, ma blessure aura eu le mérite de me rapprocher de l'essentiel mais aussi de Manoa.

C'est devant lui, que je refais mes premiers pas de danse. C' est un très bon spectateur. Il guide mes pas et surtout m'encourage à persévérer malgré les douleurs. Il a le goût de l'effort et c'est avant tout un superbe coach. Il me prépare un programme de remise en forme que je suis à la lettre. Il est fier de mes progrès et moi une élève très appliquée. Quel bonheur, ces cours de remise en forme. On passe beaucoup de temps ensemble, et il s'organise toujours pour trouver un créneau pour m'entraîner dans ses journées très occupées où il est en permanence sollicité par ses coéquipiers.

Leilani vient souvent pendant ces entraînements, pour reprendre quelques pas de danse avec moi. Manoa et elle s'apprécient beaucoup. Ils ont la même spontanéité et surtout la même capacité à dédramatiser mon futur départ. Ils m'encouragent et surtout me donnent de l'espoir.

Le bonheur n'est pas une destination à atteindre

mais une façon de voyager

Le voyage n'est jamais une question d'argent

mais de courage

Nous voici début juillet, il reste à peine deux semaines avant le grand départ. Les trois derniers mois ont défilé à toute vitesse. J'ai repris ma troupe en main, et elles sont quasiment prêtes pour le concours à Moorea. J'y tenais beaucoup, je m'y étais engagé et je souhaitais vraiment les préparer. Avoir l'impression de la tâche accomplie.

Nous avons prévu avec mes amies de « *Vahinerii* », de profiter de notre récompense gagnée lors du festival de Moorea, de faire l'activité avant mon départ. Une sorte de journée qui viendra clôturer cette année mais aussi mon rôle au sein de ce groupe. Ma place, je la laisse à Leilani. Elle en est fort capable, et pendant ma convalescence, elle a su maintenir la cohésion dans le groupe, imposer sa rigueur et surtout véhiculer l'aptitude de lâcher prise qui a été si bénéfique à toutes. Chaque danseuse est désormais plus autonome mais surtout sait être bien moins dans l'attente vis-à-vis de leur professeur. Leilani a su les impliquer bien plus que moi, dans la mise en place de la nouvelle chorégraphie. Elle est peut-être plus à l'écoute que moi sur ce point-là. Moi je recherche toujours la perfection, et je ne laisse que peu de place aux filles pour donner leurs avis. C'est peut-être dommage…je devrai certainement la prochaine fois agir différemment, car apparemment ça fonctionne plutôt très bien.

On apprend chaque jour de nos erreurs. On réfléchit, on tente d'avancer différemment et c'est de cela que l'on évolue, que l'on s'améliore. C'est en faisant que l'on apprend, et c'est en apprenant que l'on avance. C'est de ces petits cailloux mis sur nos chemins, qui une fois franchis et dépassés nous permettent d'atteindre le haut de la montagne. Essayer, tenter et oser, sont les mots que nous devrions à chaque instant de notre vie mettre en avant pour offrir aux autres le meilleur de nous-même. Mais aussi pour soi-même, car rien n'est plus gratifiant que d'avoir la sensation d'avoir tout mis en œuvre pour réussir. Même si le but ultime n'est pas atteint, avoir fait un bout de chemin est essentiel, on se prouve à soi-même que l'on en est capable. On en retire une bien meilleure confiance en soi mais surtout la sensation que tout est possible.

Pour cette journée que nous avons organisé à Moorea, Manoa et son coéquipier Tahitoa vont venir avec nous. Ils seront déjà à Moorea, car ils sont en train d'y mettre en place une annexe de leur équipe. Il y a effectivement un grand nombre de piroguiers à Moorea, et pour Manoa, il est intéressant d'avoir une équipe sur place. Il assurera les entraînements deux fois par semaine. Lui qui me parlait de ces nombreux déplacements, en voilà un bel exemple. J'ai bien fait de décider de partir avec mes parents, je pense, que j'aurai été seule la plupart du temps ici à Tahiti.

Poe, quant à elle, doit partir dans les îles Tuamotu, les atolls de la Polynésie, pour toute la période de la fin d'année. Elle a prévu de rejoindre quelques artisans comme elle, et profiter un peu de ce temps pour faire du tourisme. Leilani quant à elle, a prévu de terminer son année scolaire, à temps plein dans l'hôtel où elle travaille à Moorea. Elle suit les cours depuis là-bas. Mon expérience du télétravail durant ma convalescence, ont eu raison de sa motivation. Elle m'a avoué, que sans ma présence, les cours sont bien moins intéressants et les ateliers pratiques également. C'est vrai qu'à toutes les deux on formait un duo de choc. Alors Leilani, a pris cette décision d'aller à Moorea plus souvent, le temps de finir l'année scolaire. Elle sera à Papeete, quelques jours par semaine pour assurer les cours de danse et pendant les vacances scolaires.

Je m'aperçois, que si rapidement, tout le monde autour de moi fait son petit bout de chemin, et prend sa voie. C'est bien aussi...mais je n'en reste pas moins rassurée. Je vais me retrouver d'ici quelques jours à Raiatea, sur cette île où tout m'est inconnu. Je vais devoir réinventer ma vie au quotidien, en espérant y trouver un peu de sérénité et de joie de vivre.

Leilani a prévu de passer me récupérer en début de matinée pour que l'on retrouve les autres filles de la troupe. Notre ferry doit partir vers neuf heures de la gare maritime de Papeete, pour nous emmener à Moorea au quai de Vaiare.

A bord d'une va'a, nous allons pouvoir certes admirer le paysage mais surtout profiter d'une baignade et pratiquer le *snorkeling**.

Nous débarquons ensuite sur un petit motu, pour prendre le repas. Ensuite, place au farniente, à la baignade et aux plaisirs simples.

On va y retrouver Manoa, j'en suis si ravie. Il doit nous suivre avec sa propre va'a accompagné de Tahitoa. Une façon pour eux de s'entraîner encore et toujours.

- Prêtes pour notre escapade ?
- Oh oui !!! ça va être génial Hanae !!!
- Moi, j'en rêve depuis toute petite ! Hier il y avait des dauphins m'a raconté un ami qui travaille au lagoonarium. Il soigne les tortues sur place.
- J'adorerai nager avec eux, qui sait, on aura peut-être cette chance !
- Eh rêvez pas trop les filles, ce sont les raies notre véritable distraction !

- Il n'est pas rare de voir des petits requins aussi, dit Leilani
- Je n'oserai pas venir dans l'eau alors, répond l'une des danseuses.
- En attendant, montons dans le ferry sinon nous allons être en retard.

La traversée avec le ferry « *Tevevau* » va durer trente minutes. Juste le temps d'organiser la journée et profiter pour faire quelques photos du groupe. On a décidé d'en faire un reportage vidéo que l'on mettra sur le site internet de la troupe pour montrer notre dynamisme.

Arrivées sur place, Moorea, nous rappelle tant de souvenirs. C'est l'île où nous avons gagné cette troisième place, mais c'est surtout le lieu où j'ai rencontré Manoa. Je ne pourrais jamais oublier, ce premier regard, ces échanges, furtifs mais si révélateurs. Il doit être sur place, avec Tahitoa, pour préparer leur va'a. Ça doit être la nouvelle, bleu et blanche, comme le bleu lagon de Bora Bora…

Nous nous y rendons en petit bus local, qui doit nous amener à la plage de Maharepa à côté de l'hôtel de luxe où travaille Leilani. Elle connaît bien le lieu.

- Il n'est pas rare, que les touristes qui débarquent de la va'a, me montrent des photos de petits requins à pointe noire. Près du motu il est possible de se baigner avec eux, ils sont totalement inoffensifs…
- Tu parles ! moi j'ai envie de rentrer à Tahiti ce soir !
- T'inquiètes pas, tu vas tellement adorer que tu ne voudras plus quitter le motu en fin de journée !

- Possible….
- Je vais aller saluer ma collègue à l'accueil et je vous rejoins.
- Ok, avec les filles on va directement sur la plage, je pense apercevoir la va'a de Manoa.
- Parfait, à tout de suite !

Avec les filles, on arrive à la plage de Maherepa, on voit s'avancer dans le lagon, un superbe ponton. De part et d'autre quelques va'a sont accrochées. Il y a celle de Manoa. Je la reconnais. Il est juste à côté avec Tahitoa.

Lorsque nous approchons du ponton, il s'aperçoit de notre présence et nous fait signe de la main.

Les filles patientent au bord du lagon et en profitent pour faire quelques photos. J'avance si vite vers Manoa, que mes pieds touchent à peine le sol.

Il vient à ma rencontre, et dépose ses deux mains autour de mes épaules, pour ensuite déposer ses lèvres délicatement sur les miennes. Son étreinte se veut si rassurante et surtout si douce à la fois.

- Quel bonheur de te retrouver ici, ça fait bizarre !
- C'est un petit paradis, je comprends pourquoi tu as choisi de travailler un peu plus ici ! C'est bien plus exotique que Papeete !
- Voila ! Alors prête pour cette belle excursion ?
- Plus que prête oui, j'en rêve !!!
- Il fait super beau aujourd'hui, conditions idéales, je pense que les dauphins vont venir vous saluer !
- Tu penses ? mes amies ne demandent que ça !!

- Avec Tahitoa on va vous laisser tranquille, on vous rejoindra sur le motu pour prendre le déjeuner avec vous si vous voulez …
- Bien sûr qu'on veut Manoa !
- On va profiter pour faire un superbe entrainement. On va partir d'ici et faire le tour de Moorea, on devrait être sur le motu d'ici cinq heures je pense.
- Génial !!! Bon courage…et moi qui ne sait même pas tenir une rame !
- Je t'apprendrai alors !
- J'aimerai beaucoup oui….
- Cet après-midi si tu veux, autour du motu, l'eau est peu profonde, tu pourras essayer en toute tranquillité !
- Si tu es mon coach alors je veux bien !
- Ton coach privé oui !!!

Manoa et Tahitoa s'éloignent peu à peu dans le lagon de Moorea en direction de la baie de Cook. On aperçoit de loin, leurs mouvements coordonnés qui permettent à la va'a d'avancer très rapidement. Leurs gestes sont fluides, c'est très agréable à regarder. On dirait qu'ils dansent sur l'eau.

Nous sommes toutes prêtes pour monter dans la va'a. Notre petite troupe est si enthousiaste que la distribution des masques et tubas se fait dans une ambiance festive. Cette récompense on l'a gagnée toutes ensembles et on souhaite en faire un merveilleux souvenir avant mon départ.

Lorsqu'on approche du lieu en plein milieu du lagon où l'on doit nager avec les raies, le piroguier nous donne ses dernières recommandations.

- Quelque chose vient de toucher ma cuisse, crie Leilani

- Calme-toi, c'est une raie à pointes blanches !
- Ça fait bizarre, sa peau glisse…
- Attends, regarde il y a une tortue juste devant moi !
- Hanae, Hanae, regarde sous l'eau vite, des poissons magnifiques !
- Ce sont des poissons clowns !
- Il y en a des dizaines, donnes-moi ton appareil je vais faire des photos !

La partie de snorkeling est encore plus merveilleuse que ce que j'aurais pu croire. Raies, tortues, ainsi que de nombreux poissons, tous plus colorés les uns que les autres, c'est un véritable jardin tropical marin. Je ne sais où regarder tant la diversité est impressionnante. C'est un rêve pour nous toutes !

Une fois remontées dans la va'a, chacune fait part aux autres des sensations, des émotions qu'elle a ressenties. Pour moi, c'était juste magique ! J'ai pu apercevoir mon poisson favori, jaune et blanc, un poisson papillon.

L'approche du motu où l'on doit prendre notre déjeuner est des plus fantastiques. Les couleurs du lagon se mêlent à la couleur du ciel. Une palette de bleu, à couper le souffle. On n'en trouve pas les mots tant le paysage qui défile sous nos yeux est époustouflant.

Nous débarquons dans cette eau peu profonde et si chaude qui nous brûle les orteils.

Une table en bois recouverte d'une pergola en bambou, fera office de banquet.

Notre guide, vient déposer une salade de goyave verte râpée qu'il a cuisiné en entrée, qui sera suivie du *Ahima'a* *. Ça sent divinement bon et nos estomacs affamés vont être rassasiés par tant de plats colorés.

Pour le dessert on dégustera le *Po'é** que la fille du guide a préparée ce matin.

On profite de ce moment pour mettre un peu de musique, pour donner le ton de la journée. Sur le rythme de fenua, Leilani se met à danser le tamure. Les autres filles la suivent, et malgré mon genou pas tout à fait consolidé, je peux me déhancher. C'est fabuleux, se retrouver toutes ensembles, sur un motu à répéter notre chorégraphie …magique !

Et comme par enchantement, voilà que résonne dans ma tête la voix douce de mamie Poehere « *Danse Hanae, danse* ! »

Nous sommes tellement dans notre bulle, que l'on ne s'aperçoit même pas que Manoa et Tahitoa sont assis sur le banc en train de nous observer. Je jette un œil furtif vers le lagon et voit la va'a de Manoa, au bord de la plage.

Je me décale du reste du groupe pour le rejoindre.

- Fabuleux, je n'ai jamais assisté à une danse aussi légère, on dirait que ton genou est soigné !
- C'est fou ça, je n'y ai même pas pensé, je n'ai pas mal tu as raison !
- C'est la joie ça Hanae, tu en oublies tes soucis !
- C'est vrai Manoa, ma passion me libère, me transporte…
- Comme moi, quand je suis dans ma va'a, plus rien n'a d'importance.

- Quel bonheur de pouvoir vivre sa passion

Manoa dépose un baiser sur mon front, se lève, et me tend la main.
- Viens nous allons de l'autre côté du motu, je veux te montrer quelque chose.
- Où ça ?
- Viens, tu verras !

On contourne le motu, pour arriver sur une petite crique bordée de rochers.
- Tu vois, là c'est la barrière de corail. Et devant c'est l'océan. L'océan pacifique...
- Ça je sais Manoa, je te rappelle que mon père travaille au port, donc l'océan je connais !
- Et là-bas tout au loin, c'est Raiatea...bon on ne la voit pas, mais ta future île est juste en face...
- C'est loin, si loin ...
- C'est peut-être loin, quoique à seulement deux cent kilomètres, pas le bout du monde !
- Loin de toi Manoa !
- Loin des yeux mais proche de mon cœur Hanae ! Tout ça pour te dire que je penserai à toi, quand je regarderai l'horizon, tu ne seras jamais loin.
- Moi aussi je penserai à toi Manoa, beaucoup à toi !

L'avenir nous paraît moins triste d'un coup, nous garderons la même vision, chacun lorsque nous serons assis au bord du lagon sur notre île. Manoa depuis Moorea ou Tahiti, et moi depuis Raiatea. Si seulement je pouvais en être certaine, si seulement il parvenait à me rassurer...

Le repas est délicieux et nous profitons de cette journée qui nous est offerte loin des soucis et des projections de l'avenir. Profiter du moment présent voilà ce qui est le plus important aujourd'hui.

Leilani, Manoa, et toutes mes amies sont présentes dans un lieu exceptionnel, un rêve éveillé !

L'après-midi, chacune profite de faire ce qui lui fait plaisir. On à la chance d'avoir une plage déserte pour se prélasser, c'est magique. On est loin des plages surpeuplées de Tahiti, où surfeurs et baigneurs se mélangent. Ici, c'est privé, une plage, une île déserte que pour nous !

- Tu veux que je t'apprenne à ramer Hanae ?
- Si tu veux, là au moins personne ne vas me regarder, pas de honte !
- Exactement, et puis ce n'est pas si compliqué !
- Je doute, ne te moque pas...je n'ai jamais essayé !

Manoa, me donne quelques consignes essentielles pour avoir les bases.

Il me fait monter dans la va'a et s'installe derrière moi. Quelle sensation de flotter sur l'eau dans une si petite embarcation. Maintenant va falloir que je donne tout, je ne veux pas passer pour une incapable aux yeux de Manoa. Il a dû en voir passer beaucoup des élèves depuis ses débuts. Je ne cherche pas à être la meilleure, juste pas la plus nulle. Tenter juste d'avancer quelques mètres et je serai ravie ! Je ressens des sensations similaires à celles que me procure la danse, la liberté, voilà !

On avance peu à peu sur le lagon et il donne quelques coups de rame pour m'aider. Ce n'est pas si compliqué tout compte fait, faut trouver le coup de main, mais la va'a avance peu à peu. Manoa la dirige, et nous progressons en direction du petit motu situé en face de celui où nous nous sommes déposés avec ma troupe. Tout autour de Moorea, de nombreux petits motus viennent séparer le lagon de l'océan. Ils sont accrochés à la barrière de corail et deviennent le paradis des touristes.

- Et voilà, tu es arrivée !
- On a réussi je suis trop contente, j'ai réussi à avancer en va'a, ahhhh ! Bon faut avouer que tu m'as bien aidé ! Seule je pense que je n'aurai fait que cent mètres…
- Nous voici au motu Ahi, l'un de mes préférés !
- Un paradis ! j'y resterai bien vivre ici moi !
- Mais il n'y a rien du tout ici Hanae !
- Si, regarde y a des noix de coco, on pourrait en manger, nous pourrons pêcher ……
- Oui bon, je pense qu'à la longue on s'ennuierait…
- J'adore ce calme, c'est si paisible, je serai capable d'y rester des heures, des jours !
- C'est ici que je viens quand je veux le grand calme, me ressourcer. On va marcher jusqu'au palmier dont les feuilles touchent quasiment l'eau tant il est penché
- Allez je te suis !
- On va pouvoir passer un moment tranquille tous les deux.

- Je prends mon paréo et mon sac alors, j'ai de l'eau et quelques beignets que j'ai emporté du buffet tout à l'heure !
- Je vois que tu as tout prévu...
- Vaut mieux, imagine qu'on reste ici, qu'on ne voit pas le temps passer et que personne ne nous retrouve...
- On vivrait au Robinson Crusoé alors !

L'après-midi est si légère, on rit beaucoup, on court dans l'eau, on s'éclabousse, on dirait deux enfants en train de se défouler. Tenter d'oublier que d'ici quelques jours on sera séparés par ces centaines de kilomètres. Si le temps pouvait être suspendu, s'il on pouvait rester ici tous les deux.

- Quand tu seras à Raiatea, on s'enverra une photo tous les jours !
- Une photo de quoi ?
- Une photo d'un lieu insolite, de quelque chose que l'on voudra se partager mutuellement, comme ça on aura l'impression d'être proches.
- Super idée Manoa, j'adore !
- Tu me partageras les lieux que tu découvriras et moi les va'a que je repeindrai !
- Marché conclu !

En signe d'approbation, on invente un petit rituel avec nos mains. Ce sera notre signe de confiance, que nous seuls comprendrons.

On s'installe sur le paréo, pour se reposer un peu. Je pense bien m'être endormie. Lorsque je me réveille, Manoa n'est pas à côté de moi. Je l'aperçois assis à l'ombre d'un cocotier le regard rivé vers l'île de Moorea. Il a l'air totalement ailleurs. Si pensif. Je le trouve souvent comme ça, je ne saurais trop décrire cette sensation que j'ai à chaque fois. Il a l'air triste, absent, comme si quelque chose le dérangeait. Il n'en parle jamais, mais j'ai le pressentiment qu'il y a un élément dont je n'ai pas connaissance et qui pourtant perturbe Manoa.

Je me relève et sort de mes pensées. Je vais le rejoindre.

- Je pense que je me suis endormie, ramer m'a épuisé en fait !
- C'est ça le sport !
- Pourtant je danse quasiment tous les jours !
- Je plaisantais ! C'est que tu te sentais bien, et tu t'es apaisée...
- Voilà c'est exactement ça Manoa !
- Et toi, tu as l'air bien pensif, tout va bien ?
- Oui bien sûr que tout vas bien !

Je n'ai pas osé être plus indiscrète. Peut-être a-t-il vécu des évènements traumatisants ? Peut-être que c'est mon départ qui le contrarie et il n'ose m'en faire part ? A-t-il des soucis personnels ? A priori il ne souhaite pas en parler, je respecte son silence. J'espère au moins que ce n'est pas à cause de moi …La seule chose qu'il a laissé échapper, c'est que vivre à Tahiti ce n'est pas bon pour lui…et que sa sœur qui s'est construite une vie en métropole était bien tranquille, voilà ses mots lorsqu'il m'a parlé d'elle… Il a peut-être des soucis familiaux ? Ça ne me regarde pas et je préfère profiter de cette belle journée en sa compagnie.

Le reste de la journée est léger et plein de joie.

Lorsque nous rejoignons le motu, le reste de la troupe pratique du snorkeling au bord du lagon.

Nous passons un moment ensemble avant de rentrer à Moorea. Une fois débarqués avec les va'a, nous nous apprêtons à reprendre le minibus pour retourner au ferry qui nous ramènera à Papeete.

Manoa et Tahitoa restent eux à Moorea.
- Je t'appelle ce soir, me dit Manoa.
- Parfait ! nous serons rentrés je pense vers vingt heures.
- A tout à l'heure alors ! Nous allons avec Tahitoa rapporter la va'a au club et terminer la peinture. On veut y ajouter notre nom « *Painapoo* ».
- Super ! tu m'enverras la photo !
- Bien sûr !

Manoa cette fois n'hésite pas à m'embrasser devant tout le monde pour me dire au revoir. Il assume donc notre relation, ce qui ne passe pas inaperçu aux yeux de toutes mes amies. On passera le trajet du retour à parler de cette relation naissante et de mon futur départ. Chacune se veut rassurante en me proposant de m'accueillir dès mon retour aux prochaines vacances. Je peux donc dire qu'ici à Tahiti j'ai une seconde famille, une vraie famille de cœur.

Ce soir, lorsque mon téléphone bipe, c'est un message de Manoa. Comme nous nous le sommes promis ce matin, il commence notre petite idée de partage. Cette première photo n'est autre que celle de sa nouvelle va'a. Je lui envoie à mon tour une photo de mes deux perruches que je vais devoir laisser ici, c'est Poe qui doit les récupérer...

A la maison les cartons s'entassent, et le ferry doit emporter nos affaires à la fin de la semaine. Beaucoup d'organisation en vue. Nous avons vu notre futur fare seulement en photos. Nous avons essayé de tout penser dans les moindres détails afin que chacun d'entre nous puisse se sentir bien dans ce nouveau départ.

Je suivrai mes cours de tourisme à distance et j'intégrerai une équipe de danse sur place. J'aurai certainement la chance de pouvoir participer à divers shows à Bora Bora. Je suis apparemment attendue avec impatience à Raiatea, où la troupe de danse a déjà entendu parler de « *Vahinerii* ». La responsable du club de tamure de Raiatea m'a déjà contacté à ce propos.

Nous avions prévu de faire une fête avant notre départ. Leilani y met un point d'honneur. Manoa ne sera pas présent car il sera en déplacement avec son équipe à Tetiaroa. Je n'ai jamais aimé les aurevoirs. Je préfère les moments plus simples et plus intimes. Lors d'une fête c'est trop impersonnel.

A l'approche du grand départ, je me sens anxieuse, c'est bien normal. J'ai besoin de beaucoup de calme, pour me ressourcer et surtout apprécier ces derniers jours ici.

Cette bouffée d'air, je décide ce matin d'aller la trouver auprès de la cascade sacrée. Ce lieu si cher à mon cœur, dont seul Manoa a le secret.

J'emporte même un repas froid pour pouvoir profiter du lieu tranquillement. Ne pas me presser.

Je décide d'y aller à pied. Ça me fera une bonne marche, et j'ai le courage nécessaire pour y parvenir.

Arrivée au pied de la cascade, l'émotion monte. Je sens mes larmes toutes proches. Tant de souvenirs me reviennent en tête. Mon enfance, ma troupe, les marchés avec Poe, et Manoa.

Il m'a fait découvrir l'Amour. J'ai de vrais sentiments pour lui. Il est si calme, si posé et il sait surtout si bien me rassurer. Il a toujours le bon mot qu'il faut, quand il le faut.

Je profite de ce calme pour me baigner, pour déguster les fruits que j'ai apportés et prendre le temps de lire quelques chapitres du livre que Poe m'a offert sur l'île de Raiatea.

Lorsque je regarde mon téléphone, je m'aperçois que Manoa a essayé de me joindre à plusieurs reprises. Je tente alors de le joindre mais ici il n'y a presque pas de réseau. J'aurai dû lui proposer de venir me rejoindre ici, mais je n'ai pas osé, car il doit rentrer sur Tahiti seulement demain. En pensant à notre petit clin d'œil, je décide de prendre une photo assise au bord de la cascade que je lui enverrai ce soir. Ce sera ma photo du jour ! Notre petit lieu secret, qui est devenu mon lieu ressource, mon lieu favori.

Je ne peux m'empêcher de ressentir une profonde mélancolie. Je m'imagine être déjà installée à Raiatea. J'aurai là-bas un endroit bien à moi. Un lieu où je pourrai me ressourcer, un lieu plein de sérénité. A côté du fare principal que mes parents et sœurs occupent, il y en a un autre plus petit. Mes parents ont décidé de me le réserver afin que je puisse être plus tranquille, pour suivre mes cours à distance loin de l'agitation familiale. C'est une très bonne idée, et ce fare sera mon havre de paix, et lorsque Leilani me rejoindra pour les vacances on aura notre petit coin bien à nous, un refuge au bord du lagon.

Il fait déjà nuit, lorsque je m'apprête à envoyer à Manoa la photo du jour. Je reçois la sienne, c'est une photo qu'il a prise à mon insu lorsque nous étions sur le motu. Ça me fait sourire, sur cette photo je suis spontanée et j'ai l'air si heureuse ! Cette journée était juste parfaite, quel souvenir !

- Ah bravo ! une photo prise par surprise !
- Et oui, je suis un super photographe !
- C'est bien vrai…on dirait un top model !!!!!
- Exactement, tu pourrais faire la couverture du prochain magazine de Moorea…
- Et tu me ferais un article ?
- Bien sûr !!! « *Un tamure au bord du motu* »
- Arrête !!! Tu plaisantes j'espère…
- Mais oui !!! Mais je crois bien que je n'ai jamais assisté à un aussi joli show !
- Naturel voilà et surtout sans stress !
- Voilà ce qu'il te faudra faire dans ta future pension…des initiations de tamure pour tes clients en recherche d'évasion et de simplicité !
- Bonne idée…je note, je note.
- Alors tu es retournée à la cascade ?
- Oui aujourd'hui, c'était magique, ce calme, cette énergie si bienfaisante.
- J'aurai aimé t'y accompagner, mais je viens juste de rentrer de Tetiaroa.

- Une autre fois…
- Avant que tu partes ?
- J'espère…
- Le départ est quand exactement ?
- Samedi prochain
- …D'accord
- Ou lundi si on rate le ferry !

Je ne sais pas pourquoi mais je garde cette éventualité du souci de dernière minute qui décalerait ou empêcherait notre départ. Plus les jours filent, plus le départ approche et plus je sens l'angoisse monter. Certes l'angoisse de cet inconnu mais surtout l'angoisse d'imaginer mes adieux et aurevoirs avec mes amies, avec Leilani, Poe et surtout Manoa.

Lorsque nous terminons de discuter, je m'aperçois que ma chambre est totalement vide. C'est le signe que le grand départ approche. Il ne reste que quelques affaires personnelles dont je n'ai pas osé me débarrasser. Seules quelques photos sont encore accrochées au mur, et quelques petits objets fétiches, grigris que je n'ai osé confier aux déménageurs de peur qu'ils ne se perdent.

On disposera ensuite d'une valise chacun pour emporter nos dernières affaires dans l'avion. Une valise c'est si peu, ça ne contient que l'essentiel tout compte fait, le superflu est peut-être déjà arrivé sur place et disposé dans le fare principal.

Le lendemain matin, je décide d'envoyer à Manoa une photo que vient de me donner ma mère. C'est mon petit fare à Raiatea. Je lui partage de suite mon nouveau lieu dans lequel j'espère un jour le retrouver…une invitation au voyage, voilà ce que je lui propose à travers ce message…des futures retrouvailles.

- Plutôt pas mal je dirai, y a pire comme déménagement !
- Je trouve aussi…en bordure de lagon, les pieds dans le sable, terrasse bordée par des cocotiers et vue sur Maupiti en première ligne, joli fare pour touristes en quête d'évasion…
- Ah bien tu es top niveau communication commerciale, les clients vont affluer à ce rythme.
- C'est mon intention, mais attention, des touristes sélectionnés et choisis sur le fil…
- Et moi tu me choisirais ?
- Tu seras l'un de mes hôtes préférés...
- Parfait, alors disons que je réserve quelques jours de grand dépaysement !
- Vous voudrez bien me préciser vos dates cher client…
- Alors, dès que ma va'a me permettra de voguer à travers le lagon de Raiatea….
- Tu ne vas pas tout de même venir en va'a depuis Tahiti !!!
- Non ! quoique c'est tentant !!!!
- Que fais-tu aujourd'hui ?
- Je t'emmène à la cascade, je passe te chercher dans une heure, ça te convient ?
- Est-ce que j'ai le choix ?
- Non, je t'emmène …
- Mais tu ne t'entraines pas ? La compétition à Manihi c'est bientôt !
- Demain…aujourd'hui je reste avec toi ! Manihi attendra…et puis nous sommes prêts !
- Je t'attends alors…

Manoa donne tant d'efforts pour parvenir à ses objectifs. C'est un coach plein d'ambitions mais surtout il possède de véritables qualités pour ses coéquipiers. Ami mais aussi compétiteur dans l'âme, il sait être à l'écoute, guider et surtout motiver sa troupe ! Le « *Painapoo* » a de beaux jours devant lui. Manihi en fait partie. De nombreuses autres compétitions suivront, mais en attendant il n'a rien laissé au hasard et son équipe a été entraînée avec beaucoup de sérieux pour réussir au mieux. Il est un véritable guerrier, et s'est pour cela qu'il me soutient dans mon futur déménagement. Il y voit une chance pour moi d'évoluer, de m'épanouir et surtout me dépasser un peu plus chaque jour. Manoa a une grande confiance en la vie et en tous ces possibles. Mon départ n'est pas une fin en soi, c'est le départ d'une nouvelle vie, avec de nouveaux obstacles mais surtout de nouvelles aventures.

Si la vie a su le mettre sur ma route, j'en suis persuadé, il n'y a pas d'hasard.
Il y a une connexion si exceptionnelle entre nous que notre chemin est loin d'être terminé, car chaque personne qui nous est destinée, à un moment ou à un autre nous reviendra c'est certain. Si l'on doit poursuivre la route ensemble et vivre de nouvelles aventures et expériences, l'univers déploie ses meilleurs atouts pour y parvenir c'est certain ! C'est de cette sagesse et ces expériences qui font de Manoa un véritable guide. Il devra avoir les mots justes pour me rassurer et surtout me faire avancer vers ma nouvelle vie.

Lorsque nous approchons de la cascade, je sens que je vais bientôt craquer. Je tente tant bien que mal de retenir mes émotions, depuis trop longtemps je pense, que là j'ai bien peur de ne plus gérer.

Je sens une énorme boule dans ma gorge, ma poitrine se serrer et les larmes qui commencent à perler. Manoa qui avance devant moi, d'un pas décidé, ne s'est aperçu de rien pour l'instant. Comment arriver à partir d'ici, comment arriver à le laisser.

Je me sens si nerveuse que je parle trop vite, les mots s'enchainent, comme pour éviter tout blanc dans la conversation. La peur et la panique sont en train de m'emporter vers le fond de la rivière. Cela fait des semaines que je ravale mes sentiments pour ne blesser personne, pour être forte et faire semblant. Mais là avec Manoa je peux m'autoriser à lâcher, il me comprendra c'est certain. Je ne suis pas surhumaine et surtout à force de paraître insensible je m'effondre de l'intérieur.

A peine arrivés au bord de la cascade, je m'assois sur un rocher laissant Manoa seul avancer vers le bord de l'eau. Lorsqu'il se retourne vers moi, j'ai mon visage entre mes mains déposé sur mes genoux juste recroquevillés. Je me suis mise en position d'escargot, comme pour me créer une bulle autour de moi. J'éclate en sanglots.

- Hanae, ça ne vas pas ?

Je pleure tellement qu'aucun son ne parvient à sortir de ma bouche.

- Hanae, regarde moi !

Je lève les yeux rougis et Manoa découvre mon visage mouillé de larmes. Des larmes de tristesse, de désarroi, de peur. Il ne sait pas quoi dire.

La seule chose qu'il ose faire c'est s'asseoir face à moi, et m'entourer de ses bras. Je dépose mon visage sur son épaule, et le laisse me caresser les cheveux pour m'apaiser. Dans ses bras plus rien ne pourrait m'arriver. La chaleur de son torse se veut si rassurante. Ses mains savent pertinemment où se poser pour me calmer. C'est un ange. Manoa sait exactement quoi faire pour me permettre de lâcher mes peurs, mes doutes. J'ose alors enfin laisser éclater mes émotions que j'avais pris soin de bien enfouir. Je dois lui paraître bien fragile tout à coup...de toute façon je le suis, je ne suis pas forte, non loin de là, c'est peut-être l'image que je dégage mais il en est tout autre...

- Hanae, ne t'inquiètes pas, tout ira bien, tu seras bien à Raiatea.
- Et nous Manoa ? et nous ?
- Ici ou ailleurs, nous sommes nous Hanae. Toi et moi, ce n'est pas quelques kilomètres qui vont nous changer.
- Tu as l'air si sûr de toi, si serein.
- Raiatea c'est pour toi une chance Hanae, tu vas aller danser à Bora Bora, t' imagines ? des milliers de polynésiennes en rêvent ! Toi tu en as l'opportunité !
- Je sais oui….
- Fais-le pour moi Hanae ! Réalise le ce rêve !

Ces larmes ont un effet salvateur. C'est comme si en un instant tout mon corps évacuait ses peurs. C'est alors que mon téléphone bipe pour me signaler l'arrivée d'un message.

Manoa s'assoit à mes côtés et nous le lisons ensemble.

« Iorana Hanae, Nous t'attendons pour t'accueillir dans notre troupe, dans la joie et la bonne humeur. A très vite ! Manavai »

- C'est un message de la responsable du club de danse de Raiatea, regarde !
- Il y a une photo jointe ouvre là.
- Oh regarde c'est la troupe, ouah regarde l'affiche…
- Elles t'attendent à priori, c'est génial Hanae !
- Et regarde la couleur de leur paréo !
- Bleu et blanc !!!
- Si ce n'est pas un signe ça Hanae, joli clin d'œil ….
- On aura les mêmes couleurs Manoa !

J'essuie mes larmes. Je veux profiter de cette journée avec Manoa. Ce sera certainement la dernière ici à Tahiti avant un petit moment.

On passe le reste de la journée à se baigner, à discuter, à faire des photos, à parler de nos prochaines retrouvailles. A Raiatea, à Tahiti, à Moorea ou à Manihi, peu importe, on se retrouvera.

C'est le cœur un peu plus léger que je vais apprécier chaque petit moment passé avec lui.

On décide de terminer la journée au bar de la plage, où il m'a embrassé pour la première fois.

On commande deux cocktails. Manoa est beau comme un dieu, avec sa chemise blanche et son bermuda en jean. Ses lunettes de soleil cachent son regard.

Mon ventre commence à se nouer, la tension monte, je sens la journée défiler et toucher à sa fin. Le léger vent fait voler ma robe et mes cheveux viennent virevolter sur mon visage. Manoa se lève pour aller cueillir une fleur d'hibiscus qu'il vient délicatement déposer derrière mon oreille.

Comment cacher nos émotions. L'atmosphère est pesante tout à coup. Je sens que Manoa n'est plus tout à fait serein. Demain il doit quitter Tahiti pour rejoindre son équipe à Moorea pour effectuer les dernières répétitions avant la compétition de Manihi. Leur départ a été avancé, et leur vol est jeudi. Le mien est samedi. Il quittera donc Tahiti avant moi. Est-ce peut être mieux ainsi…Pas d'aurevoir sur le tarmac, j'en serai incapable, vu mon état en ce moment.

Manoa dépose un baiser sur mes lèvres et se rassoit face à moi. Il relève ses lunettes blanches, aux verres bleutés, ce qui laisse apparaître ses superbes yeux. Je peux y apercevoir des étincelles.

Il y a des choses qui ne trompent pas et qu'on ne parvient pas à cacher malgré les efforts.

Un regard si révélateur. En même temps Manoa prend mes deux mains dans les siennes comme pour contenir les émotions de nous deux. Je sens que le moment est important à ses yeux. Nos mains sont unies sur cette table, c'est plutôt symbolique.

- Quel moment nous vivons là Hanae…Tu as l'air si triste, alors que c'est le départ de ta nouvelle vie. J'en ferai partie, c'est certain. Le lien ne sera pas coupé, on dispose de tant de moyens !
- Je reviendrai pour les vacances dans deux mois. Continue d'aller à la cascade sacrée, tu y trouveras la force nécessaire pour tes compétitions !
- Ne t'inquiète pas. Je te donne ce petit paquet. C'est un petit cadeau, pas grand-chose. Ne l'ouvre pas maintenant. Tu le découvriras quand tu seras à Raiatea dans ton fare, les yeux rivés sur le lagon à observer de beaux surfeurs……
- De beaux surfeurs…non je ne pense pas ! Le lagon de Raiatea est calme, mis à part quelques nageurs ou va'a….
- Alors, lorsque tu siroteras un bon cocktail !

- D'accord Manoa…merci. Tiens le mien, c'est juste quelque chose de symbolique…tu me diras !

On échange nos deux petits paquets et chacun de nous l'observe avec la plus grande attention et envie, celle de découvrir ce qui se cache à l'intérieur. On sait pertinemment que lorsque on l'ouvrira on sera éloignés l'un de l'autre….

Le calme règne à présent mettant un point d'honneur sur la chanson diffusée à la radio. C'est « *Te Manu Hoata* »*. Douce et mélancolique à la fois.

"Te manu hoata" l'oiseau qui sourit

E manu hoata hoki koe , Tapeka ia e te matangi, Angi angi nei ite 'iti o te ra

Arere mai hoki, koe, Na runga i toku orahanga, Kore ra e mau iaku, Te manu iti hoata

Te mi'i te mi'i nei iau ia koe, Te ma'ara 'ara nei iau, Ki te po e te ao , E ta'i roimata noku

Ia tangi tangi toku reo, No te 'otu o te inangar, Eahara taku hara, Hara no toku here ia koe

Te mamae nei toku ngakau, No to koe kino iaku, 'Aere mai i roto i taku rima, Te manu hoata

Te mi'i te mi'i nei iau ia koe, Te ma'ara 'ara nei iau, Ki te po e te ao, E ta'i roimata noku

Ia tangi tangi toku reo, No te 'otu o te inangaro, Eahara taku hara, Hara no toku here ia koe

Te mamae nei toku ngakau, No to koe kino iaku, 'Aere mai i roto i taku rima, Te manu hoata

L'oiseau du bonheur

Tu es l'oiseau du bonheur, Compagnon de la brise, Qui balaye le lever du jour , Tu survoles ma vie, Sans que jamais je n'arrive, À t'apprivoiser

Petit oiseau du bonheur, La tristesse, l'espoir, Est mon quotidien, Quand ma voix s'emporte

A songer au fruit du désir, Des larmes perlent alors mon visage, Mon péché est de vouloir t'aimer, Et le vague à l'âme de mon être, Se confond avec le mépris , Que tu me portes

Mes bras pourraient devenir, Un refuge pour toi, Petit oiseau du bonheur

 La tristesse, l'espoir, Est mon quotidien, Quand ma voix s'emporte, À songer au fruit du désir

Des larmes perlent alors mon visage, Mon péché est de vouloir t'aimer, Et le vague à l'âme de mon être, Se confond avec le mépris, Que tu me portes, Mes bras pourraient devenir

Un refuge pour toi, Petit oiseau du bonheur

Manoa m'invite alors à me rapprocher de lui. Il entoure mon buste avec son bras droit et je dépose délicatement ma tête sur son torse. J'entends les battements de son cœur contre ma joue. L'instant paraît suspendu, c'est un moment hors du temps. On observe au loin un voilier sur le lagon qui poursuit sa route si paisiblement. Aucun de nous deux n'ose interrompre le silence, juste apprécier et se nourrir du souvenir que l'on est en train de se construire ensemble.

A cet instant, on sait chacun que ce sont nos dernières minutes ensemble avant un bon moment. Que dire de plus, que faire…Il n'y a pas de phrases toutes faites, juste improviser et agir avec son cœur.

Ce n'est qu'au bout de longues minutes que Manoa se décide à se redresser et à me faire face. Il me sourit comme pour m'inviter à l'imiter. On échange des regards complices et plein d'amour l'un pour l'autre. C'est une évidence, une véritable attirance entre nous deux. Pas besoin de mots supplémentaires. Il paraît si sûr de lui et moi au contraire remplie de doutes. Un océan entre nos deux attitudes, et cet océan-là parviendrons-nous à le franchir ??

Nos baisers s'enflamment, se font de plus en plus pressants, un tourbillon d'émotions me transporte. Nos larmes salées se mêlent à notre baiser passionné. Ni lui, ni moi, ne parvint à mettre un terme à cette étreinte. Nos mains parcourent nos bras, notre dos, notre nuque pour venir terminer leur chemin autour de nos visages rassemblés. Les yeux dans les yeux, front contre front, c'est un dernier petit baiser qui vient sonner la mélodie du départ.

Manoa essuie mes larmes doucement avant d'essuyer les siennes. Il est si sensible à ce moment, si vulnérable, je ne me doutais pas qu'il pouvait autant lâcher prise. Ça me touche, sa sincérité, son émotivité, il est authentique et vrai.

Lorsque je vois Manoa démarrer sa voiture, je regarde une dernière fois en sa direction. Nos regards se croisent, il m'adresse un dernier sourire. Il tente autant que possible de me rassurer et ne pas laisser paraître sa tristesse. Je lui envoie un baiser de la main et il répond par le même geste.

Une fois atteint le seuil de la porte d'entrée, je me sens bizarre. Un mélange de tristesse mais aussi un soulagement d'avoir franchi ce moment que je redoutais tant.

Manoa a réussi à me rassurer, à m'apaiser. Il a fait du mieux qu'il le pouvait. Il a réussi à être plus fort que moi. Il a agi du mieux qu'il le pouvait. Il était peut-être dévasté au plus profond de lui. Mais à quoi aurait servi qu'il se lamente et qu'il m'avoue son désarroi face à mon départ. Ce n'aurait servi qu'à me perdre et surtout me faire douter, me rendre malheureuse, car mon choix était fait malgré moi. Ce départ était une obligation et non une option.

Demain la journée sera tout aussi riche en émotions. Leilani, Poe, viennent passer notre dernière soirée à Tahiti. Samedi nous partons, laissant derrière nous un bout de notre vie.

Au petit matin, après une nuit plutôt courte je me décide à envoyer un petit message à Manoa.

> « Merci pour ce merveilleux moment passé hier. C'était hors du temps, pile ce dont j'avais besoin. Ton petit cadeau est déjà déposé dans ma valise, juste au- dessus de de ma pile de photos souvenirs. Cette nuit a été plutôt compliquée. Tout s'emmêle dans ma tête. J'espère que j'aurai fait le bon choix. »
>
> « Tu seras bien à Raiatea, tu verras. Ne t'inquiète pas »
>
> « J'espère. Bonne chance pour Manihi, tu vas réussir j'en suis certaine »
>
> « N'oublie pas la photo ce soir »
>
> « Toi aussi ! bisous »

Je repose mon téléphone sur mon lit, et part vite rejoindre mes sœurs pour préparer notre petite fête. Ça va me changer les idées. On doit aussi terminer de tout préparer pour demain.

Les valises terminées, nous les déposons à l'entrée. Ca fait bizarre de voir nos dernières affaires entassées dans ces seuls bagages. Tant de souvenirs nous avons ici dans notre fare, notre jardin.

Nous allons devoir faire confiance en la vie, ses possibles, et surtout profiter de chaque instant que la vie veut bien nous offrir. Accepter cette nouvelle expérience comme une chance, une opportunité.

Ce soir, la soirée doit être légère et surtout joyeuse. On a prévu un repas en forme de buffet pour pouvoir profiter tous ensemble.

Simplicité, voilà un nouveau mot que je vais tenter d'apprivoiser.

Lorsque Leilani arrive, elle souhaite me partager quelque chose.
- Viens Hanae, je voudrais te montrer quelque chose.
- Quoi ?
- Prends mon téléphone et regarde….

C'est ma troupe « *Vahinerii* » qui m'a préparé une petite vidéo. On les aperçoit en train de danser sur ma nouvelle chorégraphie en tenue qu'elles présenteront à Moorea le mois prochain.

Je n'aurais pas pu espérer un meilleur cadeau de leur part. C'est tout simplement parfait !

Poe quant à elle, joue de ses plus beaux atouts pour nous faire rire et rendre l'ambiance légère. Loin des adieux tristes, nous voilà plongés dans une ambiance plutôt festive et pleine d'espoir pour nos futures retrouvailles. Voilà ce que j'avais besoin ce soir, de légèreté !

Cela sonne comme un clap de départ vers notre nouvelle vie !

Une vie où je vais tenter d'avancer en harmonie avec mes souhaits, mes envies. Avancer pas à pas vers mon rêve ultime, celui de créer ma pension de famille. Raiatea sera peut-être le lieu tant espéré.

Car les seules barrières que l'on se met nous empêchent bien souvent de s'autoriser à rêver.

Sans rêves la vie serait bien monotone et nous pourrions donner des ailes à nos pensées animées par l'espoir d'avancer.

Je décide d'y croire et c'est le cœur rempli de gratitude que demain je monterai dans cet avion, qui va me porter vers cette île où je compte me réinventer en osant vivre mes rêves !

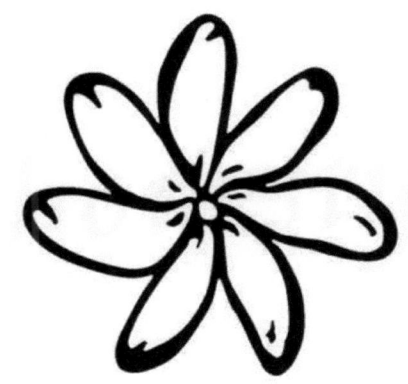

"L'homme ne peut découvrir de nouveaux océans

que s'il a le courage

de perdre de vue le rivage"

A travers le hublot je vois se dessiner sous mes yeux un véritable paysage de carte postale, mieux que dans mes rêves.

J'aperçois l'horizon, le lagon avec la barrière de corail et la montagne de Bora Bora. C'est ici que notre avion va atterrir avant de faire une petite escale. Nous prendrons ensuite le bateau pour se rendre à quelques kilomètres plus loin sur l'île de Raiatea.

J'en ai les larmes aux yeux. Des larmes de joie à la vue de découvrir de tels paysages bien différents de Papeete mais aussi des larmes qui viennent perler sur mes joues comme pour laver toutes les peurs et doutes que j'ai pu me mettre devant mes yeux depuis ces dernières semaines.

Il est bien normal à tout juste vingt ans de rêver d'évasion, tout en étant un peu nostalgique de son passé, et surtout de Manoa.

Je sors de mes pensées lorsque l'hôtesse de l'air s'approche de moi pour me demander de rattacher ma ceinture avec l'atterrissage. Cette hôtesse a, à peu près mon âge. On échange quelques mots et puis je me retourne vers le hublot comme pour me nourrir intensément de la beauté du paysage qui défile devant mes yeux et ceux de mes proches qui sont en extase devant tant de contrastes qui viennent recouvrir l'horizon tel une palette de dégradés de bleu. Le lagon est immense et se pare d'un doux mélange de turquoises, bleu indigo à couper le souffle. On dirait que la séparation des couleurs a été faite au couteau tant l'intensité est saisissante. Je comprends de suite pourquoi Bora Bora est dénommée la perle du pacifique. Plus belle qu'en photo, faut la voir pour le croire !

A peine débarqués, c'est au son des ukulélés et des colliers de fleurs que nous sommes accueillis en vedettes. En effet le responsable du port de Raiatea s'est chargé de nous réserver un accueil digne de l'investissement familial que chacun de nous a effectué.

On peut imaginer dans les yeux de mon père la fierté qu'il a de voir tous ces proches si réjouis, on dirait que tous nos soucis et préoccupations sont restés dans l'avion.

Pour se rendre à Raiatea, nous empruntons un petit avion qui sert de passage entre les îles. Le trajet est court et surtout atypique. Un petit avion qu'on qualifierait de « *coucou* », où les sièges ont été remplacés par un petit banc disposé au milieu de l'avion. C'est léger et surtout inattendu après le vol que l'on vient de passer pour atteindre Bora Bora. Le pilote est lui aussi tout aussi typique. Short, savate et chemise fleurie !!! Le ton est donné, ici c'est des airs de vacances qui emportent le palmarès des journées sur Raiatea.

Légèreté, convivialité et plaisirs simples !

L'île de Raiatea et juste à côté Tahaa sont les petites sœurs de Bora Bora. Même typographie. Une montagne luxuriante au centre, bordée par un merveilleux lagon, parsemé de quelques motus et fermé du reste du pacifique par une barrière de corail. Une passe en son centre pour permettre aux bateaux de naviguer et faire régulièrement des livraisons sur Bora Bora. C'est juste à côté de cette passe que mon père va travailler, au sein même du port de Raiatea.

Le pilote nous montre où se situe notre future habitation. Il s'agit d'un fare de fonction pour les salariés du port. Situé au bord du lagon sur un petit motu qui fait face au port de Raiatea. Sont disposés sur ce motu, une dizaine de petits fares, disséminés parmi les palmiers et cocotiers. Vu d'avion, c'est paradisiaque. Nous sommes tous sans voix tant le paysage est saisissant. C'est une évidence, l'aventure est pour nous, et quel merveilleux cadeau que de pouvoir vivre cela tous ensemble ! Bien plus qu'un rêve pour mes parents, c'est une réelle opportunité de toute leur vie ! A première vue tout semble si parfait, chacun espère que cela se poursuive ….

Aussitôt débarqués, nous sommes conduits jusqu'à notre fare en 4X4 très coloré, conduit par un jeune homme tout tatoué et surtout très vif !! Les virages prennent des airs de grand manège et les secousses sont assez impressionnantes. Ça donne le ton au voyage ! Authenticité !

Sous nos yeux défilent, le port, l'école primaire et bientôt notre fare.

Il est posé comme un petit écrin au bord du lagon entre quelques palmiers et hibiscus. Il porte le nom de « *fare Bougainville* », nom bien donné puisqu'il est entouré de bougainvilliers de toutes couleurs, c'est splendide.

Lorsqu'on entre dans notre futur fare, nous découvrons de magnifiques paniers remplis de bananes, mangues, ananas et fruits de la passion, de fleurs disposées sur nos lits respectifs. Ça donne un petit air de vacances et cela vient nourrir en chacun de nous cette envie d'exotisme et d'évasion. Pour l'instant cette aventure prend des airs de voyage au paradis plutôt que de mission professionnelle et chacun s'en satisfait si bien … On a bien le temps de revenir à la réalité et prendre nos marques pour venir y vivre un quotidien avec le travail, les études et les contraintes liées à un tel éloignement de tout, surtout pour les étudiants.

Je ne dispose pas de chambre dans ce fare familial. Il y a en a un plus petit qui se trouve à l'autre bout de notre terrain. Cette location, dispose de ce fare, car avant notre arrivée, les anciens propriétaires le louaient aux touristes, ce qui leur permettait de disposer d'un revenu supplémentaire lié au tourisme. Il est courant ici, que les habitants accueillent les touristes, et leur permettent de vivre des vacances plutôt typiques, type chambres d'hôtes en métropole.

Mon petit fare est plutôt cosy. La décoration est simple mais si raffinée. Mon lit est recouvert par un baldaquin où est suspendue une moustiquaire. C'est une seule pièce, et les ouvertures me permettent d'apercevoir la plage depuis le petit salon qui me servira de bureau pour étudier. Quel cadre de vie, se présente à moi, je n'en reviens pas…c'est magique ! Je dispose de tout le nécessaire dans mon fare pour passer des moments inoubliables et surtout me concentrer sur mes futures études et à rêver …

Tout parait si parfait…une seule ombre à l'horizon, l'absence de Manoa.

C'est à lui d'ailleurs que je pense en premier en entrant dans mon fare. Je me laisse à imaginer une future retrouvaille dans ces lieux si paradisiaques…Cela me permet de garder espoir et surtout de rêver ! Car s'il est essentiel de rêver, cela nourrit notre imaginaire et c'est essentiel à notre évolution. Les rêves n'ont pas de limites, ils évadent et donnent l'élan pour avancer. J'en suis bien consciente mais cette fois je mettrai tout en œuvre pour le réaliser. Retrouver Manoa sur cette île. Peu importe la distance, on se l'est promis !

Nos cartons parvenus par bateau quelques semaines plus tôt ont été entreposés à l'entrée du fare principal. Chacun récupère ses affaires et tente de les installer dans ses nouveaux espaces.

Quel bonheur de retrouver ses objets personnels, si riches de sens et de souvenirs. C'est avec un immense plaisir que je m'en sert pour décorer mon nouvel espace de vie avec ma touche personnelle.

Au bout de quelques heures, c'est un lieu cocooning que je viens de décorer avec beaucoup de douceur. Je viens déposer en dernier le cadeau offert par Manoa dans ma table de chevet que j'ai décidé d'ouvrir ce soir.

Le premier repas sera pris en famille sur la petite terrasse bordée d'hibiscus. Ça prend un vrai air de vacances locales. On profite de ces instants comme un véritable voyage familial qu'on n'a jamais pu s'offrir tant ce type de location était bien trop onéreuse pour nous. Entre les vols, la location et les divers frais, un tel voyage aurait nécessité le budget colossal de plus de cinq années de primes dont mon père bénéficiait à chaque fin d'année. Autant dire, que cette somme était consacrée habituellement aux petits plaisirs et cadeaux offerts aux enfants pour nos anniversaires ou bien pour noël.

Un tel voyage était donc un rêve pour chacun d'entre nous.

On passe un seul appel ce soir tous ensemble …A Poe ! Un appel vidéo, qui nous permettra de laisser échapper toute notre joie de présenter notre nouveau chez nous et notre ouverture sur ce paradis qui se profile devant nous !

Le soir venu chacun rejoint son espace plus intime.

Lorsque j'entre dans mon fare, c'est un mélange de sensations qui s'empare de moi. Quelques frissons parcourent mon corps. Signe d'un sentiment d'excitation de ce futur qui m'attend mais aussi envie plus que tout d'ouvrir le cadeau de Manoa et lui envoyer un petit message.

Le cadeau a été emballé avec soin avec un joli papier de soie bleu clair. Une étiquette dorée vient fermer le petit paquet, ce qui ne laisse apparaître aucuns indices de ce qu'il contient. Je l'ouvre avec délicatesse, pour y trouver à l'intérieur un petit écrin en mousse recouvert par un joli tissu en soie ivoire irisé. A l'intérieur se trouve un papier plié en quatre.

Y est inscrit dessus :

> *« Bon pour une journée en va'a sur l'atoll de manihi en compagnie du plus beau des piroguiers »*

Je m'attendais à tout, sauf à cela.

Ce message est si porteur de sens, d'espoir et de futures rencontres…Cela me fait immédiatement sourire.

Je me demande si Manoa a découvert son cadeau à son tour…lorsque je me décide à lui envoyer un message. Je pourrais l'appeler mais je ne sais pas s'il est en pleine compétition …

> *« Manoa ! me voilà installée dans mon petit fare à Raiatea, un véritable coin de paradis. De mon lit je vois le lagon, j'ai*

l'impression d'être au bout du monde. Me tarde de venir faire un tour en va'a à Manihi !!! bisous »

J'accompagne le message d'une photo de mon fare entouré d'hibiscus.

Quelques minutes plus tard Manoa me répond :

« Super ! je suis super occupé, mais Manihi c'est vraiment splendide ! la photo au top !"

Un message court et concis. Il ne me parle pas du cadeau. Il doit être trop occupé, normal il y a beaucoup d'enjeux pour lui lors de cette compétition et il est tellement investi qu'il doit tout donner pour réussir. Je ne lui en tient pas rigueur.

Je me coucherai ce soir, pleine de joie, de projets et le cœur bien plus léger que la veille.

La vie réserve de belles surprises alors fait confiance et accepte ces petits bonheurs quotidiens pour avancer avec légèreté dans le sens de la vie.

Les prochains jours, prennent des airs de vacances. Une routine se met en place entre la découverte des divers lieux que nous fréquentons quotidiennement. En même temps, le tour est vite fait. Raiatea dispose d'un port, d'une école, d'une petite épicerie, d'un petit centre médical, d'hôtels, de quelques pensions de famille et d'un club de plongée. Voila. Tout le reste se trouve sur l'île voisine de Bora Bora. La liaison entre les deux dure dix minutes en avion ou une petite heure en bateau.

Le ton est donné, simplicité, joie de vivre au bout du monde, au paradis comme je me dis.

Viendra ensuite toute l'organisation quotidienne qui sera peut être un peu moins paradisiaque pour une jeune adulte.

Ma vie sociale se résumera à mes études via les cours à distance et mes cours de danse sur Bora Bora deux fois par semaine.

Pour faciliter les échanges et permettre à mes proches de suivre l'aventure, j'ai décidé de créer un blog

« *La vie d'Hanae sous les cocotiers.* »

Au bout d'une semaine Hironui, mon père prend ses nouvelles fonctions au port de Raiatea. Il sera chargé des transferts des touristes entre Raiatea et Bora Bora. Il devra surveiller le bon déroulement d'une dizaine de bateaux hebdomadaires. Cela se fera essentiellement le matin pour les arrivées et le soir pour les départs. Le rythme de travail sera assez soutenu puisqu'il devra gérer cela seul. Le port ne comprend que trois salariés à temps plein.

Vanina, ma maman pourra se consacrer au quotidien de la famille, et mes sœurs intègrent l'école du village en s'y rendant à pied tous les matins.

Je commence les cours seulement dans un mois, ce qui me laisse le temps de m'organiser pour mes cours de danse à Bora Bora.

Je m'y rend dès la semaine suivante. Mon accueil est chaleureux. L'objectif est d'intégrer une véritable troupe. Il s'agit d'un tremplin pour faire connaître mes talents. Intégrer une troupe est le rêve de chaque polynésienne. A Bora Bora, deux hôtels proposent des soirées typiques, où viennent faire le show trois fois par semaine une troupe composée d'une dizaine de danseuses de tamure, danseurs de Haka et cracheurs de feux. Le niveau est assez élevé, chaque chorégraphie a été pensée, étudiée, répétée pour en faire un show parfait afin de donner du rêve aux touristes à la recherche d'exotisme.

Les jours défilent à toute vitesse et prennent un air d'une vie bien plus calme qu'à Tahiti.

J'ai réussi à faire des connaissances au sein de ma troupe de danse. Mais Leilani me manque. Notre complicité qu'on avait réussi à créer était aussi unique. Il y avait une telle osmose entre nous, que nos danses étaient habitées d'une exceptionnelle grâce.

Poe me manque aussi. Même si nos échanges quasi quotidiens se font via messagerie instantanée, c'est bien différent des échanges en face à face. C'est mieux que rien, mais je sens petit à petit que la distance commence à peser. Loin des yeux, loin du cœur ? C'est un peu vrai…Même si dans mon cœur, Manoa est toujours aussi présent, les messages se font plus distants.

Il ne répond pas tout le temps, et de plus en plus de mes messages restent sans réponse.

Il me dit, qu'il est très peu disponible, que les entraînements lui prennent beaucoup de temps et que les exigences des concours sont très dures à suivre.

Je pense au début que Manoa est très investi et qu'il pense tout de même à moi.

Ses messages sont plutôt courts et courtois. Il se contente de répondre à mes questions et de garder des formules de politesse.

Je sens bien que cette distance entre nous met des barrières à notre relation.

Je choisis de penser qu'il est plutôt débordé. Je continue de lui envoyer des messages régulièrement pour garder le contact avec l'espoir de nouvelles retrouvailles.

Je ne peux me résigner à perdre contact avec Manoa. Mais en même temps je ne peux m'empêcher de penser qu'il soit passé à de nouveaux projets et peut être rencontré quelqu'un d'autre.

Les journées prennent un air de routine quotidienne sous les cocotiers.

J'ai commencé mes cours à distance de seconde année de BTS tourisme depuis plus d'une semaine. Mon emploi du temps est divisé entre les cours par visioconférence et les cours en distanciel au moyen de fiches à compléter et à rendre une fois par mois pour vérifier mon niveau et mon évolution.

Ce rythme me convient et me permet de m'organiser pour participer à mes cours de danse sur Bora Bora.

L'organisation est plutôt assez complexe à ce niveau-là, puisque pour m'y rendre je dois prendre la navette en bateau au départ de Raiatea une fois par jour, qui est bien souvent tôt le matin pour revenir sur Raiatea le soir par la même navette. Je profite donc d'une journée entière sur cette île où je peux me donner aux joies de la découverte de ce joyau en alliant mes cours de Tamure. En principe je m'y rend le mercredi et le samedi.

Je me suis intégrée assez facilement dans ce groupe et ils m'ont même proposé de participer à l'élaboration des costumes pour le futur festival. Cela me réjouit car je pourrai laisser libre cours à mon imagination, et faire ressortir mon côté créatif.

C'est ce qui va venir occuper mes soirées pour les prochains mois.

Dans un coin de mon petit fare, j'y ai installé une table où j'ai disposé dessus une petite machine à coudre offerte par Poe, et quelques tissus chinés lors du dernier marché de Papeete.

Les vacances scolaires approchent et toute ma famille s'apprête à retourner quelques jours à Papeete. Mon père doit aller participer à une formation au port concernant les nouvelles formalités administratives à remplir lors de l'entrée dans le territoire. Tout change et évolue vite, et l'arrivée massive de touristes en haute saison se prépare des mois à l'avance.

Je séjournerai avec ma famille chez Poe durant ce temps-là. Je commence donc à planifier mes retrouvailles avec Leilani, toute la troupe, et j'espère Manoa.

Je lui envoie donc un petit message une semaine avant pour annoncer ma venue. Le message est sans retour…

J'espère au fond de moi qu'une fois sur place je pourrai le retrouver, ne serait- ce que quelques minutes. Le revoir, voilà ce qui m'obsède.

J'ai vérifié sur son site internet avec les dates des futures compétitions et à priori la semaine où je serai présente à Papeete, Manoa n'a pas de déplacements prévus.

Lorsque je rentre dans la maison de ma tante Poe, c'est une superbe odeur de *Firi Firi** qui m'attend. Une saveur d'enfance dont seule ma tante détient le secret familial.

Rien que l'odeur, me ramène aux marchés artisanaux où je me rendais avec ma tante et bien sûr avec Manoa aussi. Son absence et son silence ne font qu'amplifier mon questionnement et donc mes pensées récurrentes le concernant.

Tout me rapproche de lui. Je vois son prénom partout, j'ai l'impression de l'apercevoir à tous les coins de rue…une obsession. Je suis follement amoureuse, c'est indéniable. J'arrive maintenant à me l'avouer mais son silence ne dit rien de bon …

En même temps, ce petit séjour à Papeete résoudra peut-être le problème. Le voir, une seule fois, et voir sa réaction …ce serait si révélateur !

Le second matin, je pars me promener à pied au bord du lagon pour rejoindre Leilani au bar de la plage. En l'attendant, je saisis mon téléphone, et j'écris le message que j'ai si longtemps pensé.

> « Manoa, me voilà à Papeete pour quelques jours. Ces paysages m'ont tant manqué, c'est si beau. Je suis sur la plage à regarder les quelques surfeurs et je pense à toi. Est-ce que je peux passer te voir à ton entraînement. Je ne voudrais pas te déranger, mais je voudrais te voir un peu…Bises. Hanae »

Je poursuis ma promenade, quand tout à coup mon téléphone sonne. C'est Manoa. Mon cœur bat à toute vitesse, je n'en reviens pas qu'il me rappelle, là, si vite …

- Iorana Hanae, alors te revoilà Tahitienne ? Ça t'a vite manqué …
- Coucou Manoa. On est ici pour quelques jours pour une formation de mon père. Du coup j'en profite pour revoir mes proches.
- Super ça !
- Je peux passer te voir cet après-midi à l'entraînement à Papeete ?
- Je n'y suis plus. Le centre d'entraînement a été déplacé à Moorea, là où avait eu lieu la compétition l'an passé. Le comité d'organisation a trouvé plus judicieux d'installer notre club sur ce même lieu. Les équipes pourront s'entraîner dans de meilleures conditions et surtout dans un lieu plus calme !
- Ahhh…on ne va pas se voir alors ?
- J'ai bien peur que ce ne soit pas possible…
- Tu me manques Manoa, j'aimerai tant te revoir !
- Je sais Hanae, mais ça va être compliqué. Tu restes ici jusqu'à quand ?
- Dimanche.

Une grande déception s'empare de moi. Je sens que mes espoirs de revoir Manoa se réduisent à néant.

Je tente de lui proposer de se retrouver pour passer un moment à la cascade ensemble mais Manoa reste assez évasif.

- Je pense aller à la cascade durant mon séjour, tu viens avec moi ?
- Je suis très pris cette semaine, je dois aider Tahitoa, je ne sais pas si j'aurai le temps d'y aller. On se tient au courant si tu veux !
- Parfait ! Je te téléphone après-demain pour voir ça ensemble…
- Ça marche. Qu'as- tu prévus aujourd'hui ?
- Je vais avec Poe, rencontrer un nouveau fournisseur pour ses bracelets. Et toi ?
- Je dois aller avec Tahitoa réparer une va'a qui a percuté une patate de corail !
- D'accord…envois moi une photo ce soir !
- J'y penserai ! Bonne journée Hanae
- Toi aussi Manoa !

Lorsque la conversation se termine, je me sens si triste. Une certaine mélancolie me remplit et l'élan de joie que j'avais en atterrissant à Papeete s'est envolé en un élan de tristesse et désillusion.

Manoa n'a pas l'air très enthousiaste de me revoir, du moins notre éloignement ne facilite pas les retrouvailles. Sa nouvelle installation à Moorea, met une barrière supplémentaire difficile à franchir. Il avait l'air content de me parler de ses projets, de sa nouvelle équipe.

Cela me laisse dans un doute incompréhensible et surtout douloureux.

Je me raccroche à l'appel que je dois lui passer deux jours plus tard pour éventuellement le rencontrer.

Lorsque je retrouve Leilani, je tente de paraître enjouée mais mon amie voit bien que quelque chose ne tourne pas rond. J'en profite alors pour me confier sur mes peurs concernant Manoa mais mon amie se veut rassurante.

- Je l'ai croisé la semaine passée et il m'a parlé de toi. Il avait l'air content à l'idée que tu reviennes sur Papeete mais il est très occupé. Il m'a même confié que sa nouvelle mission à Moorea est beaucoup plus importante que ce qu'il n'aurait pu imaginer et qu'il est très pris. Qu'il n'a plus de temps pour lui et que son rythme est effréné. Il m'a paru fatigué et plus terne qu'auparavant.
- Tu me rassures Leilani. Manoa est peut-être bien trop débordé, il n'est peut être pas si détaché de moi. Il est certainement tout simplement épuisé et se donne à fond à son équipe pour mener à bien son projet. Mais alors pourquoi autant de silences ? De non réponses ? C'est troublant et blessant. Ça peut cacher tellement de choses et en même temps ça ne représente rien …Je ne sais pas grand-chose de lui …
- Profite de ta nouvelle vie, de te faire des amis. Garde contact tout de même avec Manoa mais essaye d'être moins insistante. Il doit pouvoir se sentir libre dans votre relation et si tu l'oppresses par tes messages il va fuir. « *Haere maru, haere papu** » comme on dit chez nous !

Manoa est quelqu'un de solitaire et de très indépendant. Hormis son équipe de piroguiers, sa vie est plutôt calme. Il passe son temps libre à faire beaucoup de sport et à jouer de la musique.

Sa famille habite dans un petit village sur l'île de Tahiti et il a des liens privilégiés avec eux. Ils possèdent une ferme avec une production d'ananas. C'est certainement pour cela qu'il a donné le nom de « *Painapoo* ». C'est son lieu ressource lorsqu'il rentre de ses voyages et compétitions. Il a grandi dans une famille aimante, pleine de valeurs. Il a une seule sœur, Maeva, qui habite à Paris pour ses études d'avocate. Il a été accompagné dans son enfance par Vainui son cousin maternel, Heimanu son grand père et ses parents Teivato son père et Moeata sa mère. Son meilleur ami et coéquipier, Tahitoa, s'est installé lui aussi à Moorea.

Je vais profiter des moments avec Leilani pour me remémorer nos beaux souvenirs passés ensemble et surtout se rendre à la cascade ensemble. Avec les chaleurs étouffantes de l'été indien, ce petit havre de paix pourra nous ressourcer et nous pourrons passer un fabuleux moment entre amies loin de l'agitation de Papeete.

Leilani m'a réservé une jolie surprise. Arrivées à la cascade nous sommes accueillies par quelques membres de notre troupe de danse. La journée promet d'être légère et pleine de partages. J'en profite pour leur raconter ma nouvelle vie à Raiatea et pour les inviter pour les vacances d'été.

C'est plein de projets que cette journée prend fin.

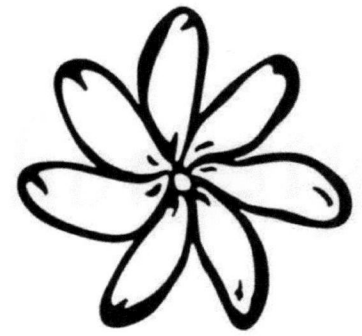

*Haere manu, haere papu**

* doucement mais surement

Les véritables amis peuvent vivre à plusieurs milliers de kilomètres. Lorsqu'ils se retrouvent, c'est comme s'ils s'étaient séparés la veille. C'est magique cette connexion. C'est notre cas avec Leilani. Au premier instant où nous nous sommes revues c'est la magie qui a emporté ce moment de retrouvailles.

Le reste du séjour sera consacré en grande partie à organiser notre séjour à Manihi chez les parents de Leilani qui est prévue pour les vacances de Noel*. Je dois m'y rendre seule. Notre projet de voyage familial a quelque peu changé puisque qu'avec notre récente installation à Raiatea mon père devra passer la première année sur place, car il est le seul à avoir intégré le port en tant que responsable. L'année suivante il sera plus libre, puisqu'un autre collègue de Papeete doit le rejoindre.

C'est donc seule que je rejoindrai Leilani pour passer mes deux semaines de vacances dans la ferme perlière de ses parents.

On réserve les vols ensemble, et on discute des projets qu'on fera sur place.

- On ira voir mon père dans sa ferme et il t'expliquera la culture des perles. On pourra même réaliser une collection de bracelets que tu pourras ensuite vendre à ta tante pour ses marchés artisanaux.
- Ah oui, tu as une super idée ! Je connais les demandes et goûts des clients, je vais pouvoir créer directement des bracelets avec les perles pour Poe ... Un beau projet de co-création en perspective.
- Je te fournirai les perles et tu créeras une marque spéciale pour Poe. Cela permettra de faire connaître notre ferme perlière familiale à Tahiti.

Voilà, ce qui nous donne pleins de jolis projets et l'occasion d'enrichir notre amitié ! Ce matin, je reviens à la cascade seule pour m'y ressourcer. Ce lieu si magique à mes yeux, me permet de trouver le calme et la quiétude nécessaires à mes réflexions et surtout à réfléchir à la situation avec Manoa. Il est présent en boucle dans mes pensées. Je me pose au bord de la cascade comme pour mieux me remémorer les moments passés avec lui dans ce même lieu. J'espère tant au fond de moi qu'il vienne me rejoindre. J'imagine l'instant.

Quand tout à coup j'entends au plus profond de moi une petite voix me murmurer ces quelques mots :

« *Ne l'attends pas…il ne viendra pas* ».

Est-ce mon intuition ? Ma voix intérieure ? Mon imagination ? Cela me fait peur et je pense perdre pied totalement. Cette situation est en train de me faire chavirer complètement. Suis-je en train d'atteindre la folie ?

Quand soudain, cette petite voix me murmure à nouveau :

« *Continue de penser à lui, mais n'attends rien…sois patiente* »

Ce message d'espoir, se veut certes rassurant, mais n'empêche que pour moi cela est si soudain, si nouveau. Comme si mon esprit tout entier souhaitait me conseiller, me guider.

Ma grand-mère me parlait bien souvent de cette petite voix intérieure, mais jusqu'à ce jour, je n'y avais jamais prêté attention plus que ça.

Aujourd'hui c'est différent, j'y trouve une aide, un conseil et surtout quelque chose qui me paraît si réaliste, si vrai. Cette petite voix de l'intuition qui se veut bienveillante et surtout apaisante.

Je dois me rendre à l'évidence, Manoa, ne viendra pas me rejoindre ici à la cascade. Il ne sait même pas que je m'y trouve de toute façon. Ça serait une bien merveilleuse coïncidence s'il y venait en même temps que moi sans savoir. Je lève les yeux une dernière fois vers le haut de la cascade pour m'assurer qu'il n'y est pas, avant de me décider à redescendre dans la vallée pour retrouver mes proches. Une nouvelle fois, je suis déçue, mélancolique et surtout surprise de la petite voix qui est venue me murmurer ce doux message. Je n'en parlerai à personne, car j'ai bien peur que ma famille ne me prenne pour une imbécile, en quête de sens face aux silences de Manoa.

Ma grand-mère Poehere, elle, aurait su me comprendre et certainement me conseiller. Mais elle n'est plus là. Je pense alors me rendre devant sa tombe pour m'y recueillir et venir y puiser l'aide que je recherche.

Lorsque je viens y déposer un joli bouquet d'oiseaux de paradis, à ce moment même un petit garçon joue au ballon de l'autre côté de la rue. Lorsque sa maman l'appelle, je sors de mes pensées et de ma tristesse. J'y voit un véritable signe. En effet, la maman élève sa voix, en prononçant le doux prénom de Manoa. Une si belle coïncidence, qui n'est peut-être pas le fruit du total hasard…J'y vois le signe, que Manoa fait toujours partie de ma vie, même de loin, il est toujours un peu présent. Ce petit garçon aurait pu porter n'importe quel autre prénom.

Instinctivement, je souris, et décide d'écouter ma petite voix intérieure, qui est venue me murmurer quelques heures plus tôt de ne pas l'oublier, qu'il ne viendrait pas à la cascade, mais que la vie me ferait un jour une surprise… Un petit espoir se profile devant moi …

L'avant dernier jour je retente de contacter Manoa par téléphone afin de le voir comme nous avions envisagé ensemble. Il me répond rapidement.

- Iorana Hanae, comment vas-tu ?
- Ça va, et toi ?
- J'ai eu un souci avec mon ami Tahitoa et j'ai dû le raccompagner en urgence dans sa famille sur l'atoll de Tetiaroa car il s'est blessé lors d'un entraînement. Je suis déçu de ne pas pouvoir te retrouver.
- Tu y es toujours ?
- Oui jusqu'à après-demain. Je suis logé dans l'hôtel où travaillent ses parents, un paradis !
- La chance que tu as ! Moi, je suis allé à la cascade sacrée hier…
- Super, ça t'a fait du bien ?
- Oh oui, ce lieu est si magique !
- J'y vais assez régulièrement…
- Tu sais, je n'ai pas trouvé de tel lieu à Raiatea !
  On pourrait se rappeler la semaine prochaine lorsque tu seras retournée à Raiatea…
- Oui, en attendant envois- moi des photos….
- Bien sûr, je vais t'en envoyer une de la piscine de l'hôtel !

- A bientôt, bisous
- Bisous Hanae

Leilani s'aperçoit bien que cette situation me pèse mais ne sais pas comment me rassurer.

- Tu sais Leilani, j'ai quelques doutes concernant Manoa. J'ai pu observer chez lui de nombreux blocages, de nombreuses peurs, irrationnelles parfois, comme si quelque chose le retenait en permanence en plein vol. J'ai l'impression que Manoa ne s'autorise pas à vivre sa vie à fond, comme s'il y avait une retenue, inexplicable et peut être même incomprise par lui-même. J'ai parfois senti dans nos conversations des paroles laissées ici et là, qui pourraient faire penser que Manoa a un blocage avec ici, Tahiti.
- Il t'a dit quoi exactement ?
- Il m'a dit que sa vie n'était pas à Tahiti. Qu'ici il ne parvenait pas à évoluer. Que Moorea lui correspondait mieux… Il n'a pas été dans les détails…
- Votre relation est étrange, il se passe quelque chose d'anormal mais je suis incapable de cerner le problème. Manoa ne me guide pas, c'est le moins qu'on puisse dire. Il reste évasif, il ne sait peut-être pas lui-même comment réagir, ça lui fait peur. Peut-être a-t-il peur de ses sentiments envers toi….
- Je ne sais pas mais en tous cas je ne sais plus quoi en penser…
- Quand je lui ai parlé, dès qu'il évoquait ton prénom, ses yeux brillaient, et il avait envie de te revoir, je peux te le certifier !
- Je sens au fond de moi, comme une intuition, qu'il y a quelque chose d'anormal. Que Manoa a des attitudes bizarres. J'aimerais tellement pouvoir comprendre, ne plus me torturer l'esprit en

permanence, c'est une véritable obsession. Je ne parviens pas à effacer mes inquiétudes de mon esprit, ça tourne en boucle, je n'arrive pas à vivre normalement.
- On devrait peut-être demander à son ami Tahitoa…
- Je ne sais pas, c'est bizarre non ? Il va penser qu'il y a un souci…et s'il parle de mon inquiétude ?
- Ce n'est pas une bonne idée, Tahitoa va se sentir mal à l'aise en plus !
- Peut-être tout simplement que Manoa ne souhaite pas poursuivre notre relation et qu'il ne trouve que cette alternative pour ne pas me blesser. Je suis dans l'incompréhension la plus totale.
- Tu devrais être plus attentive aux paroles et agissements de Manoa, tu perceras ce mystère j'espère !

Notre dernière journée sur l'ile de Tahiti sera consacrée à ma tante Poe, qui souffre de notre absence au quotidien. Même si elle est plutôt occupée par ses différents festivals et marchés, ma présence était un véritable soutien moral et humain. Je faisais partie intégrante de sa petite entreprise et j'étais toujours de bon conseil.

Le départ se fait dans la demi-mesure. Je suis contente de pouvoir reprendre mes cours de danse à Bora Bora et de partir en vacances à Manihi d'ici deux mois. Mais d'un autre côté, le fait de ne pas avoir retrouvé Manoa me pèse sur le cœur.

Mon retour sur l'île de Raiatea me procure beaucoup de légèreté. Habiter dans ce petit paradis est une chance inouïe et j'en suis bien consciente. Avoir devant mes yeux chaque matin un jardin luxuriant et une vue sur le lagon est un véritable rêve, j'ai la chance de le réaliser et je compte bien en profiter. Je vais suivre les conseils de Leilani, et aller de l'avant. M'ouvrir aux autres et avancer dans le sens de la vie.

Je n'oublierai pas Manoa mais je vais du moins essayer d'en faire moins une obsession. Il a ses occupations et moi aussi. Si la vie choisie de nous éloigner peut-être est-ce mieux ainsi ? Peut-être que nous nous retrouverons plus tard ? J'en ai l'espoir …Mais je ne veux plus me faire autant de mal et être autant dans l'attente que j'ai pu l'être. Ce n'est bon pour aucun de nous deux et je n'ai que vingt ans …Je suis bien consciente de tout cela et je décide ce matin de partir avec un nouvel élan à mon cours de danse à Bora Bora.

Leilani, elle, se réveille à Tahiti et repense inlassablement à mon mal être. Il lui est insupportable de me voir aussi malheureuse et surtout dans ce flou total concernant Manoa.

Elle choisit de le contacter afin d'avoir quelques indices supplémentaires. Cela est peut-être indiscret ou maladroit mais elle souhaite m'aider.

Elle hésite entre lui envoyer un message ou bien lui téléphoner…

C'est par messagerie qu'elle fera le premier pas. Un message banal mais dans lequel elle met le doute quant à ses intentions.

« *Iorana Manoa. Hanae est repartie à Raiatea le cœur lourd tu sais. Vas-tu revenir à Manihi ?* »

Manoa répond instantanément :

> « *Iorana Leilani, je reviens à Manihi l'été prochain. Pour l'instant, ce sont les entraînements intensifs à Moorea. Dommage que je n'aie pas pu la voir…je suis trop occupé, je cours partout…* »

Ce message donne le ton. Il est déçu et espère me revoir, donc il ne m'a pas oublié. Mais Leilani veut en savoir plus. Elle veut éclaircir la situation car c'est trop ambigu. Elle décide donc de lui téléphoner.

- Salut Manoa. Comment vas-tu ?
- Ca va et toi ?
- Bien. Hanae est repartie hier et elle me manque déjà. Elle est arrivée à Raiatea et m'a envoyé une photo de son fare…un paradis…
- A moi aussi…on s'envoie des photos régulièrement. On dirait qu'elle s'y plaît, elle le mérite…
- Ça va oui, elle prend ses marques, mais tu lui manques tu sais…
- Je sais oui… Puis Manoa marque un silence comme si la suite il n'osait pas l'évoquer
- Je vais être assez directe avec toi, mais pourquoi autant de silences avec elle ?
- Heuuuu….
- Que se passe-t-il Manoa ? Tu veux l'oublier ? Tu as une autre amie ?
- Non pas du tout, ce n'est pas ce que tu imagines, mais pas du tout !
- C'est ce que pense Hanae et elle en souffre. Je lui ai conseillé de distancer ses messages envers toi, et de se faire de nouveaux amis à Bora Bora. Car elle attend sans cesse et de ce fait elle est

toujours déçue. Elle est sincère et ça me blesse de voir son sourire se figer à chaque fois que tu ne lui réponds pas.
- Je ne veux pas la blesser bien au contraire mais je n'arrive pas à faire autrement !
- Comment ça tu ne peux pas faire autrement ?
- Si j'avais écouté mon cœur, je l'aurais empêché de partir, et on serait peut-être ensemble au quotidien, mais je ne devais pas, je ne pouvais pas, elle devait partir avec sa famille et réaliser ses rêves !
- Mais alors pourquoi lui as tu donné l'espoir de la revoir ? Pourquoi l'as tu encouragé à partir ?
- Car c'est ce qu'il y avait de mieux à faire pour elle !
- Mais toi que souhaites tu ?
- Moi ? Mais quelle importance …
- Si, c'est important tes sentiments, bien au contraire …
- Je suis follement amoureux d'Hanae. Son absence est un vrai supplice chaque jour. Je ne cesse de penser à elle, jour et nuit, si tu savais ! Mais je n'y arrive pas …
- Mais pourquoi alors ne pas lui dire, ne pas lui répondre, la laisser dans un tel doute ?
- Car si je lui avais dit, elle ne serait jamais partie. Et ce voyage est une véritable opportunité pour elle et sa famille. Je ne pouvais pas intervenir et tout stopper. Ce n'était pas raisonnable. Et puis moi je n'aurais pas pu être présent en permanence à Tahiti, je fais beaucoup de déplacements et Hanae aurait été seule ici. Je ne pouvais pas lui imposer cela, pas si jeune.

- J'ai donc fait le choix de la raison. Au dépend de mes sentiments.

- Waouhhhh …je suis sans voix Manoa. Je crois bien que je n'ai jamais entendu quelque chose d'aussi généreux et insensé à la

fois ! Vous pourriez vivre une histoire à distance en attendant de pouvoir réaliser des projets de vie commune.
- Ça aurait été trop compliqué et on aurait souffert chacun de notre côté de cette absence. Et puis ce n'est pas possible, j'ai trop peur !
- Et tu penses que tu souffres moins de ne plus du tout la voir ou lui parler ?
- Non je souffre, c'est certain, mais je veux le meilleur pour elle. Et je n'étais pas en mesure de lui offrir la vie de ses rêves pour l'instant…
- Mais c'est si stupide. Tu devrais le lui avouer car elle se pose mille questions et elle se remet en question tu sais. Elle pense avoir mal fait, ou mal dit quelque chose, t'avoir blessé …
- Je me doute, mais il est plus simple pour moi de stopper tout contact. C'est trop dur de la savoir si loin de moi et de rester dans l'attente et l'espoir de la retrouver.
- Mais alors que dois-je faire moi avec cette révélation ?
- Rien du tout. Tu dois le garder pour toi comme un secret. Quelque chose de privé entre nous.
- Non mais tu t'imagines le lourd secret que je dois garder. Mentir à mon amie car tu as décidé que c'était mieux de s'éloigner d'elle ? En fait c'est que tu as peur. Tu es ravagé par la peur de l'importance des sentiments que tu as pour elle. Tu n'oses pas t'avouer que tes sentiments dépassent la raison et que ton cœur est en train de mourir à petit feux de par son absence !

Manoa ne répond pas. Il sait bien que Leilani a raison. Aimer aussi fort, ça lui fait peur. Il perd un peu de son indépendance et de sa liberté. Être aussi retourné pour l'amour qu'il ressent pour moi le trouble et le met mal à l'aise.

Manoa est rempli d'angoisses, de peurs irraisonnées depuis son enfance. Il se bloque bien souvent tout seul, lorsqu'il est sur le point de réussir dans bien des situations. Comme si quelque chose le bloquait bien au-delà de son envie de réussir. Des peurs paralysantes, qui lui font retenir son élan et revenir en arrière. Mais pourquoi agir ainsi. Même lui ne parvient pas à expliquer ces peurs qui lui pourrissent la vie. Il a bien tenté à plusieurs épisodes de sa vie d'essayer de comprendre et de passer outre mais ses peurs sont toujours apparues à la moindre évolution positive de sa vie. Pourquoi cela recommence avec moi ? Alors qu'il voulait tout faire pour vivre notre relation avec le plus de naturel et de confiance en lui.

Et même si avec moi il a tenté depuis le départ de passer outre ses peurs, elles reviennent encore plus fortes. Comme si quelque chose l'empêchait hors de sa volonté d'être pleinement heureux. De s'autoriser à vivre sa vie. Il n'a jamais ressenti cela, et mon départ l'a troublé.

Il n'a pas su comment faire face à ce barrage et a choisi de fermer les portes pour se protéger. Il pensait que lorsque je serais partie, le quotidien reprendrait le dessus et ses nouveaux projets lui permettent de petit à petit m'oublier. Mais il en est tout autre. Chaque message qu'il reçoit de moi le terrifie, le replonge dans cet amour impossible qu'il s'est inavoué depuis ces derniers mois. Le pire dans tout cela c'est qu'il s'aperçoit qu'il me blesse et me déçoit. Chaque message que je lui adresse est un SOS, un appel à une réponse qu'il n'est pas en mesure de me fournir. C'est si douloureux de me sentir si désemparée à l'autre bout du téléphone. Bien souvent je lui implore un petit message, un tout petit mot. Il en est incapable.

Et il sait tres bien au fond de lui que s'il ne me répond qu'une seule fois, il sera ensuite incapable de stopper nos échanges et cela lui est impossible. Il souffrirait trop.

Il va même avouer à Leilani qu'il passe bien souvent ses longues soirées à regarder sur mon compte sur les réseaux mes publications. Il a l'impression d'être proche de moi sans que je ne le sache. Il est heureux de voir que j'ai réussi et cela lui permet de se rassurer sur mon sort.

- Tu sais Manoa, tu devrais faire face à tes peurs car elles vont hanter ton existence.
- Je me doute mais pour le moment je ne peux pas, ça serait trop compliqué à gérer
- Et comment réagirais-tu si Hanae passait à autre chose et t'oubliait ?
- Je serais très malheureux mais en même temps je ne peux pas l'empêcher d'être heureuse et réaliser ses projets …
- C'est très honorable de faire cela pour elle, mais si tu l'aimes vraiment, dis-le-lui, car là, elle souffre vraiment tu sais !
- Je ne peux pas…
- Oublie cette discussion et ne dit rien à Hanae. Ça ne servirait à rien, si ce n'est semer le trouble et les doutes dans son esprit et lui faire échouer son année scolaire, et je m'en voudrait trop. Le plus raisonnable est qu'elle m'oublie.
- Mais elle ne peut pas t'oublier, elle t'aime… Réfléchis Manoa…

Chacun d'eux raccroche le téléphone avec le sentiment de quelque chose d'inachevé, de gâché.

Leilani a eu les réponses à ses questions et elles sont toutes autres que ce qu'elle s'était imaginé. Manoa est quelqu'un de bien qui pense à mon bien-être avant le sien. Mais comment maintenant ne pas m'avouer cela ?. Comment Leilani va-t-elle parvenir à faire semblant et surtout comment me regarder dans les yeux après un tel aveu ??? Leilani sent un poids énorme sur ses épaules. Me mentir pour protéger Manoa ? C'est insensé, mais comment faire autrement ? Celui-ci lui paraît si inapproprié. Et si c'était à elle que cela arrivait ? Comment réagirait-elle, si son amie lui cachait cela ? Elle lui en voudrait pour l'éternité ! C'est un trop lourd secret pour elle…Mais me le dévoiler, serait-ce mieux pour nous deux ? Doit-elle laisser faire le destin ?

Doit-elle espérer et faire confiance au plan divin de la vie ? S'il on est vraiment fait pour être ensemble la vie nous réunira c'est certain …mais cacher de tels aveux c'est un véritable supplice surtout si je lui en reparle….

Le lendemain matin, Leilani se réveille avec une seule idée en tête, si elle doit me dissimuler cette information, il doit y avoir une raison à cela. Après avoir passé une nuit d'insomnies, elle a trouvé une idée. Elle va proposer un deal à Manoa, en contrepartie du silence qu'il lui impose. Elle souhaite pouvoir m'aider dans mon cheminement et dans mes espoirs de retrouver Manoa.

Elle décide de le rappeler pour lui proposer son idée. En fin de compte pour elle ce n'est pas une idée, c'est bien plus. Elle veut imposer une condition à Manoa. Soit il accepte et auquel cas elle se taira soit il refuse et elle va sur le champ tout m'expliquer.

« *Salut Manoa. J'espère que tu vas bien depuis hier soir. Moi j'ai passé une nuit blanche. Je te laisse imaginer pourquoi. Rappelle-moi vite, j'ai quelque chose à te proposer.* »

Lorsque Manoa prend connaissance du message, il est pris de panique.

Connaissant Leilani et son amitié sans faille envers moi, il imagine le pire. M' a-t-elle tout révélé ? Veut-elle le faire chanter ? Veut-elle lui demander d'acheter son silence…Mille questions tournent dans sa tête. Il tente de calmer son angoisse avant de la rappeler. C'est peine perdue. Il sait au fond de lui qu'il exige un supplice à Leilani mais pour lui c'est la seule issue possible. Pour me protéger et me donner l'opportunité de réaliser mes rêves, et surtout pour se protéger de ne pas trop souffrir ensuite. Alors il savait très bien qu'en restant proche de moi il allait souffrir. La distance entre nous et le manque de communication serait fatal à notre relation. Alors pour se protéger il a dissimulé ses sentiments et a privilégié la voie de la raison. Cette voie de la raison qui est bien souvent celle que l'on privilégie car elle est bien plus raisonnable. Elle est néanmoins la moins bénéfique. Elle permet certes d'éviter des drames et des soucis, mais elle ne nourrit pas. Elle fait éteindre à petits feux l'élan de vie et vient étouffer notre flamme. S'il avait privilégié la voie du cœur, et suivi son intuition, il serait au même moment avec moi à Raiatea ou Bora Bora. Il lui arrive bien souvent d'envisager une telle éventualité et il se retrouve avec des étoiles dans les yeux et des papillons dans le ventre.

Mais c'est plus fort que lui, la peur l'emporte et le ramène à Moorea avec son équipe. Par peur de trop souffrir, il a mis de côté ses désirs pour choisir de mener une vie classique et surtout plus logique avec sa situation du moment.

Ça aurait été une pure folie que de me suivre au bout du monde ou au pire m'imposer de rester à Tahiti avec lui. Notre relation était trop naissante pour envisager cela.

Non la vie, en a décidé autrement, et m'a envoyé à plus de deux cent kilomètres de lui… peut être est ce mieux ainsi ? Peut-être que je n'étais tout simplement pas faite pour lui et que la vie à choisie de nous imposer ce choix qu'il a décidé de prendre….

Il décide donc de rappeler Leilani, car le ton de sa voix dans le message avait l'air pressant.

- Iorana Leilani. J'ai vu ton message.
- Iorana. Je veux te parler d'un compromis.
- Un deal ? C'est quoi cette histoire ?
- Dis-moi, le cadeau d'adieu que tu as fait à Hanae …il était bien la promesse de la retrouver à Manihi non ?
- Oui…mais ça c'était pour lui donner de l'espoir…je sais très bien que cela n'arrivera pas…c'est impossible…
- Mais dis-moi, tu lui as menti alors ? Tu lui as promis et qui plus est, tu lui as donné cela en cadeau…tu ne peux pas te défiler aussi facilement !
- Je sais …mais je ne vois pas comment faire, et à quoi cela servirait …ça serait pire ensuite !
- Mais tu sais que c'est le seul espoir que tu lui as donné. Elle attend ce moment avec impatience et tu ne peux pas annuler, une promesse est une promesse, tu te dois de l'honorer !
- Bien que je sois obligé, je lui dirai que je ne vais plus jamais à Manihi, que les compétitions ne se passent plus là-bas car les

destinations changent chaque année. Que c'est une décision du président de l'association des piroguiers polynésiens.
- Bon écoute, je vais être courte. Si tu veux que je garde le silence sur ta décision de ne plus contacter Hanae et de lui cacher tes sentiments, tu dois honorer vos retrouvailles à Manihi. Je veux bien ne pas parler de toi et de tes sentiments lorsque je la verrai mais je dois pouvoir l'aider dans son chemin. Et lorsqu'elle me parlera de toi, je pourrai au moins lui donner l'espoir de te revoir à Manihi comme prévu, c'était ton cadeau !
- Tu es dure Leilani avec moi. Tu ne comprends pas mes raisons ou quoi ?
- Déjà je ne te comprends pas, mais ce que je comprends c'est que tu passes peut-être à côté de l'amour de ta vie rien que parce que tu es mort de peur ! C'est trop bête et surtout tellement insensé !
- Est ce que j'ai le choix en fait ? Soit j'accepte, soit tu dis tout à Hanae si j'ai bien compris ?
- Exactement Manoa ! Je suis désolé mais moi je ne peux pas être consciente de cette situation et la cautionner, c'est au-dessus de mes capacités …

Cette solution lui permettrait de se sentir honorable envers moi …Car qui sait Manoa la remerciera peut-être un jour d'avoir réagi ainsi !

- D'accord Leilani…mais s'il te plait ne force pas les choses. Essaye plutôt de dissuader Hanae de venir me retrouver à Manihi, ou plutôt essaye de faire passer du temps, car peut être d'ici là, elle m'aura oublié et ne souhaitera plus me voir….
- Ca je ne le pense pas !

La conversation se termine par quelques banalités. Leilani se sent soulagée de ce compromis et Manoa un peu pris au piège. Peut-être que Leilani a raison tout compte fait. Pourquoi s'infliger de telles souffrances alors qu'il suffirait d'embrasser le bonheur à bras ouverts.

Cette peur tue l'amour et lui coupe tout élan. A cet instant Manoa se sent si seul face à ses angoisses et surtout si loin de moi.

Il va donc se connecter sur mon blog pour se sentir un peu plus proche de moi. C'est alors qu'il découvre que j'ai posté un article le matin même.

Il s'agit d'un article concernant ma future représentation au Tiki spectacle de Bora Bora. Quelle aubaine pour moi que de pouvoir faire une représentation dans un tel lieu. C'est inespéré. Le Tiki spectacle, est le show le plus prisé de Bora Bora. Il se déroule dans un hôtel de luxe tous les vendredis soir. Notre passage avec mon équipe se fera dans deux semaines. Je parle dans mon blog de ma nouvelle équipe et vante les mérites de la variété des costumes proposés.

J'ai également mis une photo de moi avec une tenue que j'ai moi-même confectionnée.

« *Elle est magnifique* » se dit Manoa. Plus jolie et épanouie que dans ses souvenirs. Une telle douceur se dégage de mon visage et une telle grâce. Il aimerait tant y être à cette représentation. Il est bien conscient qu'il s'inflige de telles souffrances mais comment faire autrement. Il vit son idylle par procuration à travers l'écran d'un ordinateur, à travers un blog…quelle tristesse mais c'est le seul moyen qu'il a trouvé pour garder contact à sa façon avec moi…

Leilani, quant à elle, décide d'aider Manoa. Il lui paraît totalement insensé les peurs et doutes dont il souffre et souhaite creuser cette situation. Selon elle, il doit y avoir un blocage plus ancien. Un trouble, un traumatisme ou autre chose qui empêche Manoa de vivre normalement. Elle se sent bien seule face à cette situation. Ce lourd secret à porter est trop compliqué. Elle tente de trouver des réponses mais elle n'y parvient pas. Rien de rationnel qui infligerait à Manoa de telles souffrances inutiles et surtout insensées. Comment s'empêcher de vivre une histoire d'amour par peur de trop aimer ?

J'ai de mon côté repris mon quotidien et n'ai pas contacté Manoa en tentant de suivre les conseils de Leilani, en évitant d'être trop pressante envers lui. Mais avoir l'opportunité de participer à ce show est telle, que je ne peux m'empêcher de lui annoncer la nouvelle pour le futur spectacle. Pour une fois ce ne sont pas des banalités qui rempliront mon message mais bien une vraie bonne nouvelle.

> « *Coucou Manoa. J'espère que tu vas bien. Tu dois être très occupé avec ton équipe j'imagine. J'ai une super nouvelle à t'annoncer…regarde l'affiche jointe. Bisous. Hanae* »

Lorsque Manoa reçoit le message, il n'est à vrai dire pas très surpris. Il regarde l'affiche, et ressent une grande fierté pour moi. Il a terriblement envie de me féliciter mais cela ne serait que relancer la conversation et le contact entre nous. Ne pas répondre est d'une telle impolitesse que ça ne lui parait pas approprié. Il va donc se contenter d'un message court et cordial qu'il n'enverra que le lendemain pour ne pas me donner de faux espoirs de quelque intérêts de sa part. C'est dur, si dur de s'infliger autant de barrières.

« Félicitations Hanae, c'est génial. Bonne chance et profite ! »

Il a eu au moins le courage de répondre. Il regarde au moins mes messages. Il va donc bien. Il ne m'a pas supprimé de ses contacts. C'est déjà ça….

Voilà les conclusions que je tire de ce message. Un tout petit espoir refait surface.

Je décide que je lui répondrai après le show en lui envoyant une petite photo du spectacle, ça me permettra de créer un lien en douceur. Ça m'aide de penser et d'envisager la prochaine conversation, le prochain échange…aussi court qu'il soit. Je souhaite rester présente dans sa vie, peu importe la façon. Je me suffit de si peu…

Les deux semaines suivantes sont consacrées aux répétitions pour le grand show, c'est l'opportunité rêvée pour être sélectionnée et ensuite intégrer la troupe de façon occasionnelle ou mieux encore permanente.

Je profite du temps du trajet en bateau qui relie Raiatea à Bora Bora chaque jour pour avancer sur mes cours à distance et préparer les dossiers que je devrai rendre en fin de semestre.

Mon emploi du temps est assez chargé et cela me laisse moins de temps pour penser à Manoa. Mes pensées se font moins obsédantes et cela donne un air plus léger à la situation. Loin de le chasser de mon cœur, mais je suis moins dans l'attente.

Dans ma nouvelle troupe, je me suis fait une amie.

Eveia, travaille à l'accueil d'un hôtel de luxe et m'a accueillie comme si j'avais toujours été de Bora Bora. Durant nos temps libres, Eveia me fait visiter l'île et me fait découvrir de véritables petits bouts de paradis. On a même eu l'occasion ensemble de faire du paddle entre les différents petits motus de l'île, des randonnées en montagne à la recherche de magnifiques cascades, de participer à la création de costumes locaux…

Avec Eveia on se complète au niveau de la troupe et on forme un duo qui fait ressortir beaucoup de grâce.

Quelques fois je la rejoins à l'accueil de l'hôtel Beachcomber, et comme j'ai la chance de posséder un excellent niveau en anglais, je l'aide en tant qu' hôtesse pour accueillir les nombreux touristes étrangers fortunés en quête d'exception.

Le responsable de l'hôtel m'a même proposé un petit contrat, pour venir soutenir Eveia le samedi lors de l'accueil des groupes de nouveaux touristes. Ce jour-là, ce sont plus de cent personnes qui viennent s'installer dans l'hôtel et qu'il faut accueillir dans les meilleures conditions possibles, en assurant un service de qualité irréprochable et surtout exceptionnel.

J'ai accepté cette proposition, et mon contrat doit débuter début janvier, après mes vacances que j'ai prévu de passer à Manihi en compagnie de Leilani.

Ça va me permettre de gagner un peu d'argent pour financer mes études, mes sorties et me constituer une petite cagnotte pour mon futur séjour à Manihi lorsque je retrouverai Manoa.

Je suis assez indépendante, et mes parents n'ont pas suffisamment les moyens pour subvenir à tous mes divers frais. C'est donc naturel pour moi que de participer à ma façon à toutes ces dépenses.

Ce travail, me conviendrait assez bien, et pour faciliter l'organisation j'ai prévu de rester dormir chez Eveia le vendredi soir. C'est la journée réservée à la danse avec ma troupe et le Samedi sera celle passée au Beachcomber. Cela m'évitera de rentrer sur Raiatea juste pour la nuit. Eveia habite avec ses parents dans une annexe de l'hôtel, un logement de fonction, puisque son père s'occupe de l'extérieur de l'hôtel. Il est plutôt bien agencé et surtout leur permet de bénéficier de toutes les activités proposées aux touristes. Un sacré avantage pour Eveia qui peut profiter à volonté du superbe spa, de la plage aménagée, du minigolf.

Le jour du grand show est arrivé, et l'occasion pour mes proches de venir m'encourager et profiter d'un tel lieu. Cet hôtel bénéficie d'un espace réservé exclusivement aux spectacles puisqu'il y en a chaque semaine. Le show vient accompagner un *ahima'a* * où sont servis des plats aux saveurs exotiques.

La tension commence à monter dans les loges, car l'enjeu est de taille et tout doit être parfait. Les costumes, la synchronisation, les musiques. Les touristes présents ont fait le choix de ce spectacle car il a la réputation d'être le plus beau de tout Bora Bora. Chaque année, ma nouvelle troupe y participe au moins une fois, et les danseuses sélectionnées sont les meilleures. De ce spectacle vient ressortir la future réputation de notre école de danse. La bonne humeur est présente mélangée à une certaine tension.

Je confie mon téléphone à ma sœur en lui demandant de faire une jolie photo du spectacle. Une photo qui me permettra de recontacter Manoa.

Le spectacle débute par un show de jeunes cracheurs de feu. C'est grandiose. Il s'agit là aussi d'une école qui présente les élèves les plus prometteurs. Ils sont quatre à se relayer avec leurs torches enflammées, à faire voltiger les flammes dans les airs.

Vient ensuite notre tour. Au son des ukulélés et des *toere** notre tamure peut débuter, avec grâce, volupté et sensualité.

Le spectacle est magnifique et les applaudissements sont à la hauteur de notre prouesse. Mes parents affichent une telle fierté que leurs visages sont rayonnants !

Je suis soulagée et si ravie d'avoir pu participer à une telle aventure, unique à mes yeux.

La soirée se poursuit par un lunch proposé au bord du lagon par l'hôtel à tous les intervenants du spectacle. Danseuses, musiciens et cracheurs de feu, on se retrouve pour passer la soirée, faire connaissance, et se remémorer cette superbe soirée. C'est léger et j'ai véritablement conscience à ce moment de la chance que j'ai de vivre sur cette île de Raiatea. J'en remercie mes parents de m'avoir apporté sur ces lieux si magiques.

Durant la soirée je fais connaissance avec les proches d'Eveia, ses parents, son frère et ses amis qui sont pour deux d'entre eux, les cracheurs de feux de la soirée. L'un d'eux ressemble beaucoup à Manoa. Cela me rappelle beaucoup de souvenirs et me rend mélancolique quelques minutes. Eimeo possède ce petit côté charmeur qu'ont les jeunes polynésiens, avec un beau regard souligné par de superbes tatouages.

Il a le même sourire que Manoa, voilà ce qui me le rappelle. Je ne peux m'empêcher d'imaginer ce que serait la soirée si Manoa était présent. Il aurait été fier de ma prestation et on profiterai ensemble du moment.

Pourquoi est-il si distant ? Qu'ai-je fait ou dis de mal ? Je commence à sombrer dans la tristesse lorsque Eveia s'approche de moi pour me proposer de regarder le feu d'artifice qui va être tiré devant l'hôtel.

La soirée est grandiose, et l'ambiance festive. Des chants polynésiens viendront clôturer la soirée et chaque invité ou touriste s'endormira ce soir-là, avec les yeux remplis de beaux souvenirs.

Pour moi, je termine la journée avec la sensation d'avoir pu réaliser un de mes plus grands rêves ! Danser au tiki spectacle …C'est le rêve de toute jeune vahine….

Je décide alors d'envoyer un message à Manoa. Juste une photo de moi en train de danser au Tiki spectacle. Une photo où j'apparais en costume local avec en fond, une magnifique arche aux couleurs du célèbre Beachcomber Bora Bora. Rien de plus ne sera ajouté au message. Une seule photo. Un petit clin d'œil pour montrer à Manoa que je pense à lui et lui partager ma joie.

Je ne reçois pas de réponse de sa part. A-t-il reçu mon message ? Je n'ose pas le renvoyer….

Même si sur ces îles éloignées de tout, posées en plein milieu du pacifique, je me sens parfois isolée du monde, les rapports avec les locaux sont plus sincères et surtout plus authentiques qu'à Tahiti. Ils forment bien souvent une seconde famille.

Eveia m'a intégré chez elle en véritable amie, comme une sœur.

J'ai réussi au bout de quelques mois à trouver un certain équilibre de vie. Entre mes cours que je suis avec sérieux, ma nouvelle troupe de danse me réserve toujours de belles surprises et mon futur emploi à l'hôtel me réjouit, tout se met en place à mon rythme dans ma nouvelle vie au paradis !

Je prépare mes vacances de Noël en compagnie de Leilani et de sa famille à Manihi. Je ne suis jamais allé sur un atoll. Bien différent de toutes les autres îles que je connais, Manihi est un tout petit bout de banc de sable posé en plein milieu du pacifique. Les atolls ont la particularité de ne pas posséder d'ile centrale. Uniquement une barrière de corail sur laquelle sont posées quelques habitations et au centre un magnifique lagon peu profond où sont disposés çà et là quelques fermes perlières. Les célèbres perles de Tahiti proviennent de ces atolls-là. Dans ces fermes, de magnifiques perles sont récoltées chaque année pour être ensuite exportées vers Tahiti où les plus grands joailliers s'affairent à concevoir des bijoux d'exception. Ces perles peuvent prendre des nuances de couleurs très différentes, mais les plus belles sont celles qui se rapprochent du gris foncé. On peut y voir quelques reflets verts, bleus, roses, aubergines et dorés. Une véritable palette de couleur qui ravie celui qui aura la chance de la porter.

La famille de Leilani possède une concession de perles depuis plusieurs générations. Le savoir-faire ancestral est transmis dans la famille et Leilani commence à savoir réaliser les greffes de perles. Elle préfère concevoir quelques bracelets avec les perles les moins « belles ». Ces perles aux formes moins parfaites ne peuvent pas être montées dans des bijoux, et sont réservées à la confection de bijoux plus fantaisie. C'est à cette tâche à laquelle je vais tenter de me familiariser durant mes vacances.

On passera donc pas mal de temps dans ce petit fare posé sur le lagon à observer les moindres gestes minutieux du père de Leilani à extraire, à trier les différentes perles. Les perles qui sont dites de seconde catégorie représentent tout de même le quart de la production et il est donc intéressant de pouvoir trouver un créneau commercial qui leur soit attribué.

Et le commerce artisanal de Poe est plutôt propice à cette catégorie de perles. Je pourrai acquérir ces techniques pour ensuite laisser libre court à mon côté artistique pour confectionner de jolis bracelets personnalisés.

Je pars sur Manihi avec un vrai projet.

La veille de mon départ, je vais à une soirée organisée par mon école de danse de Bora Bora. C'est le traditionnel goûter de Noël où participent tous les membres. Une animation musicale est donnée par une école locale et l'ambiance est réputée comme très joyeuse. Une première pour moi, car à Tahiti ce genre de manifestation est plutôt réservée en fin d'année scolaire.

Je m'y rend avec Eveia, ainsi que quelques amies. Des ateliers ont été organisés afin de faire découvrir les coutumes locales. Atelier de confection de paniers, de chapeaux et de sacs en pandanus. Tous les articles confectionnés lors de cette journée seront ensuite vendus au profit de notre école de danse pour réaliser de nouveaux costumes.

La journée se termine par une démonstration de cracheurs de feu. C'est la même troupe que celle qui avait participé à la soirée du Tiki spectacle. L'occasion de recroiser Eiméo. Sa ressemblance avec Manoa est saisissante. Je leur trouve tant de points communs, mais cela a du moins l'avantage de me rappeler de bons souvenirs et d'avoir des pensées plus légères concernant Manoa. Ça fait maintenant presque six mois que je ne l'ai pas vu. Son absence au quotidien est devenue plus supportable, je suis fort occupée mais dans de tels moments de convivialité je ne peux m'empêcher de penser à lui et aux moments qu'on a pu passer ensemble.

Lors de mon futur séjour à Manihi je déciderai de m'autoriser à lui envoyer une petite photo de l'atoll vu d'avion afin de lui faire un petit clin d'œil au voyage qu'il y a fait, il y a peu de temps avec son équipe. Un nouveau moyen de garder un contact avec lui.

Durant la soirée, Eimeo, vient discuter avec moi à plusieurs reprises. Je me sens totalement troublée. Est-ce parce qu'il ressemble tant à Manoa, ou est-ce que c'est parce qu'un nouveau garçon s'intéresse à moi. Le fait de sentir que quelqu'un d'autre que Manoa vient m'aborder me donne plus confiance en moi. Et de toute façon avec Manoa, il ne se passe plus rien du tout. Je ne fais de mal à personne et puis je ne fais que discuter. Il n'y a rien de négatif à cette situation. Juste une petite attirance mutuelle, avec des centres d'intérêts communs. C'est léger et plein d'amitié, et ces moments me font du bien tout à coup. Je me sens joyeuse et la soirée est réussie. Une ambiance bonne enfant règne et chacun profite du moment. La soirée se poursuit sur la plage autour d'un buffet, au son des ukulélés. Chacun s'exerce à ce traditionnel instrument de musique. Eimeo s'en donne à cœur joie pour nous refaire une démonstration de cracheur de feu et je suis sous le charme. Il possède une telle dextérité, que son bâton enflammé réalise de véritables dessins en plein ciel. La soirée se poursuit tardivement, et nous terminerons la soirée sur la plage au petit matin.

On a installé des paréos sur le sable, au bord du lagon pour se reposer. Lorsque j'ouvre mes yeux, je suis à côté d'Eimeo qui lui dort encore. Sa peau toute bronzée, et sa petite moue, me font penser à un enfant dormant paisiblement. Je peux observer les moindres traits de son doux visage tant qu'il est endormi. Je sens que mon cœur pourrait bien faiblir devant lui. Mais comment s'autoriser à laisser aller mes émotions, ou tout stopper par peur de souffrir à nouveau ?

Lorsque Eimeo se réveille, il s'aperçoit que je l'observe d'un œil tendre. Il me sourit paisiblement, et avec sa main vient caresser mes longs cheveux. Ce geste tendre, je le reçois comme un véritable moment de bonheur. Ça fait si longtemps que quelqu'un ne m'a pas prêté attention de la sorte. Nos regards plongés l'un dans l'autre, nous restons ainsi quelques minutes avant qu'Eveia n'arrive pour nous proposer un jus de pamplemousse fraîchement pressé. Notre moment suspendu prend fin subitement pour nous ramener à la raison au beau milieu de cette plage où le soleil nous offre un magnifique lever. Un nouveau regard s'échange entre nous, et Eimeo me lance un clin d'œil, ce qui vient lever tous doutes concernant notre attirance mutuelle naissante.

Tous les amis partagent ce petit déjeuner improvisé sur la plage et on se remémore la soirée passée. Le déjeuner est rempli d'éclats de rire et de regards tendres entre nous, dont Eveia est témoin…

Je dois quitter mes amis car mon avion pour Manihi décolle en milieu de journée. Mes affaires ont été déposées la veille chez Eveia. On quitte le groupe pour ne pas être en retard. Je les salue et me retrouve face à Eimeo.

- Tiens Hanae, tu le liras dans l'avion.
- C'est quoi Eimeo ?
- Tu verras. File tu vas être en retard !
- A plus tard alors.

Eimeo s'approche pour me faire un tendre baiser sur ma joue tout en me prenant dans ses bras. Cette étreinte me provoque un véritable frisson qui parcourt tout mon corps. Ce rapprochement soudain est à la fois agréable et surprenant. Eimeo, lui, a les yeux si doux, que si je me l'autorise, je t'embrasserai…Mais je n'ose pas…Lorsque je m'éloigne, je me retourne et voit Eimeo me regarder et m'inviter à revenir vers lui. Je m'approche rapidement et viens déposer un baiser sur ses lèvres. Il me le rend et me murmure à l'oreille

- Rappelle-moi dès ton retour...

Lorsque je marche avec Eveia pour aller chercher mes affaires, elle est pendue à mes lèvres pour en savoir plus concernant Eimeo. Mais je ne suis pas très bavarde. Je suis véritablement perdue dans mes pensées. Je sens encore le parfum d'Eimeo sur mes mains, et son odeur sur mes lèvres. Troublée de ressentir autant d'attirance pour lui que je connais à peine.

- Eimeo est le meilleur cracheur de feu de tout Bora Bora !
- Son spectacle était grandiose, j'ai adoré !
- Et le baiser, était grandiose lui aussi ?
- Pas mal ...
- Et ??
- Et quoi ?
- Tu vas le revoir ?
- Je ne sais pas ...
- Tu devrais, et puis vous seriez un superbe couple ensemble !
- Un couple, hey *maru noa pei**

L'heure n'est plus aux rêveries...un avion m'attend dans moins d'une heure.

C'est avec empressement que je rejoins le tarmac à pied pour monter dans cet avion rouge et blanc. L'hôtesse porte une parure complète en perles de culture. Une invitation au voyage au pays des perles.

L'avion décolle à toute vitesse et fait une boucle au-dessus de la plage où nous avons passé la soirée, la veille pour ensuite se diriger tout droit vers Manihi. La vue est saisissante d'avion, j'aperçois l'hôtel, la plage, et les palmiers sous lesquels Eimeo m'a embrassé. Je me surprends à voir sur le hublot le reflet de mon visage qui s'illumine d'un sourire tant je suis heureuse…

Leilani, quant à elle, a préparé ce voyage dans les moindres détails. Nous revoir est une véritable fête. On va pouvoir profiter de ces moments toutes les deux et retrouver notre légèreté d'avant.

Leilani a aussi fait des recherches sur Manoa. Elle n'a pu s'empêcher de parler de ses doutes et incompréhensions à Poe.

maru noa pei : doucement doucement

Elle aussi souhaiterai savoir si je suis heureuse, et elle aime bien Manoa. Elle le trouve très agréable et on forme selon elle un joli petit couple. Elle avoue elle aussi lui avoir trouvé parfois un regard terne. Comme s'il avait le regard vide, dénué de toute envie. Comme un flou venu de nulle part. Elle pense que les doutes de Leilani ne sont pas infondés. Ensemble, elles décident de chercher à comprendre pour me venir en aide. A mon insu, car elles ne souhaitent pas semer de trouble inutilement.

Elles commencent par faire quelques recherches sur la famille de Manoa. Ils sont originaires de Tahiti depuis de nombreuses générations. Une famille simple, authentique, qui a été marquée par quelques soucis familiaux il y a quelques années. Avant la naissance de Manoa, son père a été jalousé par son frère aîné, car ce dernier devait hériter des exploitations familiales d'ananas et de vanille. A la retraite des grands parents, ce dernier aurait dû en hériter, mais il a été dévalorisé par ses parents, car ils n'acceptaient pas sa petite amie. Les grands-parents ont donc préféré tout léguer au père de Manoa, prendre leurs distances avec l'aîné, et se rapprocher de leur second fils, qui était pour eux d'une bien meilleure situation familiale, stable et sérieuse puisqu'il était marié avec Moeata et qu'elle était enceinte. Ce futur bébé allait être Manoa.

Cette histoire familiale a créé un véritable cataclysme et de lourdes histoires. Les frères se sont fâchés et une forte jalousie en a découlé. Le frère aîné, mis de côté, a tenté de faire stopper la culture d'ananas par divers moyens sans y parvenir. Il n'a cessé de semer le trouble dans la vie, sans y parvenir réellement.

Manoa n'a jamais rencontré son oncle, et a toujours vécu sur l'exploitation familiale avec ses parents, sa sœur Maeva, ses grands-parents et son cousin Vainui. Il a grandi dans un contexte équilibré et le sport a rapidement pris une place prépondérante dans sa vie. Il a intégré une équipe de piroguier à l'âge de quatorze ans, et a poursuivi ses études dans le domaine sportif. Il était un enfant calme, réservé et bien souvent peu sûr de lui. Il a dû se faire violence pour oser à l'âge adulte devenir responsable de « *Painapoo* ». Loin d'en être incapable, mais un manque de confiance et surtout une peur de l'échec, une anxiété débordante et toujours le sentiment de ne pas être à la hauteur, de ne pas aller au bout de ses capacités.

Le sport a bien souvent été une échappatoire à ses peurs, une façon de décharger ce trop-plein de doutes. Une manière de pousser les limites du corps pour rendre sa vie plus douce.

Toutes ces recherches ont semés le trouble dans l'esprit de ma tante Poe. Elle ressent comme un sentiment de mauvaise énergie autour de Manoa. Comme un pressentiment que quelqu'un lui voudrait du mal au point de bloquer son élan de vie. Comme si, quelque chose autour de lui le bloquait, l'empêchait d'être pleinement heureux.

Elle décide alors d'aller voir une amie, Eeva, une *Tahu'a**, âgée mais possédant une réelle sagesse. Une expérience de la vie, et des situations. Une amie qui connaît bien les coutumes, les histoires familiales et qui pourrait certainement l'aiguiller et éclairer les doutes sur Manoa. Tout cela est plutôt surprenant pour elle, mais elle souhaite lever le voile sur cette situation des plus douteuses.

Eeva, vit recluse dans sa montagne depuis toujours. Un mode de vie ancestral. Dans une habitation toute simple, réalisée en matériaux locaux. Le seul petit luxe dont elle bénéficie, c'est une magnifique vue sur toute la vallée depuis sa petite terrasse située sur le côté de son fare, ainsi qu'un merveilleux petit jardin où elle s'évertue à entretenir malgré son vieil âge. Ce jardin représente pour elle, son trésor. Elle y fait pousser de nombreuses plantes médicinales, qui lui servent à la préparation d'onctions, qu'elle utilise pour réaliser ses différents soins. C'est ce qu'elle aime appeler sa pharmacie. Sa vallée c'est son « garde marger », elle y récolte tout ce dont elle a besoin pour se nourrir. La terre y est si fertile, qu'il y a une véritable abondance de fruits, de fleurs, c'est un paradis.

Ici, le « *Mana* * » y est très présent. On peut ressentir des énergies bienfaisantes, une totale connexion avec la nature.

Le calme règne ici, propice aux réflexions, à la médiation. Eeva, est toute tatouée, et pas une seule partie de son corps fripé ne présente aucun tatouage. A chaque étape de sa vie, Eeva s'est rendue chez un ami tatoueur pour immortaliser l'instant. Tout son corps porte l'histoire de sa vie.

Lorsque Poe et Leilani se rendent chez Eeva, elles portent en elles l'espoir d'y trouver des paroles bienveillantes. Des paroles de sagesse, des conseils et un peu d'aide, de soutien, une bonne parole, une vérité.

- Iorana Eeva, je viens te voir pour te parler de ma filleule Hanae. Elle a un *tané**. Ils semblaient heureux ensemble, et depuis le départ d'Hanae pour Raiatea, son ami a mis un silence entre eux sans raisons apparentes. Ce garçon est extrêmement gentil, bienveillant mais paraît parfois triste, comme si quelque chose l'empêchait de vivre pleinement sa vie, d'être heureux…Je m'inquiète pour eux. Hanae garde espoir de le revoir mais Manoa lui semble distant et surtout il a peur des sentiments qu'il ressent pour elle, il dit avoir peur de la blesser par son trop plein d'amour… Les réponses et raisons de son silence sont tout sauf rationnelles. J'ai fait quelques recherches mais je ne trouve rien de probant.
- Tu souhaites Poe que je regarde de mon côté ?
- J'aimerai bien oui, j'ai le pressentiment que quelque chose de longue   date le bloque.

- Il me faudrait connaitre son prénom, tu me l'as dit tout à l'heure non ?? Ma...je sais plus..., et si tu as une photo.
- C'est Manoa. Attends je cherche sur mon téléphone, je dois avoir une photo de lui, regarde sur sa va'a à Moorea. C'était lors d'une excursion qu'ils ont fait tous les deux, Hanae me l'a envoyé tant elle était heureuse !
Elle date d'au moins six mois. Tu vois comme Hanae est radieuse. Lui est très beau, mais il a parfois l'air triste.
- Ils sont très beaux oui tous les deux. Je ressens beaucoup respect, d'amour entre eux. Des sentiments sincères, une vraie connexion du cœur. Hanae va réussir, je le sens, elle va devenir une merveilleuse danseuse de tamure.
- Lui, réussit également, je le vois travailler au bord de l'eau. On ressent une belle énergie, de la douceur, et beaucoup de lumière dans ses yeux. C'est une belle personne.
- C'est exact, il est piroguier !
- Mais je ressens dans son regard de la tristesse, de la peur. Des blocages à être parfaitement heureux, à s'autoriser le bonheur.
- C'est ce que j'ai l'impression, mais pourquoi ? Comment l'aider ? Il est si gentil, il mérite vraiment d'être heureux !
- Je vois de la jalousie, beaucoup de jalousie autour de sa naissance. Des mauvaises énergies. Qui auraient pu bloquer son évolution. Pas quelque chose de tragique, mais des énergies certainement néfastes.
- Mais qui pourrait être jaloux de Manoa ? Un ami, un coéquipier ?
- Je ne pense pas, j'ai la sensation que cela est très ancien, peut-être même avant sa naissance ...

Poe réfléchit un instant, et comme un flash devant ses yeux, une évidence lui parvient.

- Effectivement avant la naissance de Manoa, son père s'est fâché avec son oncle. Il y a eu des histoires de famille quant à l'héritage de l'exploitation familiale. Le frère a été dévalorisé au profit du père de Manoa.
- C'est une possibilité oui. Tu sais que les personnes jalouses peuvent être très mauvaises. La jalousie rend méchant, et quelqu'un de malveillant est capable du pire.
- Mais Manoa n'a rien fait lui…
- Bien sûr, mais c'était une proie facile et surtout sa naissance a dû provoquer un cataclysme chez son oncle, car ce nouveau-né devenait le futur héritier.
- Pouffff, tu me donnes des frissons !
- Je ne le certifie pas, mais c'est quasi véridique. Manoa doit se méfier de son oncle et s'en tenir éloigné le plus possible.
- Il n'en a jamais parlé, du moins pas à ma connaissance.
- Mais alors que pouvons-nous faire pour l'aider ?
- Faudrait que l'on supprime ces blocages et cette sorte de *ma'i tapiri** qui aurait été faite sur lui à ses dépens

- Lui as t on jeter un sort tu veux dire ?

- Je pense que oui, son oncle a fait de la magie noire, il a voulu jeter un sort sur le futur héritier de la plantation d'ananas et de vanille !
- Je vois ce que tu veux dire. D'où ce sentiment permanent d'angoisses, de peur, de non capacité à réaliser ses rêves, à s'autoriser à être pleinement heureux…
- C'est exactement cela. Il peut continuer à vivre ainsi, mais il ne sera malheureusement jamais véritablement épanoui et la vie qu'il pourrait vivre avec Hanae serait compromise à chaque instant.
- Que pouvons-nous faire pour lui ?

- Nous allons faire quelques prières, invoquer les *atua** pour lui permettre de retrouver l'harmonie dans sa vie. Et lever ainsi cette jalousie mise sur lui. Il faudrait ensuite lui prodiguer une protection divine. Pour cela nous devons lui procurer un tiki de protection qu'il devra garder sur lui. Ce tiki neutralise les mauvaises énergies pour lui permettre d'avancer dans la vie avec sérénité et confiance.
- Tu penses que cela va fonctionner ?
- Certainement. Pour cela il serait préférable que je le rencontre mais ce n'est pas obligatoire.
- Ça va être compliqué. Je ne sais pas comment je pourrais lui parler de tout cela. Il trouvera mes actes déplacés et je pense qu'il n'est pas pleinement conscient de ses soucis.
- Alors nous allons prier pour lui régulièrement, et tu vas lui offrir ce tiki.
- Où puis je m'en procurer ?
- A la petite chapelle, en bas de la colline, se trouve un autel, où sont estampillées diverses statues de tiki. Tu choisiras celle de la protection, et tu la lui offriras. Ça sera parfait ainsi.
- Parfait ! je vais faire cela. Je vais demander à Leilani de la lui offrir. Je lui expliquerai qu'il doit porter ce tiki sur lui pour être protégé lors de ses entraînements et compétitions de va'a.
- Voila. Tu verras, ça va fonctionner. Tiens-moi informé de l'évolution de Manoa.
- J'espère de tout cœur qu'il va pouvoir retrouver toute sa joie de vivre et surtout oser vivre sa vie et ses rêves.
- Je te remercie, je savais qu'en venant te voir, que tu pourrais m'aider.

Poe et Leilani repartent de cette visite, le cœur beaucoup plus léger et ressentent au plus profond d'elles-mêmes le sentiment d'avoir fait ce qui était juste pour Manoa. L'impression d'avoir été utile, et de m'aider. Evea, leur a même offert une de ces préparations beauté. Un masque pour les cheveux à base d'avocat, de noix de coco râpée et de gros sel. Rien n'égale l'hydratation que ce masque procure.

Les traditions sont très fortes chez nous et comme partout ailleurs, les mauvaises énergies sont capables de bloquer bien des situations ou des personnes dans leur vie. La foi en des jours meilleurs, nous permettra peut-être d'avancer vers une vie plus harmonieuse.

Aussitôt arrivées en bas de la vallée, Poe et Leilani décident d'acheter ce tiki qu'elles vont offrir à Manoa en véritable objet de protection. Il connaît bien l'attachement que porte Leilani pour tout ce qui est spirituel, car lorsque j'ai quitté Papeete, elle a tenu à m'offrir un petit bijou, en forme d'œil. Selon la tradition, porter cet œil en pendentif serait censé éloigner le mauvais œil. De cette façon, Manoa ne se doutera de rien et trouvera le geste de Leilani bienveillant et surtout protecteur à son égard.

C'est donc un tiki de la protection qu'elle lui offre en pendentif. Il pourra le porter sur lui en permanence. Elle accompagne son cadeau d'une petite carte expliquant les vertus du pendentif.

Manoa le met immédiatement à son cou. Leilani est rassurée et ressent le sentiment d'avoir réalisé sa mission pour permettre à Manoa d'aller mieux. Cela la tranquillise un peu et lui permet de se sentir moins coupable du lourd secret que Manoa lui a demandé de garder envers moi.

Lorsque Leilani quitte Manoa ce jour-là, elle ressent un peu moins de culpabilité, et se sent comme délivrée d'avoir pu m'aider indirectement.

Elle monte dans l'avion qui la conduira à mes côtés, le cœur léger et la sensation de nous avoir aidés. Leilani nourrit l'espoir de pouvoir un jour nous raconter cette histoire. Ce serait le signe que notre vie s'est améliorée et que Eeva les aura bien aiguillées. Faut parfois savoir se faire aider et demander à son entourage un coup de pouce alors que toutes les cartes posées entre nos mains ont été épuisées. Ce n'est pas de la faiblesse que de demander de l'aide, c'est le choix d'évoluer. On est tous complémentaires et c'est ensemble que l'on réussira à avancer, tous, vers notre destinée et vers ce que la vie a prévu de meilleur pour chacun d'entre nous.

Lorsque je saute dans les bras de Leilani qui m'attend devant l'aéroport de Manihi pour m'accueillir, je suis aux anges. Retrouver mon amie sur cette île est un véritable cadeau. J'en rêvais depuis si longtemps qu'il me semble connaître cette île dans les moindres recoins tant Leilani m'en a parlé, montré des photos…On se retrouve enfin, aux racines de Leilani. Elle a passé son enfance à Manihi et toute sa famille y habite depuis toujours. Mis à part quelques hôtels, fares, et fermes perlières, l'île est déserte. Une vie calme, si paisible au bord de l'eau, où les plaisirs simples composent chacune des journées.

L'installation dans le petit fare des parents de Leilani est simple mais fonctionnelle. Tout est ouvert sur l'extérieur et il ressemble à la cabane de Robinson Crusoé. Un véritable rêve d'enfant pour moi.

On occupe les premiers jours à découvrir les moindres recoins de l'atoll en vélo ou à pied afin d'accéder à des plages isolées du monde entier. Des lieux propices au repos, à la baignade dans des eaux si peu profondes qu'il faut marcher longtemps pour avoir suffisamment d'eau pour se baigner.

De longues discussions viennent ponctuer ses balades et Leilani appréhende le moment où je lui parlerai de Manoa. Et à son plus grand étonnement, ce moment ne vient pas. Je remplis nos conversations du show que j'ai fait au tiki spectacle, de mes cours de commerce et de mon projet de création de bracelets. Je fais le choix de ne pas parler à Leilani d'Eimeo. Notre relation est bien trop récente et je préfère garder mon jardin secret.

Les jours suivants, Leilani souhaite me présenter sa cousine Valae qui travaille dans une pension de famille en tant qu'hôtesse d'accueil et organisatrice de sorties au sein même du lagon. C'est mon futur projet professionnel, donc cette rencontre va me permettre de me projeter et de pouvoir discuter concrètement avec Valae.

Lorsqu'on entre à l'accueil de la pension de famille, mes yeux se posent immédiatement sur un trophée déposé sur une étagère située derrière le comptoir. Il s'agit d'une va'a en bronze.

Je ne peux m'empêcher de penser subitement à Manoa. Moi qui pensais avoir réussi depuis presque une semaine à l'effacer de mes pensées, m'y voilà replongé subitement.

Leilani qui s'aperçoit de ma réaction, s'approche de moi en me disant :

- Oui, c'est le trophée remporté par l'équipe de Manoa !

Je m'en approche pour le prendre dans mes mains. Il y est inscrit dessus « *Manihi 2022* »

C'est donc bien le trophée que l'équipe de Manoa a remporté lors de la compétition cette année. C'est dans cette même pension de famille que Manoa et son équipe se sont rendus durant tout le temps de la compétition. C'est d'ailleurs moi-même qui lui avait donné l'idée d'y séjourner.

Je me sens un instant plus proche de lui. Il a tenu le même trophée dans ses mains en signe de victoire. Je le rapproche de mon cœur et ferme les yeux. Leilani ne dit rien et se contente juste de rejoindre sa cousine à l'autre bout de l'accueil me laissant dans ses pensées.

Lorsqu'on quitte la pension après avoir discuté avec Valae du métier d'hôtesse et animatrice de pension familiale, je me décide à parler à Leilani qui redoute le moment avec tant d'appréhensions.

- Tu sais, je n'ai aucune nouvelle de Manoa. Il ne répond plus à mes messages. Je ne comprends pas pourquoi. Il a dû m'oublier…Me retrouver ici à Manihi, à l'endroit où il a promis de me retrouver, me rend tellement nostalgique si tu savais… Un seul mot de sa part me permettrai d'avancer…mais non, rien …je suis tellement perdue !
- Il est très occupé tu sais, je pense que ce n'est pas de la mauvaise volonté. Si son équipe revient à Manihi je t'en informerai et tu

viendras nous rejoindre comme il t'avais proposé, tu veux bien ?
- Pourquoi pas…je ne sais pas trop…en fait je ne sais plus ! Je doute, j'essaye d'avancer, je croyais y arriver, et là, voir ce trophée m'a bouleversé …

Pour me changer les idées, Leilani me propose de nous rendre au seul et unique hôtel de tout l'atoll pour participer à une dégustation et démonstration d'ouverture de noix de coco. C'est ludique et ça a au moins le mérite de rendre la soirée plus légère. Ce dont j'ai véritablement besoin sur le moment.

Je n'enverrai pas de photo à Manoa, c'est trop douloureux pour moi d'envisager de n'avoir aucune réponse de sa part.

Je préfère ce soir-là ouvrir le papier que m'a donné Eimeo. Y est noté son numéro de téléphone. Je l'enregistre sur mon téléphone, et ensuite vérifie sur les réseaux sociaux s'il est inscrit. D'un élan rassuré je lui fait une demande d'amitié qu'il accepte quasiment de suite. Un message s'affiche sur ma boite de messagerie :

« Eh Hanae ! bien arrivée aux pays des perles ? »

« Oui !!!! top ici… »

« Tu m'étonnes ! tu rentres quant à Bora Bora ? »

« Après le premier de l'an, donc dans une semaine …Joyeux Noël »

« A toi aussi Joyeux Noël »

Il joint à son message une petite photo qui me fait sourire. Il porte un bonnet du père noël sur sa tête et affiche une jolie grimace.

J'en rit seule, et trouve en Eimeo quelqu'un qui me redonne espoir et sourire !

« *Super comme ça ! prochain show tu le mets !* »

Je me couche avec des sentiments bien partagés. D'un côté le silence de Manoa, et de l'autre la joie communicative d'Eimeo. Et dans tout ça, je passe noël à plus de deux mille kilomètres de ma famille, c'est la première fois de ma vie.

On a réalisé avec Leilani des décorations en feuilles de palmiers tressés, semblables aux célèbres paniers et chapeaux locaux proposés au marché de Papeete.

Au niveau du repas, la mère de Leilani a préparé un plat à base de chair de *Pahua** au citron.

On prépare un magnifique buffet composé de nombreux fruits, mangue, papaye, ananas, bananes, fruit de la passion, pamplemousse…un plaisir autant pour les yeux que pour le palais…

La famille de Leilani a tout mis en œuvre pour que je me sente comme chez moi, et au petit matin je trouve même un cadeau déposé au pied du sapin. Une grosse perle de culture dorée, d'une grande valeur, puisqu'elles sont très prisées, moins communes que les noires et surtout si rares les dorées… Je m'empresse de l'enfiler à ma chaine, et leur fait la promesse de la porter à mon cou désormais quotidiennement. Cette attention me fait chaud au cœur, et cette perle représente pour moi un cadeau si précieux et surtout si symbolique…

Je passe une bonne partie de la matinée au téléphone avec mes parents, Poe et même Eveia qui ne manquera pas de m'envoyer une vidéo notre troupe de danse chantant « *jingle Bells* » en tenues locales et bonnets sur la tête.

Ce noël qui est différent des précédents, me montre que l'essentiel est auprès de mes proches et amis. Je dois à présent me concentrer sur moi, sur ce qui me fait plaisir et sur ce que j'ai de meilleur à offrir aux autres. La danse, qui ne me quitte jamais, et ma joie si communicative. Mon projet professionnel est en totale adéquation avec mes rêves de vie, et ce séjour à Manihi me le confirme.

Travailler au sein d'une pension de famille proposant des prestations de luxe me correspond totalement.

Convivialité, échanges, partages seront les maîtres mots pour proposer des séjours d'exception à des touristes en quête d'authenticité sans mettre de côté le confort.

D'ici quelques mois je vais passer mon BTS tourisme, et je pourrai ouvrir un nouveau chapitre de ma vie.

Le séjour à Manihi file à toute vitesse et plus je me rapproche de mon départ et plus les journées semblent courtes. Je souhaite tellement acquérir de connaissances sur les perles et la création des bracelets que les heures passées dans le fare sur pilotis semble hors du temps.

Je repartirai d'ici avec un beau coffret rempli de bracelets confectionnés avec Leilani. A toutes les deux on s'est autorisé à laisser libre cours à notre imagination. Des bracelets tous différents mais tous plus beaux les uns que les autres. Poe pourra désormais proposer lors des festivals des créations uniques et surtout authentiques.

Je souhaite également proposer mes créations à l'hôtel Beachcomber de Bora Bora. Je me dis aussi que je pourrai même proposer une animation, un atelier de création de bracelets auquel je mettrai en avant les perles en provenance de Manihi. Une occasion de faire la promotion de la ferme perlière des parents de Leilani et d'augmenter le volume de leurs ventes annuelles de ces perles de seconde catégorie, qui restent bien souvent de côté.

Le jour du départ est arrivé. Nous nous quittons avec Leilani sur le perron du tarmac de Manihi. Cet aéroport est vraiment typique. Seul un petit auvent au toit de chaume et piliers en bambou, sous lequel est disposé un banc en bois qui sert d'office de salle d'embarquement. On est bien loin de celui de Papeete ou encore des aéroports internationaux. Authenticité dans les moindres détails. Ce n'est que lors de la montée dans l'avion que l'hôtesse vérifie le billet de transport. Ici règne la confiance et la convivialité.

Nos étreintes avant le départ sont remplies d'émotions. Emotions symbolisant les merveilleuses journées qu'on a pu passer ensemble sur cet atoll et émotions de se quitter. Car nous savons toutes les deux qu'on ne se reverra que lors des vacances d'hiver, en juillet, dans presque six mois.

C'est plein de larmes que chacune monte dans son avion, pour se laisser porter vers de nouvelles aventures. On se fait plein de promesses, que chacune tiendra c'est évident, et c'est par écrans interposés qu'on va se raconter nos aventures, nos petits bonheurs mais aussi nos soucis et doutes.

Leilani est soulagée que je n'ai pas trop insisté concernant Manoa. Cette situation lui pèse et elle n'est pas fière de ce qu'elle me cache. M'avouer avoir été voir une guérisseuse qui leur a révélé le lourd fardeau que Manoa porte en lui depuis tout petit, a été trop difficile pour elle. Il vaut peut-être mieux que cette histoire reste secrète. Elle m'en parlera certainement un jour, lorsque la situation se sera arrangée et que Manoa retrouvera toute sa lumière et son envie de vivre à fond la vie de ses rêves. Plus de blocages, de peurs incomprises et si handicapantes. Elle sait que Manoa est amoureux de moi, et que je ne souhaite qu'une seule chose, le revoir. Elle est au milieu d'une situation qui la dépasse un peu et dont elle n'arrive pas à imaginer l'aboutissement. Si seulement on pouvait se revoir, si seulement le destin pouvait avoir un plan pour nous deux ? Voilà ce que Leilani répète en boucle …

Arrivée à Bora Bora, c'est toute ma famille qui m'attend. Un tel accueil me fait si chaud au cœur. Ma famille, mon essentiel. C'est ce qui me permet de tenir, d'avoir des projets et un soutien sans faille.

On profite de la journée pour faire un pique-nique sur un motu et pour nager avec les raies. Légèreté et joie seront présentes à chaque instant de la journée. Pour une fois mon père profite et s'adonne aux joies de la plage. C'est plutôt rare de lui, qui est réservé et si sérieux…Trop, bien souvent. Il passe beaucoup de temps à son travail et est très consciencieux. C'est ce qui lui a permis de gravir les échelons et d'être aujourd'hui responsable du port de Raiatea.

Cette journée passée à Bora Bora en famille est pour nous le moyen de se construire de merveilleux souvenirs.

Arrivée à mon fare à Raiatea, je me retrouve le soir dans mon espace bien à moi. Je viens y déposer le coffret rempli des bracelets créés à Manihi. J'en fais une photo que je poste sur mon blog. J'y ajoute quelques photos de mon séjour avec Leilani, ainsi que de la visite dans la pension de famille. On aperçoit sur cette dernière photo le trophée de Manoa.

Le lendemain, je profite du calme, pour faire une balade le long du lagon. Seule, je retrouve un peu de paix, mais surtout je ressens un vague à l'âme comme jamais sentis auparavant. Je pense à Manoa, ça devient obsessionnel. Je n'ai même pas le courage de faire quelques pas de danse.

J'arrive jusqu'au *Marae** « *Taputapuatea* ».

Le lieu est propice aux réflexions, au calme, au ressourcement. Je choisis de m'asseoir sur le banc, installé sous un magnifique arbre. Lorsque soudainement, une dame s'approche de moi.

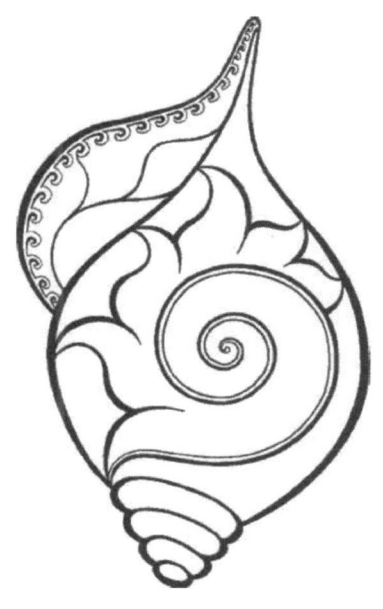

Le Kuru

- Iorana jolie vahiné, tu as l'air bien seule ici ?
- Iorana, je réfléchi…
- A ton âge …Tu devrais profiter avec tes amis….
- Peut-être…. (Je viens essuyer une larme sur mes joues)
- Que t'arrive-t-il ma fille ? Tu es si jolie…
- Des soucis avec un ami…
- Un ami ? moi je pense à te voir, plutôt un tané…Non ?
- Oui, tu as raison…
- Que se passe-t-il ? Si tu veux bien me raconter, je pourrais peut-être te conseiller…
- J'ai mon ami, qui est resté à Tahiti enfin Moorea. Ça fait six mois que j'habite ici avec mes parents. Et depuis mon départ je n'ai plus de ces nouvelles. Je ne comprends pas. Je suis perdue. Ca me rend tres malheureuse et je me torture l'esprit à vouloir comprendre…
- Comment t'appelle-tu ?
- Hanae
- Moi c'est Fanou
- Hanae, tu dois poursuivre ton chemin, tu dois danser c'est toute ta vie !
- Comment sais tu que je danse ?
- Je l'ai senti. J'ai beaucoup de *mana**, c'est comme ça…
- Tu m'impressionnes…vraiment !
- Ne t'inquiètes pas Hanae, un jour tu le retrouveras ton ami…tu verras !
- Tu me dis ça pour me faire plaisir …
- Pas du tout. Je suis quelqu'un qui ressent beaucoup les choses et je ne dis rien par complaisance, si je te le dis c'est que je le pense.
- Est-ce que je dois continuer de le contacter ?
- Laisse faire…un jour tu le croiseras, et tu ne t'y attendras pas du tout à ce moment-là….

- Tu me donnes tant d'espoir, que j'ai envie d'y croire...
- Continue ta vie, et n'arrête jamais de danser Hanae, tu es faite pour cela !
- Merci, merci infiniment Fanou.

On poursuit notre discussion sur des sujets plus légers. Un lien s'établit entre nous deux. Comme une petite fille avec sa grand-mère, tout en simplicité. Elle me fait penser à mamie Poehere, une telle bienveillance, une telle sagesse...

Lorsque je reviens à mon fare, je repense beaucoup à ce que m'a dit Fanou. Une bouffée d'air dans mon quotidien.

Le mois de janvier débute, et la rentrée est là. Je me retrouve face à mes cours qui deviennent de plus en plus complexes. A distance ce n'est jamais simple et je me sens bien souvent seule et démunie. Un manque de motivation pointe également le bout de son nez . C'est la danse qui me permet de maintenir le cap. Je reprends mes entrainements deux fois par semaine et je dors chez Eveia le vendredi soir afin de travailler à l'hôtel le samedi.

Mon contrat débute cette semaine.

Je suis chargée de l'accueil des groupes le matin et l'après-midi et je dois préparer le buffet ainsi que l'animation qui sera proposée aux touristes en présentant les différentes activités de l'hôtel. Cette expérience me permettra de me familiariser avec mon futur projet professionnel et surtout d'être dans un environnement privilégié dans un hôtel exceptionnel posé au beau milieu du lagon de Bora Bora. Un hôtel comprenant essentiellement des suites posées sur pilotis et quelques-unes disposées le long du lagon dans un jardin des plus spectaculaires. D'une beauté saisissante, ce complexe est un des plus réputés de toute la Polynésie. C'est une chance de pouvoir l'intégrer et je saisis ma chance avec beaucoup de reconnaissance.

Ce vendredi soir, je retrouve Eveia à une petite soirée organisée avec toute notre troupe et nos amis. Eimeo est présent. On passe la soirée à rire, danser, jouer du ukulélé et boire des bières au bord du lagon.

Le souci c'est qu'on boit beaucoup, un peu trop et moi qui n'en ai pas l'habitude, je deviens rapidement saoule et j'en perds le contrôle. Je danse à toute vitesse et ris aux éclats. Je suis plutôt joyeuse mais Eveia s'inquiète de me voir ainsi. Eimeo également. Il reste avec moi, de peur que je ne me blesse ou ne tombe à l'eau.

Nous sommes ensemble avec Eimeo au bord du lagon, lorsque je commence à lui parler mais il ne comprend pas très bien ce que je lui dit, je prononce plutôt mal…

- Manoa, tu m'as manqué quand j'étais à Manihi. Embrasse-moi Manoa.

Eimeo surpris se recule et tente de mettre une distance entre nous. Il ne comprend pas ce que je lui demande lorsque je me jette littéralement sur lui pour l'embrasser, c'est si spontané que ça ne me ressemble pas du tout. Et ce prénom dont je l'ai appelé, mais qui est-ce ???

Je m'aperçois tout à coup de ce que la consommation d'alcool m'a fait dire. Je m'en veux terriblement !

- Excuse-moi Eimeo, je ne me sens pas très bien !
- Je vois ça Hanae, suis-moi on va retrouver Eveia …
- J'ai dit n'importe quoi, désolé…
- Qui est Manoa ?

Je reste silencieuse tant je ne sais quoi répondre …

Eimeo me lance d'un coup un regard fuyant. Il ne sait quoi dire, quoi faire …

Eveia arrive de suite car elle s'est aperçue du malaise qu'il y avait entre nous deux.

- Que se passe-t-il Eimeo ?
- Hanae a un peu trop pu et ne sait plus trop ce qu'elle raconte. Tu devrais rentrer avec elle
- D'accord ! Hanae tiens moi ma main on rentre, tu es épuisée …

On quitte subitement la soirée. Le lendemain, je débute mon nouveau travail et je ne suis pas dans un état très approprié. La nuit sera j'espère suffisamment reposante pour que cette première journée puisse être une réussite.

Au réveil je me remémore la soirée de la veille et je ne suis pas fière de moi. Je fais défiler dans ma tête le regard d'Eimeo lorsque je l'ai appelé Manoa. J'ai si honte. Honte de mon comportement, honte de l'avoir humilié comme cela et honte de moi-même…

Je ne sais pas quoi faire pour réparer mon erreur, si cela est encore réparable. Je me rends compte de l'importance que Manoa a pour moi, que je dois me faire à l'évidence que je ne parviens pas à l'oublier malgré mes terribles efforts. Cela me laisse sans voix et me fait peur. Comment ai-je pu me voiler la face autant et me mentir moi-même. A l'évidence Manoa fait toujours partie de ma vie et bien plus que ce que je ne pense.

Mentir à Eimeo revient à me mentir à moi-même. Tenter de flirter avec lui pour oublier Manoa n'est qu'une terrible erreur. Je ne suis pas encore prête pour une nouvelle relation, c'est trop tôt.

Je dois des explications à Eimeo, c'est indéniable. Je dois assumer mes erreurs et être honnête avec lui. Même si je ressens une attirance pour lui, ce n'est pas suffisant pour que je prenne le risque de le blesser.

Je lui envoie un message avant de partir travailler.

> *« Eimeo, je te dois des explications. Peux t' on se voir à midi ? Je termine mon travail à l'hôtel à dix huit heures et j'ai ensuite mon bateau pour rentrer à Raiatea… "*
>
> *« Hanae, ne t'inquiète pas, j'ai tout compris…aujourd'hui je ne pourrais pas venir. Une autre fois »*

Je sens comme un coup de poignard en pleine poitrine, je suis tellement déçue et honteuse. Qu'a-t-il compris tout compte fait ? Peut-être qu'il s'imagine des choses ? Il va me juger …Cette situation ne me convient pas et je préfère lui parler sincèrement. Je tente de le persuader de venir me voir.

« *Qu'as tu compris ? viens s'il te plait, cette situation me blesse et me met si mal à l'aise...* »

« *Je passerai vite fait vers douze heures à ta pause déjeuner. Je t'apporterai de quoi grignoter* »

Visiblement Eimeo n'est pas si rancunier, et je me sens un peu soulagée. Je vais devoir être sincère avec lui et expliquer mes sentiments.

La première matinée de travail à l'accueil de l'hôtel se passe relativement bien. Je travaille en binôme avec Eveia, elle m'a fait découvrir l'hôtel et présenté à tous les intervenants. Beaucoup de rigueur m'est demandé, car les clients sont aisés et souhaitent des prestations de luxe. Chaque client doit être accueilli avec beaucoup de personnalisation et une attention toute particulière à leur demande bien souvent hors du commun.

Moi qui suis d'un naturel très jovial et accueillant, je pense être parfaite pour ce poste. Je porte une tenue fournie par l'hôtel qui est la même pour tout le personnel employé pour la réception et l'accueil des animations. Une robe de teinte ivoire avec des fleurs d'hibiscus orangées claires. Cela met en valeur ma peau halée, ainsi que ma longue chevelure bouclée.

A midi, je quitte mon poste pour rejoindre Eimeo qui m'attend devant l'hôtel, assis sur une murette bordée par une allée de frangipaniers.

Quelle ressemblance troublante avec Manoa c'est saisissant. Encore une fois, cette évidence me saute aux yeux et c'est d'autant plus douloureux à admettre pour moi, que Manoa ne soit pas ici, mais je ne sais où en Polynésie, certainement avec son équipe à préparer une énième compétition.

Eimeo m'adresse un tendre sourire, comme pour m'inviter à le rejoindre et à adopter une attitude plus calme, y aller en confiance.

Ça me rassure, moi qui sens mon cerveau en ébullition, tant je ne sais pas par où commencer pour lui donner des explications claires.

- Iorana Hanae, tu es super avec cette robe ! Les touristes vont être ravis de cet accueil !
- Tu trouves ? L'hôtel est splendide, si tu voyais le hall d'accueil, on dirait un palace….

Quelques banalités viennent meubler la conversation. On marche vers le lagon, où Eimeo a prévu de manger des sandwichs.

On s'installe sur un banc, cote à cote. Aucun de nous n'ose engager la conversation qui pèse au-dessus de nos têtes.

Eimeo attend que je m'explique, et je sens une boule si grosse dans ma trachée qu'aucun mot n'arrive à sortir. Un mélange de honte, de déception et de sensation d'avoir tout gâché toute seule se mêle dans ma tête.

Et lorsque le silence devient si pesant, Eimeo se décide enfin à ouvrir le bal….

- Alors je ressemble tant que cela à Manoa pour que tu inverses nos prénoms ?
- C'est troublant, si tu le voyais …je suis vraiment désolé Eimeo !

- Ca dépend juste de qui est ce Manoa ? Si tu me dis ton frère, ton cousin…ça va ! Si tu me dis ton ex…ça se complique ….

Un silence vient ponctuer la conversation, qui est assez tendue et en même temps si différente de ce que j'aurais pu penser. Eimeo est très calme, posé et tente de ne rien devancer, juste m'écouter et comprendre un peu mieux ce qui m'est arrivé hier soir.

- Manoa, était mon copain lorsque j'étais à Tahiti !
- Copain ??? copain ami ? ou ton tané ?
- En fait, on débutait tout juste une relation lorsque mes parents ont choisi de venir s'installer à Raiatea. On a alors décidé de garder contact et se revoir plus tard lorsqu'on aurait fini les études pour moi et lui aurait un poste fixe .
- Je vois…et alors vous en êtes où ?
- Plus de nouvelles…c'est terminé je pense !
- Tu penses ??? mais toi que veux-tu Hanae ?
- Moi je voulais continuer, et puis y a eu toi ce soir-là…j'ai voulu te revoir, tu me plais beaucoup…et puis y a eu hier soir et j'ai tout foutu en l'air…mais quelle idiote !
- Tu penses toujours à lui…c'est normal, je comprends …
- En fait je pense que je me suis voilée la face en tentant de l'oublier, je ne suis pas prête…et toi tu es si gentil, si compréhensible, c'est pire je crois !
- Je peux attendre si tu veux, Hanae…je ne te demande rien en retour…on se voit en ami avec toute notre bande de copain, et aucune pression…et on verra ensuite !

Cette proposition me soulage tellement, moi qui avais peur que Eimeo me juge, m'en veuille. Il est si bien ce garçon. Trop beau pour être vrai. Si seulement, je parvenais à effacer Manoa de mes pensées…

Eimeo a été si compréhensif que je me sens mal à l'aise. Je ne pense pas mériter une si belle amitié. Je me suis en quelque sorte servi de lui pour oublier Manoa, mais cela n'a pas fonctionné. Mon cœur est revenu à la réalité et mon âme a parlé toute seule pour moi. Mon état d'ébriété m'a permis au moins de me réveiller et de voir la vérité en face. Mon cœur est pris par mes pensées pour Manoa, et tenter de l'oublier ne m'apporte que déceptions et soucis.

Je dois tenter de recontacter Manoa, c'est impossible autrement, trop douloureux et surtout si handicapant. Comment arriver à me projeter avec tant de silences. Ce silence veut tout et rien dire à la fois.

Si vraiment il est passé à autre chose, il lui suffit de me le dire, me l'expliquer et de cette manière je pourrai avancer vers de nouveaux projets, de nouvelles rencontres. Ce silence est certainement la manière la plus dure que Manoa m'inflige, mais pourquoi cela ?? Je n'arrive toujours pas à comprendre et pire je me fais des idées, des faux espoirs et des déceptions à répétitions. Chaque message laissé sans réponses est un supplice.

J'espère surtout qu'un jour j'en aurai l'explication car là c'est vraiment trop dur. Je repasse en boucle nos conversations, nos échanges, nos messages, Je cherche ce que j'aurais pu faire ou dire de mal. Je réécoute nos conversations, les réactions de Manoa…Trouver le petit indice qui me permettrait de me mettre sur la voie de la compréhension. Mais rien, toujours rien ne me vient et c'est troublant, totalement.

Même si je tente de suivre les conseils de Leilani, plus le temps passe et moins je ne sais comment faire. Le recontacter pour la énième fois ? C'est trop dur de m'infliger autant d'attente à espérer recevoir une toute petite réponse, un tout petit message de sa part …du coup je n'ose plus, je préfère rester avec mes espoirs, les révélations de Fanou, mes rêves en tête, avec son visage devant mes yeux chaque soir en m'endormant… Je rêve de mon prince charmant, dont seule j'en ai la connaissance.

Pour mes proches, Manoa fait partie de mon passé, de Tahiti et de tout ce qu'on a vécu là-bas. Raiatea représente notre présent et notre futur, et pour mes parents, je vis ma meilleure vie à Raiatea, sans aucun doute. Je parais totalement épanouie entre mes cours de danse, mes nouveaux amis et ma co création de bracelets avec Leilani. Pour mes proches, j'ai tout pour être heureuse.

Sauf que je cache au plus profond de mon cœur mes souffrances et l'amour que je porte secrètement à Manoa. Ce n'est pas les efforts que je fais pour l'oublier. Je suis très occupée et très investie dans tous mes projets, et je les réussi à merveille, mais voilà Manoa est à l'origine de chacune de mes pensées. J'avance, comme si c'était pour faire plaisir à Manoa, comme s'il était là pour m'encourager ou pour me féliciter. Je ne peux m'empêcher de penser à lui à chaque instant. C'est lourd et surtout si déroutant. Alors je lui envoie des messages par la pensée, comme par télépathie en espérant qu'il les reçoive. J'implore le ciel d'avoir un tout petit message de sa part…

La relation qu'il s'était installée entre nous deux à Tahiti, n'a pas pu s'arrêter si vite, c'est impossible. Je crois à la magie des rencontres, à la connexion entre les êtres, et pour moi, le hasard n'existe pas. On ne rencontre jamais personne par hasard. Et si Manoa a été mis sur mon chemin, ce n'était pas pour rien. On a une histoire à vivre ensemble et elle n'est pas terminée, j'en suis certaine au fond de mon cœur. J'y crois. Ce n'était pas le bon moment peut être. Chacun de nous avait certainement des épreuves, des expériences à traverser chacun de son côté avant de se retrouver et d'évoluer ensemble…

Voilà ma philosophie de vie et cela a sur moi l'effet d'un véritable moteur pour avancer et surtout ne jamais renoncer. J'ai essayé de l'oublier et le résultat est mauvais. Cette expérience avec Eimeo aura au moins eu le mérite de m'ouvrir les yeux et me permettre d'avancer désormais avec plus de détermination et surtout venir plus souvent sonder mon cœur, au lieu de me jeter éperdument sur de nouvelles rencontres.

J'avoue que j'ai quand même eu beaucoup de chance, qu'Eimeo soit aussi gentil envers moi. C'est indéniable, sa gentillesse est communicative et peu de personnes possèdent de telles qualités, la beauté et la sincérité dans le cœur.

Après tant de soulagement, il est l'heure de retourner à l'hôtel. L'après-midi est réservé à la présentation des activités, que le complexe propose aux touristes. Je prépare des dossiers que je dois distribuer avant mon intervention. Viendra ensuite ma présentation, avec les divers intervenants, et les échanges autour des expériences insolites que l'hôtel propose pour épater de plus en plus sa clientèle. Pêche dans le lagon, rencontre avec les requins, parachute ascensionnel …des activités pour satisfaire tous les clients.

Je rentre ce soir à Raiatea avec beaucoup de satisfaction. Mon travail à l'hôtel s'est très bien passé et nos explications avec Eimeo me valent au moins le mérite de rester ami. Je me sens plus légère et surtout plus à l'écoute de mes véritables sentiments.

Je décide d'aller voir la page des réseaux sociaux de Manoa pour tenter d'avoir quelques nouvelles. J'avais effacé son compte de mes recherches afin de ne pas être tentée, d'y aller régulièrement. Mais là, ma tentation est trop grande. Je ressens le besoin de voir son visage.

Sa photo de profil a été changée. Manoa est au bord du lagon, affichant un magnifique sourire. Il est si beau, que j'en suis troublée. J'ai tellement envie de lui parler, de le voir. Cette distance est insupportable pour moi. La photo a été changée la veille. Ce qui me donne au moins l'information qu'il va bien. Il se connecte sur sa page de réseaux sociaux et c'est plutôt une bonne chose. Peut-être qu'il publiera bientôt une autre information concernant ses futures compétitions, ses déplacements. Je m'aperçois néanmoins que Manoa porte autour de son cou, un pendentif en forme de tiki. Le tiki de la protection. Cela ne m'échappe pas. Je me demande qui a pu bien le lui offrir et pour quelle raison ? Le protéger de quoi. Ce pendentif met en valeur le tatouage qu'il a autour de son cou comme un collier. Ici, c'est courant que les hommes se fassent tatouer autour du cou. Un style de collier épais allant des épaules au creux du cou. Ce pendentif m'interpelle. Si seulement j'en connaissais la signification, et surtout l'auteur de ce cadeau divin…

La page de son club de va'a indique qu'ils sont actuellement en déplacement à Huahine. Il est toujours aussi occupé…Il y a également une photo de son équipe lors de leur escapade à Manihi. C'est Manoa qui porte fièrement le trophée que j'ai eu l'honneur de toucher, lorsque je me suis rendue sur l'atoll.

Je vis vraiment cette relation au plus profond de mon cœur, à travers quelques photos et indices trouvés sur les réseaux sociaux. Cela m'attriste, qu'à seulement vingt ans j'entretienne autant de détermination à vouloir poursuivre une relation aussi fantomatique avec Manoa.

Mais comment faire autrement ?

Même si Fanou m'a conseillé de tenter de passer à autre chose et de laisser faire, je décide pour la dernière fois de lui envoyer un message. Je le prépare avec attention, choisis les bons mots en espérant au plus profond de mon cœur recevoir une petite réponse. C'est un face à face avec moi-même, un ultimatum que je m'impose. S'il n'y a aucune réponse de Manoa à ce message, s'est terminé de lui en envoyer et je déciderai tant bien que mal de passer à autre chose.

Je me connecte sur la messagerie instantanée, et vérifie la date de la dernière connexion de Manoa, et il était en ligne deux heures avant.

J'écris alors mon message.

> « Manoa, sans réponse de ta part à mes derniers messages, je me fais du souci. J'espère surtout que tu vas bien. Je ne comprends pas les raisons de ton silence, mais je suis désolé si je te dérange. Saches que tu me manques et que je pense beaucoup à toi. J'aimerais tellement avoir de tes nouvelles et savoir que tu vas bien. Ce silence est si douloureux pour moi, si tu savais. Je vais essayer de te téléphoner d'ici la fin de semaine. J'espère que tu pourras me répondre. Bisous et à très bientôt j'espère. Hanae. »

Le message est parti et bien réceptionné par la messagerie de Manoa.

Quelques heures plus tard, le message a été lu et vu par Manoa. Un petit bouton bleu me l'indique.

J'espère une réponse d'ici quelques jours. Le fait qu'il ait lu mon message me donne un peu d'espoir. Au moins il est au courant de mes sentiments, et j'ai eu le mérite au moins d'être honnête avec lui et d'avouer mes sentiments.

Une nouvelle étape de franchie, je me sens mieux et j'ai le cœur moins lourd.

Lorsque le soir même, je vérifie si Manoa a répondu à mon message, je suis au pied du mur. Je dois me rendre à l'évidence, Manoa souhaite cesser tout échange avec moi. Le message est clair, très clair même. La photo de profil de Manoa est vide et il n'y apparaît plus la date de sa dernière connexion. De toute évidence Manoa m'a bloqué sur la messagerie instantanée.

Je prends cela comme un véritable rejet de sa part, une réponse on ne peut plus explicite. Me bloquer, signifie le souhait d'arrêter toute relation, échange. Il veut m'effacer de sa vie. Mais pour quelle raison ????

Je suis véritablement perdue, je ne vois aucune issue. Je me sens exclue, mise de côté, évincée par celui qui occupe mes pensées, qui obsède mes journées et rempli mes nuits. Cette attitude ne lui ressemble pas, enfin c'est ce dont je pense. Manoa est tellement gentil, ouvert aux autres et respectueux, que cette attitude est vraiment étrange et surtout si incompréhensible.

De son côté Manoa a le cœur déchiré. Mes messages sont pleins d'amour, de belles intentions et lui procurent à chaque fois un élan d'amour dans son cœur. Mais il ne peut parvenir à se résoudre à me répondre.

Un seul mot et la relation se poursuit, et cela lui est impossible. D'une part sa terrible peur de souffrir de cet amour impossible à ses yeux, et ensuite l'incompatibilité d'un tel lien avec sa situation professionnelle. Manoa passe son temps en déplacements à travers toute la Polynésie et ne passe que peu de temps à son domicile. Même s'il avait fait le choix d'entretenir une relation sérieuse avec moi, on ne se serait vu dans le meilleur des cas qu'une semaine tous les deux mois.

Semaine de vacances que s'impose et s'accorde Manoa pour récupérer de ses longues semaines de travail auprès de son équipe. Non, la situation de Manoa n'est pas compatible avec une situation de couple stable. Il le sait très bien, qu'un jour il devra renoncer à sa carrière s'il souhaite fonder une famille, mais pour l'instant ses projets sont ailleurs. Il souhaite poursuivre ses engagements envers son équipe et faire d'elle, la meilleure de toute la Polynésie et l'investissement qu'il y consacre est colossal. Travail sans limites, déplacements hebdomadaires et disponibilité à toutes heures. Pour Manoa, je n'aurais que peu de place dans cet emploi du temps et je mérite mieux. Une vie stable, quelqu'un qui saura prendre soin de moi au quotidien et qui m'encouragera dans mes spectacles de danse ….

Manoa se résigne seul face à cette situation qui le déstabilise au plus haut point.

Même si son cœur lui dicte de répondre à ce énième message, à me rassurer et m'avouer ses sentiments, sa raison le bloque et lui dicte d'effacer ce message et revenir à ses activités. Mais cela est trop dur pour lui, il n'arrive pas à m'effacer de sa mémoire, et à chaque nouveau message, le doute s'installe et lui fait perdre pied.

Il lui paraît donc plus simple de me bloquer de ses correspondants et de sa messagerie instantanée pour véritablement passer à autre chose et ne pas me donner de faux espoirs.

C'est tout sauf logique mais c'est le seul moyen que Manoa a trouvé pour se protéger et en même temps me protéger ...

Je tente de lui téléphoner. C'est directement le répondeur de sa messagerie qui accueille mon appel. Je comprends alors que je n'ai plus aucun moyen de le contacter...Un seul petit espoir réside dans le fait de tenter de téléphoner à son club de pirogue, puisque c'est lui qui répond en principe. Cette seule éventualité me met bien évidemment mal à l'aise. Je ne sais pas qui pourrait répondre ni même comment serait perçu cet appel...

Mais au bout de quelques réflexions, je me mets cet ultimatum. Soit il décroche et auquel cas je pourrais discuter avec lui de ses silences, soit aucune conversation n'a lieu et je devrai contre ma volonté tenter d'oublier...

Un premier appel aboutit directement sur la messagerie, mais je n'ose pas laisser de message. M'aurait-il aussi bloqué sur un téléphone fixe ?

Mon cœur bat la chamade, je suis dans un tel état que mes mains ont du mal à tenir le téléphone tant elles tremblent. Je suis remplie de peurs, de doutes et surtout d'angoisse face à la réalité qui se profile devant moi. cette fois, je ne pourrais plus me bercer d'illusions, le message est très clair ! mais quand bien même, je ne parviens pas à lâcher, faut que je tente une dernière fois, on ne sait jamais...peut être que j'aurai la chance d'entendre sa voix...

Je me ressaisis et tente de renouveler l'appel quelques minutes plus tard. Un appel sans aucune réponse, puisque j'entends bien la sonnerie de l'autre côté du combiné mais personne ne décroche. Il n'y a même pas la possibilité de laisser un message...

C'est seule dans mon fare, ce soir, que je plonge dans un profond désespoir. Même la beauté de cette nuit au clair de lune ne réussira pas à me redonner courage. Tout espoir se réduit à néant, et je ne parviens pas à trouver dans mon cœur quelque espoir de revoir Manoa. Mais ce dont je suis certaine, c'est que cette situation devient trop douloureuse pour moi, je ne peux plus poursuivre ainsi, je me fais du mal, et cela ne sert visiblement à rien. A chaque fois, la même anxiété, les mêmes symptômes physiques...Je me bat contre des silences, des non réponses et surtout contre moi-même. Je dois impérativement lâcher comme me l'ont conseillé Fanou et Leilani, mais comment ? C'est facile a dire pour elles ...moi je n'ai pas de recette miracle...

Je préfère alors passer la soirée au bord du lagon, à regarder le reflet de la lune sur l'eau. En face de moi, apparaissent les contours de la montagne de Maupiti. Seul le lagon sépare les deux îles. La beauté du ciel étoilé, et la tranquillité du lagon sont un havre de paix.

Je ressens au plus profond de mon cœur que je dois agir, faire quelque chose de concret pour tenter de passer à autre chose. Et comme un nouveau signe, c'est évidemment vers ma grand-mère Poehere que vont mes pensées.

C'est le bon moment, pour réaliser ce petit rituel, qu'elle m'a vanté les mérites et surtout les bienfaits. C'est ce qu'on appelait « *le secret de la mer* ».

Car pour nous, seule la mer connaîtra notre plus grand secret, notre vœu le plus cher. Le partager avec la mer est un moyen de s'en détacher, et de laisser partir, pour ensuite espérer qu'il se réalise. Une manière, très proche, de celle d'écrire sur le sable ses soucis ou souhaits, et laisser les vagues les emporter. C'est une façon de mettre un peu de magie dans sa vie, mettre sa confiance dans le plan divin choisi pour nous.

Je décide de préparer un message d'espoir, une sorte de quête, en prenant soin d'écrire sur un petit bout de papier. Il est inscrit dessus :

« Mon vœu le plus cher, est de te revoir Manoa »

Je glisse ce bout de papier dans une bouteille en verre. Une bouteille que j'ai choisie avec grand soin. En verre blanc, avec en relief une fleur de tiaré. Je la scelle avec un bouchon en liège.

Et d'un geste tendre, je dépose cette bouteille au bord du lagon de Raiatea. Je ferme les yeux comme pour mieux apprécier le moment, et murmure tout doucement :

« À toi Manoa »

Ce sont les petites vaguelettes, qui viennent emporter cette bouteille, qui contient en elle, tous mes espoirs.

Ce soir, c'est une véritable bouteille à la mer que je lance. A la hauteur de mon désespoir, l'espérance de revoir Manoa est ancrée au plus profond de mon cœur. Seule la vie, saura, si cette bouteille à la mer, fera naître mon rêve.

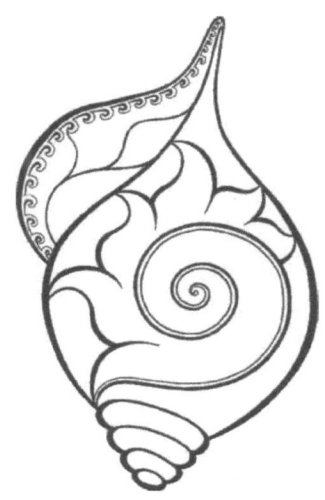

« Si tu te sens seul, si tu es triste, écris quelques mots, mets les dans une bouteille, puis jette la dans l'océan ! La bouteille échouera sur une des plages et quelqu'un te lira »

« Quel que soit le nom de tes silences, ils ont l'horizon d'un crépuscule bleu en bord de plage au clair de cet océan où le coquillage posé de tes rêves échoués rappelle tout le hasard audacieux des bouteilles à la mer »

Une véritable peine de cœur, qui me plonge pour les semaines suivantes dans un vague à l'âme, une période de déprime dont je suis la seule à détenir le secret de mon mal être.

Mes proches ne comprennent pas mon état, mes amies de Bora Bora non plus. Petit à petit je me renferme sur moi-même, et la seule à qui j'ose avouer mes états d'âme est Leilani.

Lorsque je l'appelle pour lui raconter ma situation, Leilani ne sait quoi répondre. Elle est triste pour moi, et ressent en elle tellement de colère envers Manoa. Il n'a pas suivi ses conseils et surtout il n'a pas suivi le deal qu'elle lui a proposé. Il a acheté son silence contre un séjour à Manihi avec moi. Il n'a pas précisé quand ? Voilà le deal à quoi il n'a pas tenu. A rien, du vent s'en persuade Leilani. Manoa n'a pas été correct, et maintenant c'est sa meilleure amie qui souffre véritablement. Comment Manoa a-t-il pu réagir ainsi alors qu'il a avoué être amoureux de moi. Comment peut-il me faire autant souffrir volontairement ?

Pour Leilani tout cela va trop loin et surtout n'a aucun sens. Peut-être que Manoa ne lui a pas donné toutes les raisons de son silence, mais quand même c'est illogique. Il se défile et c'est à Leilani maintenant que revient la lourde charge de me rassurer et surtout me redonner le sourire.

Leilani ne sait trop quoi me dire. Elle décide subitement de me proposer de venir la retrouver pendant les vacances de printemps. Cette distance entre nous est très difficile et une petite visite imprévue ne peut que me faire du bien. Auprès de Leilani je trouverai un apaisement et surtout un peu goût à la vie.

Leilani, quant à elle, se promet une chose. Si Manoa ne lui fournit pas d'explications logiques d'ici-là, elle m'avouera tout durant ces vacances. Elle lui a accordé le bénéfice du doute et il l'a trahi. Ça en est trop pour Leilani. Je ne mérite pas ça et surtout elle lui a accordé toute sa confiance. Il ne peut plus la trahir, me dissimuler tant de choses. La situation a pris trop d'ampleur et il est loin d'être digne de ce qu'elle pensait de lui.

Elle ne peut s'empêcher de réentendre les paroles, ce que lui a avoué Eeva, à Poe et à elle-même. Selon Eeva, tout allait rentrer progressivement en place, fallait beaucoup prier pour permettre à Manoa de retrouver le goût de la vie et s'autoriser à vivre ses rêves. Être plus confiant en lui et surtout oser se rapprocher de moi. Ce pendentif, il le porte visiblement, alors pourquoi rien n'avance dans le bon sens ?

Le lendemain, Leilani téléphone à Manoa mais il ne répond pas. Elle lui laisse un message en l'invitant à la rappeler au plus vite. Le ton de sa voix se veut plutôt menaçant. Elle espère de cette façon qu'il rappellera rapidement.

Elle a vu juste.

Dix minutes plus tard, Manoa la rappelle.

- Leilani comment vas-tu ?
- Mal, je vais mal. Et Hanae va encore plus mal que moi !
- Comment ça Hanae va mal ?
- Ce que tu lui fais est vraiment mal de ta part. Tu ignores tous ces messages, et maintenant tu la bloques. Elle se sent triste, perdue et surtout trahie. Pourquoi lui inflige tu cela ?

- Je ne peux pas faire autrement. Elle doit m'oublier…
- Et tu crois qu'elle va réussir à t'oublier comme ça ? C'est pire si tu savais ! elle se fait des films, des idées …tu devrais réagir différemment avec elle…
- Et comment ?
- Lui avouer la vérité et avoir au moins la décence de lui répondre, tu es impoli Manoa, voilà tout ! tu dois faire face à tes peurs, c'est toi le problème !

Manoa ne sait quoi répondre et préfère raccrocher le téléphone.

Leilani se sent en colère et rappelle sur le champ.

- Mais pour qui tu te prends. Je t'ai fait confiance en acceptant ce foutu deal qui ne tient pas la route ! Tu t'es moqué de moi. Je t'avertis je vais tout dire à Hanae, je ne peux plus lui cacher tout ça ! C'est impossible pour moi !
- Leilani, je t'en prie ne lui dit rien ça serait pire !
- Pire ? tu plaisantes là ! Hanae est plongée dans un mal être dont personne de son entourage ne connait la cause. On se fait beaucoup de soucis pour elle, et toi tu crois que ça serait pire si tu lui avouais que tu l'aimes ????
- Arrête Leilani, tu me fais peur ! Ne lui dit rien, du moins pas comme ça, pas sur un coup de tête ! Tu détruirais tout et Hanae serait hors d'elle de savoir que tu lui a menti toi aussi
- Et alors que faire ?
- Écoute, laisse-moi la soirée pour réfléchir calmement et on se recontacte demain si tu veux ?
- Parfait, mais tu as plutôt intérêt à trouver une idée de génie, sinon je lui dit tout !

- Bonne soirée Leilani et merci !

Manoa passe sa soirée à tenter de trouver un compromis pour ne pas tout détruire et se détruire par la même occasion.

S'il ne trouve pas une idée de génie comme lui a soumis Leilani, ça va être un véritable cataclysme dans sa vie. Je vais découvrir son côté sombre et Leilani va tout me révéler d'une telle façon que je vais de suite lui téléphoner pour demander des explications et il sera pris à son propre piège. Prendre le risque de se confronter à moi, serait tomber dans un piège dans lequel ça fait plus de six mois qu'il lutte contre. Avouer ses sentiments, son amour pour moi et de ce fait prendre le risque de cette relation amoureuse à distance.

Le lendemain matin Manoa prend son courage à deux mains et décide de devancer l'appel de Leilani.

Il a décidé d'accompagner Leilani lors de ses vacances à Raiatea, de faire une escale de deux, trois jours sur l'île en même temps que son séjour prévu à Huahine. Il pourra me revoir accompagné de Leilani, ce qui facilitera certainement les retrouvailles.

Cette proposition convient à Leilani, mais elle choisit de garder cela secret de peur que Manoa ne lui fasse faux bond au dernier moment. Me faire la surprise est si important pour elle. De quoi lui redonner le sourire en un claquement de doigt.

Les semaines passent et l'arrivée de Leilani à Raiatea se précise. J'ai tout prévu pour l'accueillir au mieux. J'ai même organisé une petite soirée avec mes amis de Bora Bora, pour faire les présentations. Cela se passera dans mon petit fare. Je vais installer des tentes au bord du lagon afin que chacun puisse prolonger la soirée quelques jours.

La dernière semaine avant les vacances à débuté, et j'ai en charge ce samedi l'accueil d'un groupe de dix personnes qui est attendu en fin de matinée. Mon emploi du temps a été changé pour l'occasion. Il s'agit d'un groupe qui fait escale pour quatre nuits et qui sera logé dans les fares sur pilotis. Je vais devoir leur proposer une activité plutôt sportive comme demandé. Je fais donc le choix d'une balade en quad dans la montagne de Bora Bora, ainsi que des tours en jet ski sur le lagon. Je prépare tout dans les moindres détails. Le groupe attendu, est selon les instructions que j'ai reçu, des clients très sportifs. Je n'ai pas plus de renseignements ce qui laisse un flou quasi-total concernant l'identité des clients. Cela est plutôt exceptionnel, car j'ai en principe la liste exacte des participants, avec leur identité, ce qui me permet de les accueillir avec beaucoup de personnalisation.

J'y consacre beaucoup de temps et mes bracelets font bien souvent partie du petit cadeau d'accueil que chaque client découvre déposé sur son lit à l'arrivée. Je tente à chaque fois de me rapprocher au mieux des goûts des clients. Une attention parmi toutes les autres que l'hôtel réserve à sa clientèle. Fleurs fraîches, fruits font partie des cadeaux qui sont à chaque fois déposés dans les chambres. Le bracelet que je crée vient ajouter une touche plus personnelle. Mais cette fois-ci, pour ce groupe de touristes, je n'ai pas suffisamment d'indices. Je fais le choix de déposer sur chaque lit un bracelet plutôt classique, une perle de Tahiti rehaussée de deux petites perles aux reflets bleutés, le tout, monté sur un cordon gris clair.

Tout est fin prêt, lorsque je ferme le dernier fare sur pilotis. Pour celui-ci, j'ai eu l'instruction, de déposer en plus sur le lit, une couronne de fleurs ainsi qu'un collier de coquillage. Ça doit être une personne plus importante que les autres aux yeux du directeur de l'hôtel. Peut-être le responsable du groupe, d'une grande entreprise étrangère je suppose.

Lorsque je retourne à l'accueil, Eveia termine elle aussi les dernières mises au point avec le chef du restaurant, ainsi que les autres hôtesses d'accueil qui seront chargées d'aller les accueillir à l'aéroport de Bora Bora.

Je me sens plutôt nerveuse, recevoir de tels clients, met toujours la barre haute, et tout doit être parfait.

Je vérifie chaque détail, et prend place derrière le comptoir d'accueil afin d'être prête pour onze heures.

Comme à chaque fois, une troupe de musiciens se place sous le porche d'entrée pour jouer du ukulélé. Une autre hôtesse prépare des serviettes imbibées de brume de monoï, qu'elle offrira à chaque client pour se rafraîchir. Tout est prêt pour leur arrivée.

Mes collègues confirment qu'ils ont récupéré le groupe à l'aéroport et que d'ici vingt minutes ils seront à l'hôtel.

Peu de temps après, j'aperçois le mini bus de l'hôtel qui approche de l'entrée. Le groupe arrive. Je vérifie rapidement ma tenue vestimentaire, ma coiffure et affiche mon plus beau sourire pour accueillir les touristes.

De l'autre côté de la petite rue, le bus s'est arrêté devant de magnifiques tipaniers et c'est une délicate odeur de fleurs de tiare qui vient leur souhaiter la bienvenue.

En dessous du bus, je vois défiler des chaussures. A priori il n'y a que des baskets. Ça doit être des sportifs comme indiqué lors du choix des activités que je dois leur proposer. Je n'aperçois rien de plus pour l'instant ce qui aiguise ma curiosité.

Je suis stoppé dans mon élan, lorsque mon responsable m'appelle dans le bureau juste derrière l'accueil. Je m'y rend rapidement car je souhaite être au comptoir lorsque le groupe fera son entrée.

Mon responsable souhaite juste vérifier avec moi les horaires des activités sportives prévues pour le lendemain. Une fois tout cela mis en place, je rejoins mon poste.

Le groupe fait son entrée dans le hall d'accueil. Il n'y a que des hommes qui ont l'air plutôt jeunes. Ils portent tous la même tenue que je ne parviens pas à identifier ce à quoi elle correspond. Juste une couleur, le haut blanc et le bermuda bleu. Plutôt classique.

C'est lorsque l'un d'eux se retourne pour s'approcher du comptoir, que je reste sans voix.

Il s'agit de Manoa. Oui, mon Manoa…

Je crois rêver, je n'en reviens pas. Je commence à bafouiller, et Eveia assise juste à côté de moi ne comprend pas ce qu'il se passe. Elle vient vers moi pour prendre le relais.

- Iorana et Maeva ! au Beachcomber Bora Bora ! Nous allons tout mettre en place pour faire de votre séjour, un moment inoubliable !

Manoa, juste devant, ne sait pas quoi dire, lui non plus, tant la surprise est grande. Il ne trouve pas ses mots, se sent mal à l'aise. Ce qui n'échappe pas à Eveia.

- Tout va bien ? y a-t-il un souci ?
- Oui, oui …Tout va très bien.
- Ton nom de réservation s'il te plait ?
- Groupe du feu !

Voilà la raison pour laquelle je n'ai pas su qu'il s'agissait de Manoa. Lorsque le groupe est en déplacement pour garder l'anonymat, ils se font appeler « *groupe du feu* ». Il n'y avait donc aucun indice qui laissait entrevoir la possibilité qu'il s'agisse de Manoa.

Je ne sais pas quoi dire, quoi faire, je suis comme paralysée derrière le comptoir.

Manoa, lui, tente de rester serein face à son équipe qui est juste à côté de lui. Il ne peut pas laisser paraître un tel malaise qui laisserait échapper tant d'ambiguïtés. Il y a pourtant son coéquipier et ami Tahitoa qui m'a reconnu, et il se rapproche de moi pour me saluer.

C'est ce geste qui enlève tout doute à Eveia quant à l'identité de Manoa.

Je tente de reprendre mes esprits et de rester professionnelle.

Je me relève et je m'approche d'Eveia pour prendre le relais.

- Parfait Eveia, je m'occupe de ce groupe. Merci de ton aide. Je vais procéder à l'enregistrement et à l'attribution de vos chambres. Peux-tu me donner ton bon de séjour Manoa.

Il s'approche timidement, en m'adressant un sourire des plus doux.

- Voilà Hanae notre bon. Si j'avais pensé de voir ici. Tu es magnifique. Ses mots ne sortent plus, il ressent un mélange de joie mais aussi de terrible honte. Comment a-t-il pu agir de la sorte. Il se remplit de bouffées de chaleur en me voyant.

Moi aussi, pleine d'émotions, j'en ai les larmes aux yeux, de voir Manoa, devant moi. Comment cela est-il possible, qu'il soit là, à l'hôtel où je travaille, et pourquoi est-il à Bora Bora. Lorsque j'ai vérifié son programme de déplacement, il était indiqué un déplacement à Huahine... Es ce une manière pour donner de fausses informations ? ou simplement y a t-il eu un changement de dernière minute. Tout cela s'embrouille dans ma tête, je ne sais plus quoi penser. Mon cerveau mélange les idées et je n'y vois pas très clair.

Mais l'essentiel est là, et la surprise est telle que je me sens tout à coup rayonnante. J'en ai les mains moites, les jambes flageolantes, et le cœur qui bat à nouveau la chamade. Les mêmes sensations que je ressentais à chaque fois que Manoa s'approchait de moi à Tahiti. Il a une véritable emprise sur moi, sur mes émotions, mes sensations c'est indéniable. Ça me trouble, de me voir embarquée dans un tel tourbillon d'amour, une telle dépendance affective, c'est même vertigineux. Je ressens des frissons dans tout mon corps, et même de légers vertiges.

Même si je fais confiance en la vie, cette fois-ci, le destin a bien tout orchestré. Quelle merveilleuse surprise et surtout quel bonheur de revoir Manoa alors que je pensais que tout était terminé et que je ne le reverrais probablement jamais.

Manoa quant à lui ne sait plus trop quoi dire. Le destin a décidé pour lui. Il a choisi de nous remettre sur le même chemin, et aujourd'hui, je crois que le plan est toujours parfait !

Nous sommes autant surpris l'un que l'autre et notre trouble se fait sentir. Nos regards l'un pour l'autre se font pesants et Manoa a des étoiles dans les yeux. Même dans le silence il n'y a aucun doute sur nos sentiments réciproques, c'est évident. On est si gêné qu'on ne sait comment réagir.

Avec spontanéité Manoa prend la parole le premier pour venir briser ce silence que tous autour de nous trouvent étrange.

- Hanae ! Hanae…wouah…Il se passe la main dans les cheveux d'un geste spontané comme pour se réveiller d'un rêve qui paraît pourtant si réel.
- Oui Manoa c'est bien moi. Je travaille dans cet hôtel depuis quelques semaines et c'est moi qui suis chargée de l'accueil et de l'animation des groupes de touristes.
- Alors nous sommes entre de bonnes mains !
- Attends-moi ici, je vais chercher vos dossiers dans mon bureau …

Mon bureau qui est derrière l'accueil, me permet de reprendre mon souffle qui s'est littéralement bloqué, dès lors que Manoa est apparu devant moi. Je n'en crois pas mes yeux. J'avais imaginé tous les scénarios possibles pour nos retrouvailles que j'espérais tant, mais jamais une telle situation. Improbable, totalement. La surprise est telle que ce trouble laisse place à une folle envie de lui parler, tout lui raconter et surtout me rapprocher de lui, le voir, l'observer, lui toucher la main, le regarder dans les yeux, l'embrasser…Bref être avec lui, voilà ce que je souhaite plus que tout. Je ne pense même plus aux questions que je voulais tant lui poser, de savoir pourquoi avait-il mis ce silence entre nous…Il est là, dans l'hôtel et c'est le principal. D'un geste spontané, je regarde le plafond et mets mes mains en prière comme pour remercier l'univers d'avoir exaucé mon vœu le plus cher. Remettre Manoa sur mon chemin.

Ma bouteille à la mer …voilà, ma grand-mère Poehere en était persuadée que ce rituel possédait tant de pouvoirs !

Je dois reprendre mes esprits rapidement, ne pas semer de doutes et troubles autour de moi et surtout ne pas montrer à Manoa autant de contentement. Je ne veux pas l'effrayer et le faire fuir une seconde fois. Non, je dois juste y aller en douceur, et m'afficher sous mon meilleur jour. Pour l'instant, rester professionnelle est la première des priorités. Il est là à côté de moi, c'est l'essentiel, mes vœux ont été exaucés. Il est ici pour une semaine, donc j'aurai le temps de discuter avec lui. Pour le moment je dois retourner à l'accueil sinon ils vont s'impatienter et se poser des questions sur mon attitude.

Lorsque je réapparais, je vois Manoa m'observer avec un regard si tendre, si doux et à la fois si enjoué de nos retrouvailles. Je suis parcourue à nouveau de frissons, je sens ce lien entre nous qui se rétablit comme par magie. C'est une évidence, chacun de nous deux ne laisse pas l'autre indifférent. Les regards, les gestes maladroits, et les paroles mal choisies sont le signe d'un trouble entre nous.

- Voici Manoa le dossier d'accueil de l'hôtel, avec les cartes pour l'accès aux chambres et les cartes pour les repas.
- Merci Hanae, c'est une invitation au dépaysement, au paradis …

Il saisit tous les éléments, et d'un geste tendre pose délicatement sa main sur la mienne. Nos regards se posent l'un sur l'autre, et comme une invitation à plus d'explications Manoa cligne des yeux et prend un air plus sérieux.

- Je te dois des explications Hanae, je suis tellement heureux de te revoir si tu savais !
- Tu es là devant moi c'est le principal !

Eveia a tout de suite compris qui est Manoa.

- Je vais t'aider Hanae à installer tout le groupe dans leurs fares respectifs et tu pourras discuter tranquillement avec Manoa.
- Merci Eveia, je te revaudrai ça !
- Sans souci, ça me fait plaisir !
- Tiens les dossiers des fares sur la plage. Moi je vais me charger de ceux sur le lagon.
- Manoa séjourne dans lequel ?
- Celui sur pilotis, le fare au bout du ponton face au lagon, la suite prestige…
- Wouah, le plus beau !
- C'est ça …Manoa est un client privilégié, il est le responsable du groupe…qui dit responsable dit suite de luxe ici !
- Quelle chance il a !!
- Il aura en plus un petit cadeau spécial …
- Ah oui ?
- J'ai pour habitude de déposer sur le lit de cette suite un cadeau supplémentaire !
- C'est quoi ?
- Une de mes créations de bijoux, si seulement j'avais pensé ce matin que ce client serait Manoa…

Je leur fait découvrir les abords de l'hôtel et comme à mon habitude je m'y emploie avec grâce et sérieux. J'adore faire découvrir ces lieux si merveilleux. Les touristes sont toujours autant ravis et enchantés du séjour qui se profile devant eux.

Mais à la grande différence cette fois, c'est qu'il s'agit de Manoa. Il me suit avec attention, et je remarque à plusieurs reprises qu'il ne peut s'empêcher de me regarder si intensément que ça en devient même un peu troublant. Un regard posé sur moi comme pour se remémorer les merveilleux instants passés ensemble. Manoa lui, sent cette admiration qu'il a pour moi et cette pointe de désir de se rapprocher encore un peu plus. Il tente de ne rien laisser paraître pour ne pas attiser de questionnements de ses coéquipiers. C'est un déplacement professionnel et en tant que coach il se doit d'être irréprochable et surtout discret sur ses sentiments et vie privée. Tahitoa lui s'amuse plutôt de la situation, et n'hésite pas à taquiner Manoa.

J'ai bien compris l'enjeu de ce voyage pour Manoa. Un séminaire de groupe pour souder l'équipe et harmoniser leurs projets avant la grande finale qui se déroulera dans un peu plus d'un mois à Moorea.

Je poursuis l'installation de l'équipe en faisant le choix de garder le fare de Manoa pour la fin. Ce sera une bonne manière de pouvoir discuter peut-être un peu avec lui…

- Tu as emménagé à Bora Bora Hanae ? Me demande Manoa, lorsque nous patientons le retour d'un de ses coéquipiers qui est en train de découvrir son fare.
- Non, je suis toujours à Raiatea, je viens à Bora Bora deux jours par semaine, pour mes cours de danse et mon travail ici.
- Génial ! y a pire comme lieu de travail dis-moi…
- C'est vrai, j'ai beaucoup de chance !

- Je n'aurai jamais pensé te voir ici…
- On dirait que le hasard a bien fait les choses.

Un petit jeu se met en place entre nous deux. On essaye de ne pas se faire remarquer, ne pas laisser semer quelques doutes dans l'entourage tout en espérant un peu plus de ce jeu. Et comme c'est fastidieux de cacher ses sentiments, comme il est difficile de les dissimuler, de les cacher…Le cœur parle en dessous et les yeux ne peuvent mentir, dans le regard tout se voit !

C'est compliqué pour moi qui dois faire preuve de professionnalisme face à des clients hors du commun. Une équipe de jeunes sportifs qui ont l'air tour à tour d'apprécier ma présence, et qui n'hésitent pas pour la plupart d'entre eux à me couvrir de compliments. Manoa ressent une pointe de jalousie dont il se surprend lui-même. Comment est-ce possible que je l'envoute autant, que ses sentiments se mêlent en lui, par peur de me perdre une nouvelle fois…

Il doit cette fois être plus honnête et il ne peut plus se cacher derrière des messages, des mails ou des non réponses, des silences. Face à face, il n'arrivera pas à dissimuler grand-chose bien longtemps. Il se retrouve avec ses sentiments qui lui reviennent en pleine figure et il se sent un peu démuni. Un mélange d'excitation de me revoir, de peur de ses sentiments et le souhait de cacher cette vérité à son équipe. C'est complexe cette situation mais tellement inhabituelle et surtout surprenante.

On traverse ensemble le long ponton qui conduit au dernier fare disposé au loin face au lagon. Le chemin en latte de bois laisse apparaître la couleur translucide de l'eau en dessous. Au fur et à mesure que l'on s'approche du fare sur pilotis, Manoa se croit en plein rêve. Tant par la beauté du lieu qui est paradisiaque que par ma présence à ses côtés. Il n'a même pas osé rêver de telles retrouvailles même dans ses plus beaux rêves.

Je me sens en confiance dans ces lieux et je déambule à ma convenance. Une démarche féminine et douce à la fois. A chaque pas, ma robe virevolte laissant apparaître mes fines jambes. Manoa n'est pas indifférent et il se surprend même à imaginer la beauté de mon corps tout entier.

Lorsqu'on approche de la porte d'entrée du fare, je me retourne vers lui :

- *Maeva* Manoa, dans ton coin de paradis. C'est notre fare Suite de luxe qui dispose de toutes les commodités que l'hôtel peut mettre en avant. Je te laisse passer en premier.
- C'est déjà splendide Hanae, je suis sans voix.

Lorsque j'ouvre la porte du fare, un magnifique rayon de soleil transperce la pièce, comme une invitation à y pénétrer.

Manoa prend délicatement ma main dans la sienne pour venir découvrir ce lieu si magique. La douceur du geste et le rapprochement de nos corps, me provoque un long frisson qui parcourt tout mon corps. C'est pour moi le signe que l'instant est comme suspendu hors du temps. Un moment de pure grâce.

La main de Manoa est si chaude, si douce et à la fois si rassurante. Je baisse les yeux sur cette étreinte et Manoa en fait de même. Il lève nos mains entrelacées pour venir déposer un baiser sur ma main et me sourit.

Je suis un peu mal à l'aise, je me trouve sur mon lieu de travail, je me dois d'être professionnelle. Mais là c'est différent, il s'agit de Manoa, mon Manoa.

Grâce à Eveia je dispose de temps supplémentaire avant la présentation des activités au groupe. Je peux prendre un peu de temps avec Manoa en espérant que personne ne s'en aperçoive. Nos retrouvailles sont si proches que chacun de nous ne souhaite ébruiter cette rencontre inattendue.

Je vérifie l'heure, pour m'assurer que je ne doive pas déjà m'absenter. Il me reste presque une heure avant de devoir me rendre à la réunion de présentation. Comme je dois me préparer avant, je me contente des quelques minutes que j'ai avec Manoa.

Même s'il est dans l'hôtel pour une semaine, je ne travaille que le samedi. Le reste de la semaine, je suis à Raiatea. Je ne pourrai le revoir que samedi prochain. Manoa va être très occupé et je ne peux pas venir à l'hôtel en dehors de mes horaires de travail, ça éveillera trop de soupçons.

Manoa s'aperçoit que je suis perdue dans mes pensées et bien songeuse.

- Hanae, tout va bien ? Tu as l'air ailleurs tout à coup…
- Oui oui, c'est juste que je ne vais pas pouvoir rester bien longtemps, c'est moi qui suis chargée de vous présenter les activités que vous pourrez pratiquer cette semaine. Et la réunion d'information est prévue dans une petite heure.

- Alors tu vas nous concocter un super séjour si je comprends bien ?
- Voila ! je dois faire de ce séjour, un moment inoubliable pour chacun de nos clients.
- Je peux t'assurer que pour moi il est déjà inoubliable !
- Avec ce fare c'est certain, tu as le plus beau !
- Non, grâce à toi Hanae. Ta présence ici, nos retrouvailles….

Manoa secoue sa tête de droite à gauche comme pour tenter de se réveiller d'un rêve trop beau, trop irréel pour être vrai.

Devant tant d'émotions je viens déposer ma main sur mon cœur, comme pour remercier la vie de ce cadeau inespéré.

Manoa déambule dans le fare comme un enfant devant ses cadeaux de Noël. Tout ici l'émerveille et c'est bien normal.

L'intérieur est décoré essentiellement de meubles en bambou, de décoration avec coquillages, nacre et fleurs et la plupart des pièces sont ouvertes sur le lagon.

Le petit salon est composé d'un joli canapé blanc, où est disposé juste devant, une table basse en verre. Je m'en approche et demande à Manoa de s'asseoir délicatement. Je me baisse vers la table et fait basculer le plateau en verre. Il s'agit d'une trappe qui donne accès sur le lagon. A travers cette ouverture on peut observer les poissons multicolores et venir les nourrir. Une véritable attraction pour les touristes en quête de merveilleux.

Manoa est stupéfait. De nombreux poissons viennent se présenter devant nos yeux. J'attrape des petits bouts de pain secs, me baisse devant la table pour accéder à la trappe où je peux les observer. Manoa plonge son regard sur mon décolleté. Ma robe laisse juste apparaître le départ de mes seins et il ne peut s'empêcher d'être troublé. Je relève mes yeux et m'aperçois que Manoa a son regard perdu sur cette partie de mon corps. Je lui souris. Il se contente de fermer les yeux pour les rouvrir ensuite et venir les plonger dans les miens.

Tour à tour on s'amuse à nourrir les poissons. L'instant est léger et pleins rires, à plusieurs reprises nos mains se frôlent instinctivement, on ne parle pas, on profite chacun de l'instant et surtout la présence des poissons en dessous du fare nous permet de lever le trouble sur la situation et sur nos sentiments respectifs.

Tout à coup Manoa se relève et se dirige vers la salle de bain ouverte sur le reste du fare.

- Wouah regarde-moi cette salle de bains, c'est fouuuuuu !
- Ce sont des lianes de vanille fraîche cueillies à Taha'a que l'on suspend au-dessus de la baignoire tous les jours. Une odeur envoutante en ressort et de ton bain tu peux imaginer être en pleine vallée cette fabuleuse île...
- Et toutes ces fleurs sur mon lit !!! Il y a un paquet cadeau !! C'est quoi ?
- Ouvre le ! c'est moi qui l'ai réalisé...je suis chargée de créer un petit présent pour chacun de nos clients. Tu as l'honneur d'être dans le fare de luxe. A celui-là j'ajoute une touche personnelle !

Manoa attrape le petit paquet tout en poursuivant sa découverte en ouvrant la baie vitrée de tout son long. Elle coulisse pour ne faire qu'une seule pièce commune avec la chambre. Une terrasse en bois suspendue au-dessus du lagon avec des bains de soleils tellement grands qu'ils forment un lit. Un spa est sur le côté, offrant une vue sur le lagon. C'est si luxueux que Manoa en reste bouche bée. Je le ramène à la raison en lui montrant le petit atoll situé juste devant. Il s'agit d'une des excursions proposées lors du séjour.

J'hésite à lui demander les raisons de son absence, de son silence, mais j'ai trop peur de la réponse et de venir gâcher l'instant. Il est peut-être marié, il a peut-être des enfants. Il s'agit là d'un déplacement professionnel pour lui. Je note tout de même l'absence d'anneau à sa main gauche. Il n'a pas non plus de bijoux faisant apparaître des signes de parentalité, comme pendentif avec des initiales ou autre. Ça fait tout de même presque deux ans que l'on ne s'est pas vu. Il n'a pas du tout changé, il est même encore plus beau que dans mes souvenirs. Plus musclé, plus sûr de lui. Son rôle au sein de l'équipe lui a fait gagner de la confiance mais il est toujours aussi simple et a toujours son sourire ravageur. Un vrai séducteur mon Manoa. Comment serait-il possible que son cœur ne soit pas déjà pris ?

A la différence que lui connait bien ma situation. Leilani lui donne des nouvelles régulièrement. Il sait tres bien que je suis célibataire et que je passe mon temps libre dans mes cours de danse, la création des bijoux pour Poe et ma famille à Raiatea. Il sait pertinemment que je ne l'ai pas oublié.

Lorsque Manoa s'apprête à ouvrir le petit cadeau, je m'approche de lui.

- Attends, tu l'ouvriras ce soir lorsque tu seras seul !

Je dépose ma petite main sur son bras. Nos yeux se croisent. Manoa s'approche doucement pour venir me tenir par les deux mains. Face à face, nos regards se perdent l'un dans l'autre. Nos corps se frôlent, le désir est bien palpable mais aucun n'y succombe.

- Je suis si désolé Hanae, si tu savais…

Manoa baisse les yeux sur nos deux mains jointes. Lorsqu' il relève les yeux il s'aperçoit des larmes qui glissent sur mes joues. Il prend conscience du mal qu'il a pu me faire pour avoir voulu me protéger.

- Tu es marié Manoa ? Pourquoi ??
- Non je ne suis pas marié Hanae…Je ne pouvais pas répondre…
- Mais pourquoi ? Manoa…
- Je voulais juste te protéger, ne pas te retenir, te permettre de vivre ton rêve avec ta famille.
- Mais je ne comprends rien Manoa…
- Je t'aime, je t'aime plus que tout Hanae, depuis le début !
- Mais pourquoi ses silences, ça voulait tout dire et rien dire à la fois pour moi !
- Si je t'avais avoué mes sentiments tu ne serais jamais partie de Tahiti…
- Et alors, je serais resté avec toi !
- Tu étais trop jeune, et moi trop peu confiant quant à mon avenir professionnel, c'était trop tôt pour nous deux…
- Manoa….

Je fond en larmes à cet instant. Des larmes de désespoir mélangées à des larmes de joie quant aux révélations que Manoa vient de m'avouer.

Manoa me prend délicatement dans ses bras, avec une telle douceur et force à la fois. Le destin nous a remis sur la route, c'est comme si mon cœur venait d'être réanimé, il bat de plus belle, ma petite flamme intérieure reprend. Ces paroles, ce moment que j'ai si longtemps tenté d'imaginer, me voilà en train de le vivre.

Manoa éprouve un énorme soulagement de pouvoir enfin m'expliquer. Un mot, une histoire et l'espoir revient entre nous. Une histoire qui aurait pu être totalement gâchée et qui grâce au ciel aujourd'hui peut revivre. Je retrouve mon héros et je peux enfin avoir ce moment de magie. Manoa lui, retrouve cette petite étincelle, qu'il a si bien cachée depuis ces deux longues années.

C'est parfait, la vie sait bien mieux que nous ce dont nous avons besoin. Si tout ne se déroule pas comme nous le souhaiterions, c'est bien souvent pour nous protéger. C'est que la situation n'est pas arrivée au bon moment ou au bon endroit tout simplement.

Si Manoa m'avait révélé ses sentiments deux ans auparavant, j'aurais annulé mon départ pour Raiatea avec mes parents. Je serais resté à Tahiti pour être avec lui, alors que Manoa lui aurait passé le plus clair de son temps en déplacement pour former son équipe et développer son activité, j'aurais été seule.

Ces deux longues années, où chacun de nous a été privé de tant d'amour, est aujourd'hui enfin possible.

Aujourd'hui le destin nous permet d'être réunis dans un lieu magique où les rêves et les espoirs en l'avenir peuvent enfin s'ouvrir sans aucunes contraintes ni peurs.

Manoa a véritablement fait preuve de bienveillance, de sacrifices pour que je puisse poursuivre ma route vers mes plus grands rêves, même s'il a dû se sacrifier et cacher ses sentiments. Il est intègre, il a fait preuve d'amour. Ne pas me retenir pour son seul bien être mais me laisser m'envoler vers ma destinée. Quand on aime quelqu'un de toute son âme, on ne le retient pas, on lui permet de s'envoler, de rayonner.

Manoa m'a considéré comme son autre, son infini. Il a fait passer mes besoins avant les siens, en gardant un seul espoir en tête, me revoir, me retrouver un jour. Il a tenté l'impossible et aujourd'hui la vie nous réunit une nouvelle fois à Bora Bora, la perle du pacifique.

L'instant pourrait être suspendu si ce n'était pas le bip que j'entends de mon téléphone. C'est Eveia qui me rappelle que la réunion commence dans dix minutes. Le temps a filé à toute vitesse.

- Je dois y aller Manoa, la réunion commence bientôt…
- Je t'y rejoins.

J'avance vers la porte du fare, lorsque Manoa l'interpelle.

- Attends Hanae.

Manoa est déjà juste derrière moi. Il s'approche délicatement, dépose ses deux mains autour de mon visage. Il y a juste l'espace d'un mince filet entre nous où s'échappent nos souffles.

J'ose déposer timidement mes mains autour de sa taille. Nos lèvres s'effleurent avec une telle douceur. On échange plusieurs baisers. Nos cœurs s'emballent à toute vitesse. Lorsque Manoa décolle ses lèvres des miennes, son regard se fixe sur mes cheveux pour murmurer quelques mots tout bas :

- Je suis fou de toi Hanae, je t'aime, vraiment …

Je lui rend un baiser en signe d'approbation. J'ouvre la porte derrière moi, et je quitte le fare avec des pas légers, élancés mais si sûrs.

Je sautille sur le ponton qui mène à la plage de l'hôtel, je ressens une immense joie comme une enfant. Je suis légère, et joyeuse comme je ne me suis encore jamais sentie. La présence de Manoa me donne des ailes. Lorsque j'arrive au bout du ponton je me retourne comme pour m'assurer que je ne suis pas en train de rêver. A l'autre bout, j'aperçois Manoa qui m'observe et me fait un petit signe de la main.

Eveia m'attend dans la salle de réception où se tiendra la réunion d'information.

- C'est bien ce que je crois Hanae, c'est ton Manoa ?
- Oui, c'est « *mon Manoa* » !
- Mais comment est-ce possible, lui ici sans que tu ne le saches ? Tu n'avais pas vu son nom sur la réservation ?
- Non, car c'est la secrétaire du club qui a réservé, en précisant juste qu'il s'agissait d'un groupe sportif, qu'il fallait réserver neuf suites jardin et une suite pilotis lagon. Rien de plus.
- Ça alors !!!! Je n'en reviens pas !
- Merci Eveia de m'avoir aidé pour l'attribution des fares.
- Et alors ???? Que s'est-il passé ???
- Arrête ! rien du tout !
- Rien ????
- Non, enfin presque rien !!!
- Dis-moi tout vite !! il est sacrément canon !
- Je sais bien, Eveia…

Comme sauvée par le gong, rentre dans la salle le directeur de l'hôtel qui vient vérifier que tout soit parfait pour ce groupe d'exception …S'il se doutait que je connaisse si bien le coach, le directeur serait peut-être un peu moins exigeant envers moi…

Je ne laisse rien paraître, tente tant bien que mal de garder mon sérieux et mon professionnalisme.

Je porte un ensemble aux couleurs de l'hôtel, jupe et chemisier assorti. Tenue féminine et élégante qui met en valeur ma fine silhouette. Je dépose une fleur de tiare derrière mon oreille droite.

Tout le groupe de Manoa s'installe autour des tables disposées dans la salle polyvalente ouverte sur le jardin tropical. Y est disposé le buffet aussi coloré qu'appétissant qui sera servi pour clôturer cette journée d'accueil dans ce magnifique lieu.

Tout est pensé dans les moindres détails. Le buffet propose des mets polynésiens de grande qualité, des fruits, le tout est décoré avec de merveilleuses fleurs d'hibiscus, tipanier, tiaré, oiseaux de paradis, kahia….

Un petit groupe joue du ukulélé, ce qui donne un air léger et une ambiance décontractée.

Ce pot d'accueil annonce les premiers échanges entre les touristes et les locaux.

Tout l'enjeu du séjour se joue durant ce petit moment. Je dois savoir me montrer convaincante et donner envie aux clients de participer aux nombreuses activités de l'île. Les excursions représentent pour le complexe hôtelier une majeure partie du chiffre d'affaires et permet aux locaux de travailler régulièrement pour faire vivre leurs familles. Le tourisme est la source de revenu principale pour les habitants. Je dois être à l'écoute de leurs envies et savoir proposer les activités qui sauront les ravir et faire de leur séjour un voyage inoubliable.

Je m'installe au centre, devant le groupe assis sur des sofas en bambou recouverts de paréos colorés. L'ambiance et le ton sont donnés.

J'aperçois Manoa qui est assis juste à ma droite, avec un verre de punch à la main. Il me sourit, mais tente de rester sérieux pour ne pas me troubler.

Sa présence me provoque une immense joie, mais me met mal à l'aise. Je voudrais crier au monde entier qui est Manoa, mais je me dois de rester professionnelle autant que possible.

Le directeur de l'hôtel prend la parole et présente le complexe sur les grandes lignes. Il félicite le groupe pour leurs réussites ultérieures et leur souhaite la bienvenue.

C'est à mon tour de prendre la parole.

- Iorana ! l'hôtel Beachcomber Bora Bora vous accueille pour faire de votre séjour un moment hors du temps.
  Je suis Hanae et suis chargée de vous présenter les différentes activités proposées et organiser votre séjour dans les moindres détails. Si vous avez des demandes particulières n'hésitez pas.

Je fais défiler sur l'écran, les activités, dont l'éventail est impressionnant. Pour un groupe composé de sportifs, c'est toutes les activités qui peuvent les intéresser. Activités marines, avec tour de l'île en jet ski, location de bateau, paddle, parachute ascensionnel, pique-nique sur un motu, rencontre et nage avec les raies, les requins…. Ou activités terrestres avec balade en quad, 4X4, ou encore activités internes à l'hôtel avec les massages à l'institut, cours de sport privés ….

La palette d'activités est si variée et riche que chacun peut y trouver son bonheur. Certains animateurs locaux se sont même déplacés pour l'occasion.

A la fin de la présentation chacun à loisirs, peut poser des questions complémentaires, visionner les courtes vidéos de présentations des activités pour ensuite venir s'inscrire aux créneaux proposés.

Je me rend disponible pour chaque client, pour personnaliser au mieux chaque programme. Durant ce temps certains profitent de déguster le buffet, d'échanger entre eux et de passer une première soirée animée sur cette merveilleuse île.

La salle est ouverte sur le jardin, ce qui laisse la possibilité à chacun de pouvoir se balader dans les abords où sont installés de nombreux patios pour permettre à chacun de disposer d'un endroit plus calme et reposant. Des hamacs, fauteuils, petits salons sont dissimulés dans ce superbe jardin où l'on apprécie la diversité d'arbustes fleuris, petits bassins remplis de nénuphars et de poissons ornementaux. Des perruches, frégates du pacifique, hirondelles de Tahiti, de nombreux oiseaux tropicaux sont aussi présents. Le lieu est propice aux échanges et aux moments de paix où l'on peut se ressourcer et laisser libre cours à l'imagination.

Manoa, lui, contrairement à ses coéquipiers, est envouté par ses pensées obsessionnelles pour moi. Il ne réserve que les activités phares de l'île en espérant passer du temps en ma compagnie. Il est ici toute cette semaine, et il sait très bien que c'est une aubaine de pouvoir la passer proche de moi.

Lorsque je termine le planning des réservations je peux enfin profiter de l'ambiance. Je change de tenue pour en adopter une, beaucoup plus décontractée. J'enfile une robe en mousseline rose poudrée, des boucles d'oreille en perles de Tahiti et mon pendentif assorti que m'ont offert les parents de Leilani. Manoa ne reste pas insensible à ma présence, ce qui ne passe pas inaperçu aux yeux de Tahitoa.

- Dis-moi Manoa, on dirait bien qu'Hanae te trouble, je ne t'ai jamais vu aussi timide !
- Elle est belle tu ne trouves pas ? Elle a un charme fou, un charme vraiment à part !
- Oula t'emballe pas mon grand ! mais je t'avoue qu'elle est ravissante ! Elle est si épanouie dans ce travail, ça fait plaisir à voir…

Manoa prend conscience que je dois être convoitée sans cesse, et qu'il pourrait me perdre aussi rapidement. Cette idée lui donne la nausée surtout qu'il s'aperçoit de l'évidence de ses sentiments envers moi. Plus de doutes, il est amoureux et il ne peut plus le cacher. Il va peut-être s'autoriser à vivre pleinement notre histoire qui lui prend toutes ses pensées depuis plus de deux ans.

Je suis bien présente, il ne peut plus se défiler maintenant. Et il ne souhaite surtout pas me laisser échapper une seconde fois. Il le sent au plus profond de ces entrailles, qu'il est plus attaché à moi que ce qu'il ne pensait. Ma présence, mes gestes, mes paroles, mon parfum, tout, provoque en lui un tourbillon d'émotions dont il ne soupçonnait même pas l'existence.

Si c'est ça, véritablement l'amour, Manoa le découvre et cette adrénaline lui donne des ailes. Il se sent plus fort, plus confiant et surtout souhaite donner le meilleur de lui-même pour me reséduire. La soirée touche à sa fin, et tous commencent peu à peu à rejoindre leur fare.

 La journée a été assez fatigante entre les transferts d'aéroports, les déplacements en bateau pour rejoindre l'hôtel et la soirée d'accueil. Je range la salle de réception en compagnie de Eveia et on refait le monde ensemble. On parle des anecdotes concernant les nouveaux clients, leurs situations, leurs différences. Loin d'être des moqueries, ce moment est un sketch qui rend la soirée si légère où notre complicité est grandissante de semaines en semaines.

Eveia est une véritable amie, une épaule sur laquelle je peux compter et sur laquelle j'ai pu me confier. Elle est au courant de mon histoire avec Manoa, et ce soir Eveia s'évertue à réaliser une imitation de nous deux. Ça me fait rire et ça vient détendre l'atmosphère et me permet de réaliser la chance que j'ai d'avoir Manoa tout proche de moi.

Il s'est un peu mis à l'écart durant ce temps, à l'abri des regards dans le jardin. Il s'est installé au bord de la piscine à débordement au fond de sable. Il se sent bercé par le vent qui vient faire bouger les feuilles de palmiers au-dessus de lui. Il s'allonge sur la plage à côté, et plonge son regard dans les étoiles au-dessus. Ce ne sont pas les mêmes qu'il observe à Tahiti. Il concentre sa vision sur l'une d'entre elles, bien plus lumineuse. Il lui confie son bonheur naissant, ses ressentis, ses émotions. Cette Étoile représente pour lui ce soir, l'Etoile de ses secrets, sa bonne étoile. Il lui avoue même son vœu du moment, celui de pouvoir m'offrir du bonheur.

Lorsque je termine mon travail, il est assez tard. Habituellement avec Eveia on passe la soirée avec nos amis au bar situé juste de l'autre côté de l'hôtel. Ce soir je n'ai pas très envie de les rejoindre tout de suite, je veux revoir Manoa avant de quitter l'hôtel. Eveia a bien saisi mon envie et me comprend. Elle prétexte à nos amis que je dois impérativement mettre à jour le planning des activités avec certains prestataires ayant modifié leurs conditions de participation, et comme il s'agit d'un groupe de sportif, ils doivent adapter le niveau et surtout leur proposer de l'insolite !

Je quitte la salle, éteint les lumières et passe par l'accueil pour déposer les dossiers. Sur le comptoir est déposée une lettre à mon attention.

Je la prends dans mes mains, et reconnait l'écriture. C'est Manoa qui a écrit mon prénom. Tout à coup, une pointe d'anxiété fait surface. Et si Manoa avait décidé de partir précipitamment et me faire ses adieux ? Je ne peux même pas imaginer le perdre une seconde fois. Si le baiser que nous avons échangé dans le fare quelques heures plus tôt, n'était autre qu'un baiser d'adieu…Il m'a pourtant avoué ses sentiments…Comment est-ce possible un si grand retournement de situation ??

Je reviens à la réalité et pour cesser ce film d'horreur j'ouvre délicatement la lettre.

Je suis si impatiente que je la retourne, et vérifie l'auteur. Il s'agit bien de Manoa. Est écrit juste en dernière phrase

  « *À toi Hanae qui me transporte bien au-delà de ce que je n'aurai pu imaginer* »

Ces mots résonnent dans ma tête tel un tambour mais n'évoquent en rien ses intentions. Je me dépose sur le fauteuil Emmanuelle installé à l'entrée de l'hôtel comme pour lâcher mes craintes. Je tente de me calmer et dans le silence du lieu désert à une heure si tardive, je commence à lire. Les larmes coulent sur mes joues dès les premiers mots…

« *Hanae, je sais combien mes silences ont été pesants pour toi, tous les moments de doutes et de peurs que tu as traversés et comme tu as été forte ! C'est Leilani qui a entretenu un lien secret entre nous. Voilà le seul moyen que j'ai trouvé pour garder notre connexion si belle et si fragile. Même de loin, je prenais un peu soin de toi, espérais et surtout priais pour toi* ».

Ces révélations me touchent au plus haut point. Je me sens à la fois trahie, bouleversée mais tant aimée et protégée… Pourquoi avaient-ils tous les deux, gardés un tel secret ? Pourquoi s'étaient-ils infligé autant de blessures inutiles. Comment Leilani a réussi à ne pas m'en parler ?

« *Je souhaitais avant tout Hanae que tu puisses vivre ton rêve, et surtout suivre ta famille. Tu étais bien trop jeune pour tout quitter pour moi. Je savais que j'allais devoir passer beaucoup de mon temps en déplacement avec mon équipe dans les îles polynésiennes, tu serais restée seule à Tahiti. Portée par la danse, Raiatea était pour toi l'opportunité d'intégrer cette école de danse où tu es aujourd'hui à Bora Bora. Voilà les raisons de ce long silence et de cet éloignement. Vivre un amour à distance m'aurait été trop compliqué et j'ai préféré me consacrer à mes activités. J'ai échoué, je dois l'avouer. J'ai tout fait pour occuper mes journées et noyer ma tristesse, dans mon travail acharné, mon investissement envers mes coéquipiers. Saches que tu as fait partie jour et nuit de mes pensées, au point de te parler à voix basse chaque fois que je pensais à toi, c'est-à-dire en permanence. C'est devenu une véritable obsession, mon quotidien avec le seul espoir de te retrouver un jour... »*

Face à tant d'explications je suis toute abasourdie.

Me voilà avec toutes les réponses à mes questions. Manoa a préféré me l'écrire que me le dire en face. Par pudeur certainement ou par peur de ne pas arriver à tout dire. Il est clair, je pense que je mérite au moins cela.

« J'espère seulement que tu me pardonneras, que tu comprendras mes intentions et surtout que tu voudras bien me laisser une seconde chance. Notre histoire avait si bien commencé à Tahiti, elle pourrait bien se poursuivre aujourd'hui à Bora Bora. »

Je termine de lire cette lettre, je la replie et la dépose sur mes genoux. Je m'aperçois que je suis en train de trembler et je pleure à chaudes larmes. Des larmes de joie certainement, mais surtout des larmes de soulagement. Ces quelques lignes contiennent toutes les réponses que je me suis posées depuis ces deux longues années.

Une seule pensée me vient à cet instant. Je revois devant mes yeux, cette dame, Fanou, rencontrée devant le Marae de Raiatea quelques temps plus tôt, me révélant si spontanément :

« *Tu le reverras Manoa, au moment où tu ne t'y attendras pas et que ça sera un nouveau départ pour vous deux* ».

Même si je nourrissais l'espoir de la véracité des visions de Fanou, je ne pouvais m'empêcher de douter au fil du temps qui passait. Je pensais qu'elle avait eu ses paroles pour me rassurer, m'apaiser, me donner un semblant d'espoir dans ma période de profonde dépression.

Je remercie le ciel de tant de justesse et surtout de tant de grâce que je reçois en une seule journée.

Je vais dans la pièce voisine, ma loge derrière l'accueil, pour me rafraîchir et reprendre mes esprits, avant de rejoindre Manoa à son fare.

En passant devant le restaurant, j'emporte deux coupes de champagne et une bouteille de notre meilleur cru. Se profile devant nous une soirée des plus romantiques avec l'amour de ma vie qui me revient comme un cadeau du ciel. Ce soir j'en suis certaine, rien n'est dû au hasard, absolument rien. La probabilité de retrouver Manoa ici était quasi impossible, du moins ici. Mes prières ont été entendues et surtout exaucées. Même si l'avenir est incertain et plein de doutes, je ne veux pas y songer et souhaite vivre à fond l'instant présent.

Je marche rapidement pour rejoindre le fare de Manoa, pour ne pas être surprise par un des clients de l'hôtel. Je trouverai un prétexte si je dois le faire, j'expliquerai que je vais livrer un cadeau de bienvenue à un client. A cette heure tardive je ne suis habituellement plus de service, mais peu importe j'en prend le risque.

Devant la porte du fare, je me sens impatiente. Impatiente de le voir, de le remercier pour sa lettre et sa franchise mais surtout impatiente de pouvoir le serrer dans mes bras, sentir son parfum.

Je fais sonner le carillon pour annoncer mon arrivée. Il ne répond pas. Il y a pourtant de la lumière à l'intérieur. C'est calme, je n'entends aucun bruit. Je fais sonner le carillon, mais toujours sans réponse…Je décide alors de contourner le fare, pour me rendre sur la terrasse. La baie vitrée est ouverte et Manoa ne semble pas présent. Je me demande où il peut bien être à une heure si tardive. Peut-être a-t-il choisi de passer sa soirée avec ses amis, ou bien est-il tranquillement en train de se balader au bord du lagon ? J'espère surtout qu'il n'est pas parti…

J'hésite, et puis me décide à entrer dans ce fabuleux fare.

J'aperçois sur le lit le papier cadeau qui contenait le cadeau que j'ai confectionné. Il l'a vu, peut-être l'a-t-il mis à son bras ? Juste à côté est déposé un stylo avec un bloc note. C'est certainement celui-ci qu'il a utilisé pour m'écrire la lettre. Dans la panière à côté, j'aperçois des feuilles froissées. Manoa a dû écrire plusieurs lettres avant de se décider à m'écrire pour de bon.

Ma curiosité est plus forte et je décide d'en déplier une. La seule chose qui diffère de celle reçue, ce sont les mots quelque peu effacés. Manoa a dû renverser des gouttes d'eau dessus en écrivant, puisqu'une bouteille d'eau est posée juste à côté. Il a dû recommencer pour écrire une lettre aux mots mieux choisis et remplis d'émotions.

Je me lève et parcours le fare à la recherche d'un indice de la destination de Manoa pour la soirée. Sont présentes ses chaussures de sport, son maillot de bain. J'ouvre l'armoire, elle est remplie de tenues plutôt sportives et d'une ou deux tenues plus décontractées.

Je saisis un polo, et le serre tout contre moi. Je reconnais immédiatement le parfum de Manoa. Je me sens comme envoûtée, ses effluves me transportent bien loin dans mes pensées. Juste à côté dans la salle de bain, je vois sur le rebord de la baignoire le bracelet que Manoa avait acheté au marché de Moorea. Le fameux bracelet qui nous a permis de faire connaissance. Celui où j'ai découvert son prénom, et où je lui ai donné la carte de Poe. Carte qui a permis à Manoa plus tard de pouvoir reprendre contact avec moi.

Quelle émotion, je ressens en revoyant ce bracelet. Je le saisis et vient le déposer contre mon cœur. Il est le signe que Manoa l'emporte partout avec lui, de se sentir plus proche de moi. Une vérité qui vient compléter les mots de la lettre qu'il m'a laissée.

De toute évidence Manoa ne se trouve pas dans le fare. Je ressors laissant sur la table la bouteille de champagne et les deux coupes.

Je retraverse le ponton avec une pointe de déception. Je longe la plage à sa recherche mais il n'y est pas. Peut-être est-il resté dans le jardin tout près de la piscine. Je sais qu'il a pour habitude de se rendre en forêt et à la cascade sacrée à Tahiti très régulièrement, la forêt est son havre de paix, son lieu de ressourcement.

Le jardin de l'hôtel, loin d'être une forêt luxuriante, est tout de même un magnifique jardin rempli d'espèces végétales locales, avec une faune et une flore abondante.

J'aperçois une silhouette allongée à même le sol sous un beau palmier. Ça a l'air d'être un homme mais rien de ne me permet d'être sûre qu'il s'agisse de Manoa.

Je n'ose pas avancer par peur de déranger cette personne. Le lieu est propice au repos et je ne dois pas interrompre cette tranquillité.

Je me stoppe et prononce son nom pour voir si la personne répond.

Un doux son, sort de ma bouche « *Manoa, Manoa c'est toi* ? »

Manoa entend l'appel de son prénom, et reconnaît immédiatement ma voix. Il se redresse pour venir s'asseoir.

- Oui c'est bien moi Hanae, viens t'asseoir avec moi !
- Je te cherchais Manoa. Que fait tu ici ?
- Je contemple les étoiles. Je profite de ce calme, je m'évade ! Tu as terminé ta journée ?
- Oui, enfin !
- Es-tu passé par l'accueil ?
- Oui Manoa et j'ai lu ta lettre !

Manoa se retourne vers moi. Les yeux pleins de peur tellement il appréhende ma réaction. Est-ce que je vais comprendre les raisons de son silence ? Il a si peur d'avoir tout gâché, de me paraître si peu fiable...

- Je suis tellement désolé Hanae...
- Tout ce que tu as fait c'était pour me protéger, me guider vers ce qu'il y avait de plus juste pour moi, je ne t'en remercierais jamais assez.
- Je voulais que tu réalises tes rêves...
- Je les ai réalisés, j'ai pu danser au tiki Bora Bora Manoa !!!
- Je le sais Hanae, tu étais splendide !
- C'est Leilani qui te racontait tout, c'est bien ça ?
- Oui mais je regardais ton profil sur les réseaux sociaux régulièrement et je suivais tes progressions. J'étais si fier à chaque fois, et je savais alors que j'avais fait ce qu'il y avait de mieux pour toi.
- Tu m'espionnes alors ???

- Oui et non…disons que je gardais un œil sur ce que tu faisais !!!
- Et si tu m'avais vu au bras d'un beau Tahitien ?
- J'aurais filé dans un avion à toute vitesse et serais venu te convaincre de m'épouser !!!
- Oula si vite !
- Je ne sais pas, non vraiment, comment j'aurais réagi, mais c'est certain que j'aurais agi vite !
- En fait, tu me laissais faire en espérant que tu restes le seul dans mon cœur !
- Un peu ça oui….

Je souris et Manoa se rapproche pour me serrer contre son épaule.

On reste un moment sans parler à savourer l'instant. Chacun réalise la chance de ce qui nous arrive.

Je lui propose d'envoyer un message à Leilani ensemble. Une façon de la remercier mais aussi de lui annoncer en premier nos retrouvailles plus qu'improbables. Une photo de nous deux assis sous ce cocotier à la seule lueur des étoiles.

Immédiatement, mon téléphone sonne. C'est Leilani. Je décroche et met le haut-parleur.

- Hanae, mais que fais tu là ? Expliques moi je ne comprends plus rien !
- Je suis avec Manoa…
- Mais où ça, comment est-ce possible ???
- Il est venu avec son équipe à l'hôtel où je travaille !
- Sérieusement ? Et alors vous vous êtes retrouvés d'après ce que je vois sur la photo….

- Oui on est ensemble sur la plage, il m'a tout expliqué, je comprends mieux maintenant pourquoi lorsque je parlais de ses silences tu me disais toujours qu'il reviendrait…
- Et oui…j'espère que tu ne m'en veux pas trop ?
- Un peu mais je comprends mieux maintenant, ce que vous avez fait pour moi c'est très beau, vous avez voulu le meilleur.
- Alors Manoa, tu es heureux ?
- Mieux que dans tous mes rêves…Merci Leilani !
- Belle soirée les amoureux !

Les amoureux ??? Ce mot sonne comme le début officiel de notre nouvelle relation aux yeux des autres. Leilani est la première informée et ça nous touche ! Manoa caresse délicatement mon visage avant de déposer un long baiser sur mes lèvres. Face à face, notre étreinte se prolonge en un long baiser au clair de lune. L'attirance l'un pour l'autre est palpable, le souffle court, nous cherchons nos lèvres, nos gestes sont maladroits et pourtant doux à la fois. Le sol plutôt instable, nous fait vaciller pour venir se retrouver allongés l'un contre l'autre sur le sable encore tiède de la journée.

Nos lèvres s'entremêlent et nos corps fébriles bouillonnent d'envie l'un pour l'autre. Une multitude de sensations encore inconnues pour moi, qui m'emportent dans un tourbillon d'émotions qui me submergent. Je me sens comme ivre et m'abandonne dans ses bras avec confiance et désir. Tout mon corps est pris comme dans une vague qui me transporte bien loin de mon quotidien. Dans les bras de Manoa tout me parait si insignifiant. Sur cette plage, je réalise que l'essentiel de la vie est dans les bonheurs simples de l'existence.

Notre baiser s'éternise comme pour faire durer cet instant hors du temps. Manoa caresse délicatement mes longs cheveux, mon dos. Ses gestes sont doux, enveloppants, et si rassurants. Lorsque notre étreinte prend une pause comme pour reprendre notre souffle, j'aperçois que Manoa porte un bracelet en macramé à son poignet gauche. Signe qu'il se considère comme un cœur pris…Cela me fait sourire.

On plonge alors notre attention sur l'étoile que Manoa a observé tout le long de la soirée. Je lui explique que cette étoile est invoquée pour soutenir l'amour naissant. Tout un symbole pour nous deux. C'est certain cette soirée restera gravée à tout jamais dans notre esprit.

Le temps semble comme suspendu et défile à toute vitesse. Lorsque je regarde l'heure, il est déjà très tard. Je ne vais pas rejoindre mes amis au bar d'en face. Je rentre directement chez Eveia pour passer la nuit.

Manoa me raccompagne, main dans la main le long des nombreux fares bordant le lagon.

Arrivés à côté du fare d'Eveia, je me tourne vers Manoa :
- Voilà le lieu où je passe mes week ends, c'est plutôt pas mal non ?
- Merveilleux je dirai.

Le moment est dur, comment arriver à terminer cette journée haute en émotions. Manoa me serre dans ses bras, pour m'embrasser à nouveau d'un baiser enflammé, plus pressant, plus fugace et certainement plus envoûtant.

Cette nuit sera remplie de merveilleux rêves, du moins plus beaux que j'aurais osé espérer.

Manoa rejoint son fare, en longeant la route d'accès. C'est plus rapide, et surtout ça lui permet de découvrir cette fabuleuse île aux milles merveilles. Arrivé, il découvre sur la table la bouteille de champagne et les deux coupes. Est-ce moi qui les ai déposés un peu plus tôt…il aperçoit son polo posé sur le tabouret face à la baignoire et le bracelet a été déplacé. Il a alors la certitude que c'est moi qui suis venue déposer cette bouteille. Une délicate attention qui lui fait chaud au cœur.

Demain il me reverra et on pourra profiter ensemble de cette île paradisiaque.

Il se remémore cette folle journée et cela lui donne le tournis. Comment est-ce possible que tout est été aussi bien orchestré ? La magie de la vie, voilà ce qu'il se dit à cet instant.

Je rejoins la chambre d'Eveia au pas de velours pour ne réveiller personne. Elle ne dort pas encore et vient tout juste de rentrer. La soirée au bar s'est éternisée et le groupe d'amis a profité de la douceur de la soirée pour chanter, danser et jouer du ukulélé au clair de lune.

Je lui raconte rapidement la soirée passée. La seule question que Eveia me demande est plutôt directe :

- Et alors c'était comment ? Tu me racontes ?
- C'était génial !!
- Génial, génial comment ??? Tu es montée au septième ciel ?
- Non mais vraiment toi tu n'es pas possible !!!
- Mais non dis-moi ???
- Et bien non si tu veux tout savoir
- Comment ça non ? Il s'y prend mal ou quoi ?

- Non bien au contraire ! Il est juste patient …
- Comment ça patient ?
- Oui patient, on prend notre temps, on vient juste de se retrouver !
- Mais dans le feu de l'action je pensais que …
- Ben non, tu as mal pensé !!! C'était doux, tendre, il embrasse comme un dieu si tu veux savoir…
- Oulla…arrête tu vas me rendre dingue, je ne veux pas en savoir plus !
- Et il a la peau si douce que mes mains se sont envolées…
- Ha haha, et puis ?
- Et puis stoppppp tu en sais déjà trop Eveia !!! Bonne nuit !
- Ok ok…Bonne nuit Hanae, je suis heureuse pour toi, tu le mérites !
- Merci Eveia c'est gentil !!! Je t'inviterai au mariage …hihihi !
- J'y compte bien !!!

Le soleil se lève vers cinq heures du matin. La nuit a été courte, mouvementée même. Je n'ai réussi à trouver le sommeil que très tard.

Ce matin je dois me préparer rapidement car je suis chargée de distribuer les petits déjeuner aux clients de l'hôtel en va'a. Effectivement les fares sur pilotis ont le privilège de se voir proposer les petits déjeuners servis à même la terrasse. Accompagnée du piroguier de l'hôtel, j'installe les petits déjeuners que je servirai aux clients. Pour l'occasion ma tenue officielle est composée d'un maillot de bain bikini et d'un paréo assorti. Une couronne de fleurs est déposée sur sa tête.

Le piroguier a installé une petite enceinte où est diffusée une douce musique du Fenua. Tout est bien pensé et rien n'est laissé au hasard. C'est un rituel fort apprécié des touristes en quête d'authenticité et de magie à la polynésienne. Ici tout invite à l'évasion, les fares dissimulés sur le lagon, les va'a, et le délicieux petit déjeuner composé de fruits frais, de viennoiseries, d'une multitude de jus. Je complète le plateau de Manoa avec des fleurs que j'ai cueillies ce matin le long du chemin venant à l'hôtel.

Lorsque je m'approche de son fare, tout semble si calme. Il doit dormir... Je monte le son de la musique pour lui annoncer notre arrivée. Il arrive derrière la baie vitrée encore endormi, seulement vêtu d'un boxer noir mettant en évidence ses muscles et ses tatouages. Son corps est si parfait, si bronzé. Je suis sous le charme immédiatement. Je ne peux m'empêcher m'imaginer dans ses bras et laisser planer une scène plutôt érotique. Une telle pensée m'étonne moi-même. Je laisse vagabonder mon esprit le temps que Manoa n'enfile un peignoir pour venir me rejoindre sur le ponton. Même au réveil il a tant de charme. Son sourire est si spontané.

Je dépose délicatement le plateau sur la petite table de la terrasse juste à côté du spa.

Manoa observe mes gestes précis et calmes. Il a envie de me prendre dans ses bras mais le regard du piroguier sur nous est gênant. On ne doit rien laisser paraître, aucun trouble. Comme il est fastidieux de dissimuler ses sentiments et son désir dans un tel lieu !

J'aperçois la bouteille de champagne sur la table à l'intérieur. Ça me donne l'occasion d'échanger quelques mots avec Manoa :

- N'oublie pas de mettre la bouteille au frais au cas où tu souhaiterais la déguster en charmante compagnie…
- Bien sûr, je vais le faire de suite. Je pense l'ouvrir samedi prochain pour célébrer la semaine passée ici.
- Parfait, excellente journée, et habille toi sinon tu vas brûler au soleil ….

Je redescends tranquillement avant de monter dans la va'a pour poursuivre la distribution des petits déjeuners.

Je m'assois face au piroguier, le regard en direction de Manoa. Il m'envoie un signe avec ses mains jointes qui forment un cœur et m'envoie un baiser sur la main. C'est délicat et si mignon. Je lui réponds d'un sourire des plus évocateurs.

Peu de temps plus tard mon téléphone bipe à la réception d'un message :

« *Tu es splendide dans cette tenue, on pourrait aller se baigner si tu connais un endroit aussi secret que la cascade sacrée* »

« *Bien sûr !!! il y en a une ici aussi dans la montagne de Bora Bora, et de la- bas on surplombe toute l'île c'est magique !!!!* »

« *Quand tu veux !! tu connais mon planning d'activités …* »

« *Tu as très peu de créneaux, je ne voulais surtout pas que tu t'ennuies ici…* ».

« Ça ne risque pas je pense ! bonne journée, je t'embrasse dans le cou, sur tes épaules, tes joues, ton front, ton nez, tes lèvres, ta nuque, ... »

« Et moi sur ton tatouage ...... »

Ces évocations provoquent en chacun de nous un désir montant qu'il est si bon de percevoir, de ressentir. Ce désir brûlant pour l'autre qui ne peut être imminent mais qui existe bien dans l'imaginaire…

Je me vois dans ses bras, et me laisse aller au plaisir d'être avec lui, à cette première fois qui sera pour moi si importante. Manoa le sait bien, que l'instant doit être magique, doux et puissant à la fois. Qu'il doit rester gravé pour nous deux et qu'il doit être parfait. Il prendra le temps, et attendra le bon moment pour me permettre de pouvoir connaître un instant juste magique. L'amour entre nous deux est évident, on a l'essentiel pour faire de cette expérience, un moment de pur bonheur.

Je ne peux pas revoir Manoa aujourd'hui car je suis attendue à Raiatea chez mes parents pour fêter l'anniversaire de ma petite sœur. Manoa quant à lui est occupé toute la journée avec ses coéquipiers. Ils vont découvrir l'île en 4X4 et sont attendus pour un cours de sport dans la vallée verdoyante des rois. Est également prévue une randonnée escarpée pour se rendre sur ce lieu. Une journée haute en couleurs et en compétitions. Une sorte de circuit sportif a été mis en place pour eux. Ce voyage se veut ludique mais également un merveilleux moyen de pratiquer de nombreux sports pour élever leur endurance. Un séminaire de cohésion de groupe pour renforcer leurs liens et surtout leur permettre d'évoluer dans de nouveaux lieux leur permettant de pouvoir souffler sur leur quotidien bien réglé.

Lorsque je rejoins Raiatea, l'île n'a pas le même attrait. Je sais que sur l'île voisine se trouve Manoa. Au coucher, je regarde l'autre côté du lagon en y voyant une saveur bien particulière. Je retrouve mes proches, qui remarquent comme une évidence que quelque chose a changé. Je suis hyper joyeuse et mets un point d'honneur à décorer la table pour ma petite sœur, c'est son anniversaire. Je lui ai réalisé un joli collier de fleurs, c'est la tradition…à chaque nouvelle bougie, son collier ! Ma mère remarque mes efforts et cela la réjouit. Ça fait des semaines qu'elle est inquiète pour moi. Elle fait tout pour me redonner le sourire, en vain. Même si je faisais beaucoup d'efforts pour paraître plus heureuse, au fond de moi il y avait beaucoup de mélancolie et de tristesse. Ma petite étincelle intérieure commençait à disparaître de jour en jour. Pour ma maman cela était si désolant. Elle s'en voulait de m'avoir infligée ce départ loin de mes racines et de mes amis. Elle a tenté de tout faire pour me rendre mon doux sourire mais bien souvent je faisais semblant, j'étais capable de mettre en place de nombreux stratagèmes pour me cacher sous un masque pour tenter de paraître joyeuse.

C'est pour cela qu'aujourd'hui pour mes proches c'est une évidence que quelque chose d'important s'est passé ce week-end à Bora Bora.

Peut-être que j'en parlerai plus tard, en attendant c'est si agréable pour tous de me voir si légère.

Même ma petite sœur le remarque immédiatement. Elle croit que j'ai rencontré mon prince charmant…

A cette remarque je lui sourit tendrement, ne laissant que peu de doutes sur cette éventualité. Mais je ne m'étend pas sur le sujet.

Le soir venu, je rejoins mon fare sur la plage. Mon havre de paix.

J'ouvre la fenêtre et observe la même étoile que l'on observait la veille avec Manoa. Je pense à lui et il est peut-être lui aussi en train de la regarder.

Je lui envoie un petit message :

« Les étoiles sont aussi belles que hier soir, à la différence que je me sens si seule ici »

« J'ai la même vue que toi, avec comme seule compagnie le bruit des bulles de mon jacuzzi »

« J'aimerai tellement être avec toi, on boirait le champagne et on dégusterai des guimauves »

« Je t'embrasserai et on irait prendre un bain de minuit dans le lagon au pied du fare. Rejoins moi je ne bouge pas cette fois, promis »

« Mais comment veux-tu que je vienne, à la nage en pleine nuit ??? »

« Je viens te chercher en va'a ... »

« Le temps que tu arrives, je crois bien que le soleil se lèvera ......

« Ah oui, bon alors je reste ici, au chaud dans mes bulles »

« *La chance que tu as, profites, je n'ai jamais pris de bain dans ces jacuzzis, ça doit être vraiment top* »

« *Excellent même si tu voyais !!* »

« *Arrête de me faire râler !"*

« *Demain soir si tu veux je le partagerai avec toi volontier* »

« *Demain pas possible pour moi. Je reviens sur Bora Bora mercredi pour mon cours de danse. Et jeudi soir j'ai une représentation au Tiki bora bora. Je dormirai chez Eveia.* »

« *Et si je laisse une place dans mon lit King size, tu dors avec moi ?* »

« *…je ne sais pas …je vais arriver très tard, la représentation ne finit pas avant minuit, et ensuite jeudi je dois être présente au cours de danse à huit heures. La nuit va être courte…* »

« *Elle le sera je peux te l'assurer* »

Tous ces sous-entendus me donnent le vertige. Je suis anxieuse. Heureuse de l'avoir retrouvé, heureuse de cet avenir qui se profile devant nous. Je sais pertinemment que Manoa va devoir repartir à Tahiti, et moi rester ici. A quand nos prochaines retrouvailles ? Et s'il ne revenait pas ? S'il me laissait à nouveau dans le silence et l'incompréhension. Même si Manoa a été plutôt rassurant et franc concernant ses sentiments, ici à Bora Bora c'est hors du temps et propice aux belles histoires d'amour, mais demain quand sera-t-il de notre petite parenthèse. Se prolongera-t-elle, ou se terminera-t-elle. Une telle éventualité me parait impossible aujourd'hui. Je souhaite me raccrocher à la seule possibilité de profiter et avancer ensemble.

Je ne connais pas l'avenir mais je souhaite juste faire confiance en la vie et en Manoa.

> « J'espère Manoa. Dormir à tes côtés une nuit entière aussi courte soit elle, ça me parait si réaliste tout à coup…vivement Jeudi ! »
>
> « Tu veux qu'on aille à la cascade quand ? »
>
> « Je pense pouvoir me libérer mercredi après-midi. On ira en quad qu'on emprunte aux parents de Eveia. Ça nous évitera de marcher trop longtemps comme ça on pourra profiter du lieu »
>
> « Super programme, il me tarde ! »
>
> « Par contre prévoit de la crème anti moustiques, car sinon le soir tu n'auras plus une seule partie de ton corps libre »
>
> « Tu m'embrasseras entre les boutons ça pourra être sympa !"
>
> « Je ne pense pas non, ils vont te dévorer… »
>
> « Et toi, c'est moi qui vais te dévorer ! »

Nos échanges se veulent de plus en plus explicites, et il n'y a plus de doutes, le désir charnel entre nous ne fait que monter. Nos retrouvailles se promettent d'être plutôt sensuelles. Arriverons nous à patienter jusqu'au soir ? Tenterons-nous du moins de tenir pour ne pas éveiller les soupçons de ses coéquipiers.

Au petit matin, une nouvelle semaine se profile. Les cours à distance, la création de mes bracelets. Il ne se passe pas une seule minute sans que mes pensées ne soient tournées vers Manoa. Je connais le planning de ses activités sur le bout des doigts et j'imagine ce qu'il fait au même moment. Il est en train de découvrir l'île de Taha'a et doit s'émerveiller à chaque instant. Il doit aller visiter une ferme avec une plantation de vanille. Cette île sent si bon, le vent est aromatisé à la vanille , j'adore, c'est la senteur du paradis ! Les producteurs de cet épice si exquis dorlotent leur vanille pendant plusieurs mois avant que la gousse ne puisse être cueillie. Certains même « *massent* » la gousse, j'ai découvert cette technique avec Eveia lorsque nous avons visité la ferme pour ensuite proposer cette excursion à nos touristes.

Manoa, lui, profite de ces activités à fond, et envisage notre future soirée dans les moindres détails.

Le soir venu, on se téléphone en vidéo pour se raconter nos journées. Même si ces appels nous permettent de discuter et se sentir plus proches, la petite distance qui nous sépare nous paraît un océan entier.

Le mercredi midi, je prends le bateau qui m'apporte à Bora Bora une heure plus tard. Arrivée sur place, Eveia m'attend avec le quad de ses parents. Elle me dépose juste devant le bar en face de l'hôtel où Manoa m'attend impatiemment.

Il a emporté un petit sac, dans lequel il a dû prévoir quelques affaires pour notre escapade. J'ai prévu, quelques fruits, boissons et un paréo pour pouvoir sécher à la sortie de la cascade. L'eau y est fraîche et le besoin de se sécher rapidement est bien souvent nécessaire.

Eveia nous laisse ensemble et rentre chez elle pour préparer les tenues pour le spectacle au tiki Bora Bora. J'ai prévu de la rejoindre directement après notre escapade.

Manoa décide de conduire le quad dans la montagne escarpée. Le lieu est éloigné des côtes et seuls les insulaires en connaissent la présence. Cette cascade rejoint plusieurs petits bassins d'eau translucide au beau milieu de la forêt. Plusieurs étapes sont nécessaires pour arriver à la plus haute. En fonction du courage et de notre entrain, on pourra s'arrêter à l'une d'entre elles.

La balade en quad est plutôt mouvementée tant le chemin est totalement escarpé, voire même assez dangereux. Parfois à flanc de colline, la vue est époustouflante. La vallée et le lagon en dessous paraissent comme une véritable carte postale. On fait plusieurs arrêts pour prendre des photos ou pour observer la végétation de plus en plus luxuriante. Semblable à celle qu'il y a, à Tahiti. J'ai déjà été à la cascade avec les parents d'Eveia. C'est un lieu que l'on découvre comme un véritable petit trésor. Le partager à Manoa est pour moi une évidence. Un petit coin éloigné de tout et pourtant si chaleureux. Durant le trajet, je serre de plus en plus fort sa taille tant mon petit corps bascule dans tous les sens. Plus proche de lui, je me sens rassurée, apaisée.

Lorsqu'on arrive au bout du chemin, on stoppe le quad sur le côté, laissant le passage libre pour les quelques randonneurs.

A partir de maintenant on commence à randonner. Pour accéder à la première cascade, il faut compter une bonne demi-heure. Le chemin est glissant puisque ruissellent de nombreuses sources. Faut être prudent car un seul faux mouvement et la chute peut être dangereuse. Manoa n'hésite pas à me prêter main forte pour me faciliter le chemin. Il m'encourage et me guide. Je suis attentive à ses conseils et j'apprécie sa bienveillance.

Arrivés devant la première cascade on fait une pause pour prendre quelques photos et se rafraîchir.

On décide de poursuivre le chemin vers la seconde cascade. Elle est bien plus sauvage et on y aperçoit une petite plage, on va s'y reposer un peu avant la descente.

J'installe mon paréo à même le sol, et dépose les tranches d'ananas et mangues emportées sur une feuille de bananier récupérée un peu plus bas. Manoa lui ramasse quelques fleurs d'hibiscus et vient les poser autour des fruits. En quelques instants notre pique-nique devient un véritable festin. Avec peu on réalise de véritables buffets dignes des plus grands hôtels.

Manoa dépose ses affaires par côté, pour s'approcher du bassin. Il avance délicatement vers l'eau translucide. Il dévoile son corps musclé, et ses tatouages. J'observe attentivement et remarque que de nouveaux tatouages ont pris place sur son corps. A mes souvenirs il en avait un sur son avant-bras et une tortue dans le creux de son bassin. Il en a désormais un nouveau sur le côté droit. Une raie Manta. Tout à coup je suis mal à l'aise. Lors de nos échanges de messages, je lui ai dit que je l'embrassais sur son tatouage. C'était sans penser l'endroit où il l'avait. Dans le creux de son bassin…je sourie…

Manoa s'en aperçoit et il comprend de suite mon trouble.

- Tu as vu mon nouveau tatouage, il te plait ?

- Super !! et moi qui te dit que je t'embrasse sur ton tatouage ….
- Oui oui ! j'attends avec impatience !

Nos échanges se font sensuels et pleins de sous-entendus. Manoa me taquine sachant bien qu'avec moi il peut être vrai et authentique. On se comprend d'un simple regard. Un véritable lien s'établit de jour en jour. C'est impressionnant comme en seulement deux années chacun de nous a évolué, a mûri et surtout sait pertinemment ce qu'il souhaite.

Je le rejoins dans l'eau qui est fraîche, elle possède de véritables vertues mais le bain se veut rapide car l'eau est si froide qu'elle nous saisit.

J'ai prévu un paréo pour se sécher. On s'enveloppe tous les deux dedans pour tenter de se réchauffer. La proximité de nos deux corps quasi dénudés fait monter le désir en nous. Je sens la chaleur se dégager de son corps et je frémis d'envie. Manoa lui se retourne vers moi pour m'embrasser avec ferveur. L'intensité du baiser échangé me surprend. Je le lui rend avec fougue. Le désir monte à une vitesse folle entre nous. Nos mains s'autorisent à découvrir tour à tour nos corps dénudés, juste parés de nos maillots tout trempés. Manoa s'aventure au creux de mes seins et caresse ma peau toute douce. Je découvre son torse si musclé. Notre étreinte se veut plus forte, plus pressante. Il me retourne face à la cascade et commence à embrasser mon cou, mes épaules puis descend dans le creux de mes reins. Je viens ensuite lui faire face et je m'aventure à caresser son dos, et j'ose descendre jusqu'à son bassin. Je suis parcourue de frissons. Des frissons que Manoa ne peut que ressentir également.

- Tu as froid Hanae ? Me murmure-t-il …

- Oui j'ai froid….
- Attends, remets ton chemisier….

Ces frissons sont certes provoqués par la fraîcheur de mon maillot sur ma peau nue, mais ce sont surtout des frissons d'excitation qui parcourent mon corps.

Je laisse glisser le haut de mon maillot humide, pour enfiler mon chemisier à même ma peau.

Manoa aperçoit les courbes de mes seins à travers le fin tissu, et cette vue provoque en lui un désir presque incontrôlable. Il me reprend dans ses bras et m'allonge sur le paréo. Il sent mes formes en dessous de son torse et cela ne fait que lui donner un élan supplémentaire pour m'embrasser avec fougue. Je m'accroche à son dos pour rapprocher mon corps contre le sien.

Le lieu est assez mal choisi pour poursuivre nos ébats. Il fait très frais et le sol est humide. Mon paréo devient rapidement tout mouillé et c'est inconfortable. Manoa se redresse et je m'assois face à lui. On profite de s'embrasser, se caresser les cheveux, et même échanger quelques regards. Décider d'aller plus loin, serait certainement une délivrance, de ce désir bouillant que l'on découvre à cet instant, mais patienter et laisser le désir monter encore plus en attendant le soir, serait encore plus magique.

Manoa décide donc d'espacer un peu notre étreinte, et me murmure à l'oreille :

- Ce soir, ce sera encore plus magique, attendons d'être au chaud, car ici on va attraper froid…
- Je suis bien d'accord avec toi !

On s'embrasse à nouveau avant de décider de ranger nos affaires et reprendre le chemin du retour. La fraîcheur du lieu a eu raison de notre escapade.

La descente est escarpée, et la plus grande prudence est de mise. Manoa emprunte le chemin le premier pour pouvoir m'aider lors des passages difficiles. On traverse des petits ponts construits en lianes et les marches sont remplacées par des rondins de bambou. Le paysage est magnifique, la vue sur la vallée époustouflante. Des gouttelettes de pluie tombent des feuilles de grands bananiers dissimulés tout le long du chemin. Plus bas, nous traversons une plantation d'ananas ainsi qu'une de vanille. Les odeurs sont si agréables que j'ai envie d'en cueillir, il y a aussi des palmiers royaux, des tipaniers à l'odeur me rappelant le monoï et pleins d'autres plantes magiques aux noms laissant rêveurs…

Le calme des lieux, nous permet de nous y ressourcer, de trouver un peu de paix. Je sais bien que Manoa affectionne particulièrement les forêts et c'est un véritable cadeau que je lui offre ici. Cette montagne luxuriante est encore plus riche que celle de Tahiti. Le panorama rajoute de la beauté à notre balade. Le lagon de Bora Bora est fascinant. La palette de couleurs du lagon est spectaculaire, et il est séparé par la barrière de corail de l'océan pacifique.

A moitié du chemin de retour, on décide de faire une halte dans une clairière. Celle-ci a certainement la meilleure vue de tout Bora Bora. Ce petit écrin est bordé de palmiers et de bananiers, l'herbe est si verte que le contraste est saisissant avec le lagon qui s'étend plus bas. Manoa reste bouche bée. Même s'il est né à Tahiti, et qu'il a beaucoup voyagé avec son équipe « *Painapoo* », il n'a jamais pris le temps de découvrir les vrais trésors que la Polynésie réservait aux plus curieux et téméraires. L'atmosphère du lieu est hors du temps. Tout est suspendu devant nos yeux et le monde pourrait s'arrêter.

On a l'essentiel. Nous deux assis à l'ombre de ce magnifique frangipanier à observer la beauté du paysage, et bercés par le son de la brise qui glisse entre les feuilles de palmiers.

- Tu vois à l'horizon, sur ta droite se trouve Raiatea…mon petit coin de paradis !
- Ça doit être magnifique Hanae !
- Un jour tu y viendras j'espère !
- Quand tu veux et je t'y suivrai…
- Tu repars quand ?
- Dimanche….
- Pour aller où Manoa ?
- Revenir à Moorea et préparer notre compétition de Huahine qui aura lieu dans deux semaines.
- Je ne connais pas Huahine mais paraît-il c'est magnifique.
- Il y a un marae, moins réputé que celui de Raiatea mais très populaire. Des chevaux et des vallées verdoyantes…Un jour nous irons ensemble…
- On pourrait même y créer une chambre d'hôtes ….
- Beau projet ma chérie, et moi je proposerai des balades en va'a pour tes clients !
- Ça a l'air si beau, si réel…
- Ça le sera Hanae…ensemble on va vivre une vie pleine d'amour et on réalisera nos rêves…
- Et moi je danserai pour nos clients le soir venu et leur proposerai de créer de jolis bracelets….
- Voilà voilà, exactement….

Manoa se retourne vers moi me prenant par la main pour m'aider à me mettre debout, me soulève et me fait tourner autour de lui. Je rie avec spontanéité tant le moment est parfait. Comme seul témoin de notre nouvelle relation, cette montagne sacrée juste derrière nous.

De jolis projets et de belles promesses que nous faisons lors de cette balade. Elle restera certainement gravée dans notre mémoire bien longtemps. Lorsqu'on atteint le parking, Manoa a désormais tant de projets à court terme qu'ils lui donnent l'élan nécessaire pour revoir ses priorités et orienter son métier.

On rejoint la route principale qui borde le lagon et mène au spectacle du tiki Bora Bora où je dois rejoindre Eveia pour me préparer.

Elle m'attend dans la loge où elle prépare les costumes pour toute la troupe.

Manoa quant à lui, emprunte un petit bus, qui l'apportera à l'hôtel où il doit rejoindre ses coéquipiers pour partager un repas typiquement local sur la plage du Beachcomber.

Il passe par son fare pour se doucher, se préparer mais surtout pour mettre un peu d'ordre pour me recevoir ce soir. Il met au frais quelques petits encas, et dépose des fleurs un peu partout dans sa chambre pour la rendre encore plus accueillante. Une touche simple mais raffinée à la fois. Quelques bougies autour du spa et de la musique douce pour rendre la soirée plus romantique.

Je file rapidement sous la douche de ma loge qui est toute petite mais agréable. Sentir cette eau chaude ruisseler sur mon corps tout endormi par la fraîcheur de notre balade, m'apaise et me fait un bien fou. Je me sens prête pour danser aux côtés de Eveia et donner le meilleur de moi-même aux touristes venus pour passer un moment d'évasion.

Je dépose mon chemisier pour la remplacer par mon costume fétiche pour le show. Une tenue composée du haut en noix de coco et feuille de pandanus, et une jupe en paréo, une couronne de fleurs sur la tête. Je vais porter un coquillage sur ma couronne, ce qui fait la distinction avec ma troupe, car je suis la chef du groupe. Ce soir j'afficherai mon plus beau sourire. Ma conversation avec Manoa a eu sur moi l'effet d'un coup de boost puissance mille. Plus rien ne pourra m'arrêter, cette fois c'est certain j'avance vers mes rêves et je met tout en œuvre pour nous rapprocher. Décrocher les étoiles, voilà ma devise. Vivre la vie de mes rêves. Vivre tout plus fort, tout à fond, la vie est belle et elle me l'a prouvé pas plus tard que samedi dernier. Remettre sur ma route Manoa est mon plus beau cadeau, inespéré même. Tout cela me parait presque trop beau pour être vrai…La grâce voilà ce que je ressens à cet instant. Comme la présence de quelque chose de divin à mes côtés.

J'en ressens toute cette puissance, cette aide et ce soutien. Ce soir c'est certain je vais exceller lors du show. Comme une évidence, mes pensées se tournent vers mamie Poehere.

Lorsque la musique est lancée au son des ukulélés, je vérifie que toute ma troupe est prête. Costumes, fleurs déposées sur nos têtes, on peut enfin avancer vers la scène où je suis déjà montée plus d'une dizaine de fois, mais à chaque nouvelle fois la même adrénaline, la même envie, la même pointe d'anxiété.

Le premier spectacle se déroule au son du Fenua avec la troupe au grand complet. Entre les danseuses, les cracheurs de feu font leur représentation et la beauté du lieu, les clients profitent de nombreuses surprises. C'est toujours aussi impressionnant et féerique de voir les cracheurs de feu faire leur spectacle. Les lances enflammées s'entremêlent, se croisent, créant un véritable feu d'artifice autour des spectateurs.

Avec Eveia on se prépare pendant ce temps au dernier show qu'on doit donner pour clôturer le spectacle du tiki Bora Bora. Nos tenues sont changées pour l'occasion. Plus légères, plus fluides, nous permettant de mettre en avant la finesse de nos corps.

Une robe en mousseline blanche juste rehaussée d'une fleur accrochée au niveau de l'épaule. Les cheveux détachés, laissant tomber de magnifiques boucles brunes sur mon dos. Le contraste est saisissant entre ma peau toute bronzée et la blancheur de ma tenue.

Le public se lève et nous applaudit pour nous encourager. Cette dernière danse se veut animée et haute en couleurs. Elle vient clôturer ce spectacle et permet à notre troupe de faire de plus en plus d'adeptes de notre école de danse. C'est une occasion en or, pour développer notre popularité et espérer ensuite participer aux castings des grandes écoles de danse.

C'est au son des *To'ere** et des chants qu'on fait notre entrée. Les cracheurs de feu forment une allée pour nous acclamer, et au bout de celle-ci, nos amies de la troupe forment une ronde pour nous accueillir. On s'en donne à cœur joie, et telles des déesses se déhanchant pour laisser libre cours à nos mouvements de plus en plus fluides et harmonieux.

Une seule petite voix résonne dans ma tête à cet instant, celle de mamie Poehere « *Danse, danse Hanae !* ». Alors je me mets à danser, je suis dans mon élément, je suis pleine de grâce, plus rien ne peut venir troubler mon entrain. Une profonde joie m'anime, et chacun de mes gestes sont en accord avec la musique qui accompagne notre danse.

Lorsque le spectacle se termine, on se rapproche du public pour les saluer et les remercier. C'est alors que mon attention est attirée vers une lumière provenant d'un téléphone. C'est Manoa qui tente de me faire signe de sa présence. Quelle surprise que Manoa soit là, à regarder mon show. Il devait être ce soir à un repas avec son équipe…Il a dû s'absenter pour ne pas rater ma danse. Ça me donne du baume au cœur. Je l'ai remarqué, et il s'en est aperçu. A la fin du spectacle c'est vers lui que je lance un baiser de la main.

Lorsque je suis rentrée dans ma loge avec Eveia, elle aussi a vu Manoa.

- Super public ce soir Hanae, c'était impressionnant !
- C'est clair, j'ai adoré !
- Tu as surtout adoré le jeune homme qui te faisait signe avec son téléphone !
- Ha haha…oui….
- Et alors ? Tu le revois quand ???
- Tout de suite…
- Comment ça tout de suite, tu ne viens pas avec moi au repas de notre troupe ?
- Non je suis attendue.
- Ah bon ??? Attendue par Manoa à cette heure ? Tu sais que demain on a cours de danse à huit heures et c'est presque minuit ….
- Je le sais très bien t'inquiète pas, j'y serais !
- Alors file, que fais-tu encore ici ??
- Je me change tu ne vois pas ?
- Met ta robe rose c'est mieux et surtout plus sexy ….
- Merci Eveia, je t'adore !
- Moi aussi Hanae, profites dans les bras de ton beau brun musclé…

- Chut tt...tout le monde va t'entendre, arrête de rire et de parler si fort !
- Ok ! tu veux que je te dépose ?
- Je veux bien...car la soirée va filer si vite sinon...
- Allez on y va, je reviendrai ensuite finir la soirée avec la troupe.

A toute vitesse, je remporte quelques affaires, mon maillot de bain, mon paréo, ma tenue pour le cours du lendemain et file sur le quad d'Eveia. En peu de temps me voilà devant le Beachcomber.

Je choisis de contourner les fares par le jardin pour éviter d'être vue dans l'enceinte de l'accueil. Je me faufile discrètement pour arriver au niveau du ponton où au bout se trouve le fare de Manoa.

Une pointe de stress mélangée à une folle excitation, voilà ce que je ressens à ce moment-là. Je sais que d'ici quelques minutes je serai dans ses bras et pourrait lâcher toutes mes craintes auprès de lui. Il a le don de m'apaiser au premier regard, et m'apporter confiance en moi.

Lorsque j'atteins le perron du fare, j'entends une douce musique d'ambiance qui provient de la terrasse. Je fais tinter le carillon et patiente avec mon petit sac à mes pieds. J'espère que l'attente ne sera pas longue, car je crains d'être vue à cette heure si tardive par un personnel de l'hôtel. Je devrais me justifier et cela me mettrait mal à l'aise inutilement.

Manoa apparaît en ouvrant la porte et en me tendant la main pour me faire rentrer rapidement. Aussitôt à l'intérieur, je découvre le petit cocon de douceur qu'il a pris soin de créer. J'aperçois sur la table basse la bouteille de champagne avec les deux coupes, et sur la terrasse autour du spa quelques bougies, une coupe avec des brochettes d'ananas, mangues et papayes est disposée à côté du gigantesque bain de soleil.

La musique est douce. C'est un remix des chansons sur lesquelles je danse avec ma troupe mais sur un rythme beaucoup plus doux, plus sensuel.

- Tu m'as manqué …
- A moi aussi, je t'ai vu au spectacle !
- Tu étais splendide, tu m'as rendu fou…

Il m'invite à déposer mes affaires sur le meuble de l'entrée et me prend dans ses bras. Nos lèvres se rapprochent timidement. On attend ce moment depuis quelques jours et on hésite chacun dans notre approche. L'instant doit être parfait. Manoa continue à m'embrasser langoureusement en me montrant à travers ses gestes sa sincérité. Dès que nos lèvres se touchent mon cœur ronronne de bonheur et mon sang explose dans mes veines.

- Tout va bien mon trésor, je suis là pour toi, je serai toujours là.

Son regard plonge dans le mien

- Je sais Manoa.

Je me blottis contre lui et on se laisse bercer tendrement au rythme de la musique et aux ondulations de nos deux corps.

Il murmure mon prénom en m'attirant contre son torse pour m'embrasser encore et encore. Notre étreinte est encore plus fougueuse que cet après-midi au bord de la cascade.

Un rythme plus déchainé tout à coup, plus puissant. Notre baiser se prolonge et fait monter la température de nos corps. Comme affamés, on se dévore.

- Hanae, me souffle Manoa, en me poussant contre la porte derrière moi. Je ne vais pas pouvoir me retenir bien longtemps, j'ai tellement envie de toi.
- Moi aussi, j'ai envie de toi Manoa, le regard brillant, en m'agrippant au col de son polo.

A cet instant il comprend qu'il ne pourra jamais rien me refuser, qu'il est envoûté et qu'il donnera tout ce dont il pourra pour me rendre heureuse.

Il me soulève et mes jambes s'enroulent autour de sa taille, il me porte le long de la chambre, pour me déposer délicatement sur l'immense lit au milieu de la pièce.

- Ne bouge pas…murmure-t-il en déposant un baiser dans le creux de mon cou.

Manoa a beau être impatient de me toucher, de me sentir, il parvient encore à réfléchir. Il va baisser la lumière et tirer les rideaux de la large baie vitrée qui s'ouvre sur la terrasse. Même s'il a prévu de passer un moment intime au-dessus du lagon, la soirée prend une autre allure, bien plus rapide que ce qu'il n'aurait pensé…

Je l'observe se rapprocher du lit où je l'attend. Il me sourit, et retire son polo qu'il lance rapidement sur la table basse. Je détaille tous ses gestes, et laisse mon regard se poser sur son torse. Son corps est parfait, ses bras musclés, mettent en valeur son tatouage.

Il caresse mes longs cheveux, il réalise qu'il tient à moi, qu'il est en train de tomber amoureux.

Je ressens les mêmes sentiments. Comme une adolescente, des papillons plein le ventre et des frissons dès qu'il pose ses mains sur moi. Je ne souhaite qu'une seule chose, écouter mon cœur et profiter pleinement du moment présent.

Je lui murmure alors :

- J'ai un peu peur Manoa, c'est ma première fois…
- Je sais Hanae, ne t'inquiète pas, on va prendre notre temps, je m'arrêterais si tu veux. Laisse-toi aller, fais-moi confiance. Je vais te faire l'amour tout en douceur…
- Je le sais Manoa…

Je passe mes mains sur son torse pour ressentir la chaleur de son corps. Je sens la contraction de ses abdominaux sous mes mains. Un frisson lui parcourt le corps tout entier, je sens le désir monter en moi de plus en plus fort. Manoa m'entraîne vers lui en m'embrassant. S'ensuit un enlacement doux et sensuel. Je suis assise face à Manoa, je retire délicatement ma robe comme pour l'autoriser à aller plus loin, comme pour venir lui souffler que je m'abandonne à lui.

Dans la pénombre du fare, Manoa me guide. Nos regards ne se quittent pas, et on n'a pas besoin d'échanger quelques mots pour se comprendre. Ses mains chaudes s'autorisent à caresser chaque partie de mon corps, elles effleurent mes parties les plus intimes. La fougue fait monter encore plus le désir entre nous. On finit tour à tour par retirer tous nos vêtements avec délicatesse, et quand l'excitation est à son apogée on fait l'amour. Nos corps parfaits se trouvent enfin et s'accordent à merveille. Je ne regrette pas de m'être laissée emporter par cette passion, je me sens merveilleusement bien.

Manoa découvre mon corps nu et me prend dans ses bras. On savoure cet instant tant attendu. La tête posée sur son torse, je regarde au loin le reflet de la lune sur le lagon.

Quelques minutes plus tard, Manoa file dans la salle de bain prendre une douche, je le rejoins. Nos corps encore excités se retrouvent une seconde fois. Je serre son corps tatoué et musclé contre moi et il m'enlace de toutes ses forces.

Allongés sur le grand lit au milieu des draps tout enroulés par côté, je le regarde, amoureuse. Je n'en reviens pas d'être ici, dans ce fare réservé bien souvent aux jeunes mariés en voyage de noces. Ce fare où chaque semaine je prépare une décoration d'exception. Aujourd'hui c'est moi, dans ses bras, qui profite du lieu. Je crois rêver, et comme pour profiter mieux du moment, je ferme les yeux. Il m'embrasse .

- Hanae, tu me rends fou...
- Toi aussi Manoa !

Après quelques courtes heures de sommeil je dois le quitter pour me rendre à mon cours de danse.

On a beaucoup de mal à se quitter. Chacun sait au fond de lui que c'est une merveilleuse histoire d'amour qui commence.

Sur le chemin qui mène à mon cours de danse, je repense à chaque détail de cette merveilleuse nuit, à toutes les sensations que j'ai ressenties grâce à Manoa. Des instants si forts, si intenses, une connexion si belle. Je tourne mon regard vers les cieux comme pour remercier la vie de m'offrir autant de bonheur.

Manoa reste allongé sur le lit un bon moment. Il sent l'odeur de mon parfum sur l'oreiller et s'y blottit.

Il commence à réfléchir à notre avenir. Comment il va pouvoir venir plus souvent à Raiatea et comment il pourra peu à peu laisser son poste à un de ses coéquipiers. La vie a remis sur sa route l'amour de sa vie, il est hors de question de me laisser m'échapper une seconde fois. Il doit modifier sa vie pour être avec moi, et il est bien décidé à le faire.

On se revoit samedi. Deux longues journées l'un sans l'autre. Manoa est plutôt occupé. Peu de temps de répit pour le repos et la flemmardise. Ces moments passés avec son équipe, vont lui permettre de profiter de chacun d'eux et de créer de véritables liens. De couper avec son quotidien, ses préoccupations et sa fatigue.

Je retourne à Raiatea où je dois suivre quelques cours à distance. Notamment un cours sur l'organisation des pensions de famille. Un sujet au cœur de mon projet professionnel, mon but, mon rêve….

Vivre sur une île, et accueillir des clients au sein de ma pension, découvrir d'autres cultures et surtout faire découvrir la mienne. Y proposer des activités ludiques et variées, notamment en les initiant à la danse du tamure, la création des bracelets…toute une palette à peaufiner et surtout à développer.

Durant ces journées, j'échange régulièrement des messages avec Manoa, quelques photos même. Je lui fais découvrir rapidement mon environnement et son équipe.

Même si notre relation reste secrète pour le moment, chacun de nous souhaite en connaître encore plus sur la vie et le quotidien de l'autre.

Lorsque Manoa rejoint son équipe le matin, pour une balade en jet ski autour de Bora Bora, son ami Tahitoa lui lance quelques mots en dessus de l'épaule :

- Ta soirée s'est bien passée ?

Manoa intrigué, l'observe, et détaille le moindre signe qui aurait pu laisser passer un indice quant à sa nuit avec moi. Un large sourire de Tahitoa suivi d'un clin d'œil laisse peu de doutes à son interrogation. Il a dû m'apercevoir rentrer ou sortir du fare…

- Oui très bien.
- J'ai aperçue Hanae sortir ce matin de ton fare !

Plus de doutes sur la situation. Manoa pourrait tenter d'inventer un alibi quelconque, mais ce n'est pas la peine. Tahitoa a compris la situation et ça ne sert à rien de le lui cacher bien longtemps. Bien au contraire, il sera peut-être bien plus facile de me rejoindre plus rapidement si son équipe est au courant de notre union.

- Oui elle a passé la nuit avec moi. Voilà !

- Tu es amoureux mon grand !
- Oui je suis fou d'elle. Ça fait trois ans que je la connais. Je l'ai perdu de vue pendant deux ans et je l'ai retrouvé samedi lorsque nous sommes arrivés à l'hôtel. C'est la femme de ma vie, je ne veux plus la quitter, plus passer à côté de l'essentiel de ma vie
- Et bien si ça ce n'est pas un homme heureux….
- Que compte tu faire ? T'installer à Bora Bora ?
- Je ne sais pas encore…Elle habite à Raiatea pour l'instant chez ses parents, et danse au Tiki Bora Bora. Elle veut ouvrir une pension de famille de luxe…
- C'est bien loin de tes projets tout ça !!!
- Je sais bien…mais je peux peut-être essayer de m'adapter et de lâcher petit à petit le groupe….
- Et qui va nous coacher ? Sans toi pas d'équipe Manoa !
- Toi ! Tu en es capable autant que moi, Tahitoa.

Un long silence s'ensuit.

L'appel d'un de leur ami les ramène brutalement à la réalité. A cette plage, ce lagon, les jets ski qui les attendent sur le lagon. La journée peut commencer et elle promet d'être haute en couleurs et en émotions.

Le lagon de Bora Bora est l'un des plus beaux de toute la Polynésie. L'organisateur a prévu un pique-nique sur un motu en milieu de journée. Ils y dégusteront du poisson grillé, des fruits frais et une salade de poissons crus. Ils iront ensuite se baigner avec les tortues, les raies et même les requins. La journée est parfaite et chacun d'eux en profite à fond.

La seule évocation à son futur proche qui attend Manoa, est lorsque l'un des coéquipiers parle de leur prochaine compétition à Tahiti se déroulant dans tout juste deux semaines. Il leur fait l'annonce qu'une partie de l'entraînement sera réalisé par son ami Tahitoa car il doit se rendre en déplacement à Raiatea. Il ne donne pas plus de précisions, ce qui laisse son équipe dans le doute.

Tahitoa n'a vraisemblablement pas grand-chose à dire quant à la situation mais s'en satisfait pleinement. Manoa va devoir régler quelques détails mais cela lui paraît bien désuet face à l'envie d'être à mes côtés.

La journée a été longue et surtout les évènements se sont enchaînés à une vitesse déconcertante. Hier encore Manoa était loin de s'imaginer se projeter à vouloir s'installer avec moi sur une île et envisager une vie commune, paisible et pleine d'amour loin de son équipe. Cette seconde famille représentait jusqu'à aujourd'hui pour lui ce qu'il avait de plus important dans la vie. Or mon retour chamboule tous ces plans, et il a l'envie de tout mettre en œuvre pour tenter de réaliser ce projet à la perfection.

Le samedi approche et sonne comme la fin du séjour de Manoa à Bora Bora. J'appréhende la journée, car je sais pertinemment que ce soir, Manoa va quitter l'hôtel et je n'ai aucune idée de quand est ce que je pourrai le revoir. Ce soir, je rangerai la chambre du fare dans laquelle on a partagé la plus belle nuit de toute ma vie. Dans ce lieu, tout me rappellera Manoa, et lui sera si loin de moi.

J'arrive à l'hôtel pour commencer ma journée. Préparer l'accueil des nouveaux clients, attribuer les fares en fonction des demandes particulières. C'est certain qu'à partir d'aujourd'hui je ne verrai plus jamais ce fare de la même façon. Il représentera pour moi celui de l'amour, du plaisir et de Manoa. Chaque recoin de ce lieu sera mon espace de bonheur.

Je m'organise pour pouvoir me dégager un moment dans ma journée avant le départ de Manoa. Il doit quitter l'hôtel avec son groupe en début d'après-midi. Si je m'organise pour tout préparer avant, je devrais terminer un peu avant midi. Les nouveaux clients n'arrivent que vers quinze heures.

J'envoie rapidement un petit message à Manoa:

« *On se retrouve vers midi à la pointe de Matira ? j'emporte de quoi manger...* »

« *Parfait ! Il me tarde, tu me manques*"

« *À moi aussi* »

La matinée se déroule à toute vitesse, et je fonctionne comme un automate dans mes tâches souvent répétées. Eveia sent bien la tension monter, et tente à plusieurs reprises de me rassurer mais en vain. Je me sens nerveuse et un peu dépassée. Les larmes ne sont pas loin, et même si mon amie tente d'alléger l'atmosphère je reste assez fermée.

Peu avant midi Manoa m'envoie une photo sur mon téléphone. Il est assis devant un cocotier au bord du lagon, un large sourire.

Je quitte mon poste pour le rejoindre à toute vitesse. Je ne veux pas perdre une minute du temps qu'il me reste à passer avec lui.

La pointe de Matira est un lieu plutôt isolé au bout de l'île de Bora Bora. De cet endroit on peut observer de magnifiques couchers de soleil, et se balader au bord du lagon en toute tranquillité. Lorsqu'il y a des courses de va'a, de nombreux locaux viennent s'y installer tant la vue sur le lagon est à 180 degrés.

J'aperçois Manoa assis contre un cocotier, les yeux rivés sur l'eau. Je le surprends et l'enlace de derrière, et dépose un baiser sur son cou, le faisant sursauter.

Il se lève immédiatement pour venir me soulever et me serrer dans ses bras de toutes ses forces.

- Tu es prêt à partir à Moorea ?
- Oui, j'ai préparé ma valise…

Je baisse les yeux, et Manoa voit perler une larme sur ma joue

- Est-ce que je peux te laisser quelques affaires ?
- Bien sûr !
- Tu n'auras qu'à les prendre chez toi à Raiatea. Je reviens dans dix jours découvrir ton île.

Je n'en crois pas mes oreilles. Ais je bien compris ce que m'a dit Manoa ?

- Je ne vais pas faire ma valise à chaque fois. C'est plus simple que tu les gardes !

Cette phrase se veut tellement explicite que je ressens une énorme joie. Aucun son ne sort de ma bouche tellement je suis surprise et heureuse à la fois. Manoa me l'avait dit et il tient sa promesse. Il sera toujours là pour moi. Ce sont les mots qu'il m'a murmurés avant qu'on ne fasse l'amour.

- Et ton équipe Manoa ?
- J'ai tout réglé ! C'est Tahitoa qui sera chargé de me remplacer lorsque je serai avec toi. Je l'en ai informé et il est fort capable de relever le défi. J'ai entièrement confiance en lui. De toute façon je n'ai pas le choix, je veux être avec toi aussi souvent que je le pourrais.

J'appréhendais cette journée car je redoutais pertinemment que nos au revoir soient déchirants et j'étais loin de penser qu'ils allaient prendre cette tournure. C'est bien sûr un aurevoir, mais d'ici quelques jours j'aurais le bonheur de lui faire découvrir mon île, mon fare et mon lieu de paix. Tout cela occupera mes pensées pendant ces dix petites journées qui me séparent de nos retrouvailles.

Manoa quant à lui se sent beaucoup moins perdu, moins anxieux. Il a su rapidement prendre la bonne décision et a trouvé une solution à son problème. Son équipe ne mérite pas qu'il les abandonne, mais être remplacé par Tahitoa de temps en temps est une bonne option pour faire la transition.

Nous voilà tous les deux apaisés. On s'assoit avec des gestes coordonnés, et nos visages sont si tranquilles. On regarde se profiler à l'horizon la barrière de corail sur laquelle viennent s'échouer les vagues en provenance de l'océan. Ce lagon est paisible comme les pensées dans nos esprits. Un avenir serein. Un avenir plein de projets et surtout un avenir commun.

C'est un appel de Tahitoa, qui vient briser la quiétude qui s'est installée depuis deux heures. On a pris le temps de déjeuner, de se reposer et même de discuter de nos retrouvailles la semaine suivante. Manoa reviendra le mardi suivant. On effectue les réservations de vols, pour être certains de pouvoir avoir de la place disponible. Tout est prévu dans les moindres détails.

Il est temps pour nous deux de se quitter. Le bus qui les apporte au bateau qui les conduira à l'aéroport est juste garé devant l'entrée de l'hôtel.

On s'y rend ensemble main dans la main. On ne veut plus se cacher, et on avance officiellement vers l'avenir.

Lorsque son équipe nous aperçoit ainsi, chacun comprend les raisons qui retiennent Manoa ici et les raisons de son absence à Moorea. Ils ne peuvent qu'approuver ses décisions. On forme un si joli couple, que chacun ne peut que s'en réjouir. Eveia est aussi présente, car elle est chargée de vérifier dans les moindres détails les départs des clients de l'hôtel. Elle distribue à chacun les billets pour le transfert en bateau ainsi que les billets d'avion.

Manoa se rapproche tendrement de moi pour déposer un doux baiser sur mes lèvres que je lui rends immédiatement. Il dépose dans le creux de ma main un joli galet en forme de cœur. Il y est inscrit dessus « *je t'aime* ». Voilà c'est la première fois qu'il me le dit. Je relève les yeux et lui murmure « *moi aussi je t'aime* ».

Il se retourne pour monter dans le bus. Je prends place aux côtés d'Eveia et vois peu à peu s'éloigner le bus. Une larme perle sur ma joue, mais rapidement je l'efface pour laisser place à un merveilleux sourire en pensant au futur proche qui se profile devant nous

- Ça va aller Hanae ?
- Oui, il revient mardi prochain pour quelques jours et nous serons chez moi à Raiatea !

- C'est du sérieux là !
- Oui, Eveia, c'est du sérieux.

Nous reprenons place à l'accueil de l'hôtel en attendant l'arrivée d'un nouveau groupe. Tout est prêt, ce qui laisse un peu de temps pour discuter.

Je regarde à nouveau le petit galet et décide de le mettre dans la poche de mon petit sac à main, à proximité et pour m'en servir de petit grigri lorsque Manoa me manquera. Ces trois petits mots représentent tellement pour moi.

Demain je retourne voir mes parents à Raiatea et rien ne sera plus jamais comme avant. Je suis une nouvelle femme, et je compte bien réaliser tous mes rêves aux cotés de Manoa. En quelques jours ma vie a littéralement pris un nouveau chemin, plus beau que ce que je n'aurais jamais pu imaginer.

Eveia témoin de cette métamorphose et transformation est tellement contente pour moi. Ma danse sera encore plus fluide et gracieuse. L'amour se diffuse dans toutes mes cellules et ça se voit. Je rayonne !

Ce samedi soir, je rejoins Eveia et nos amis pour passer la soirée sur la plage et au bar face au Beachcomber.

L'ambiance est chaleureuse et tous s'aperçoivent de mon changement. Je tente de dissimuler mon bonheur naissant quelques instants. C'est peine perdue. Rapidement, Manoa remplit toutes les conversations. Nos moments passés ensemble cette semaine et nos prochaines retrouvailles suffisent à remplir les échanges entre les membres du groupe, installés au bord du lagon et à refaire le monde.

Je prends réellement conscience que Manoa fait désormais partie de ma vie. Je n'y crois même pas tellement la situation paraît si soudaine et presque irréelle. Et pourtant d'ici à peine quelques jours il sera à nouveau avec moi à Raiatea cette fois.

Le dimanche matin, je reprends le bateau qui me reconduit sur ma petite île où m'attend ma famille. Dès mon arrivée je n'essaie même pas de dissimuler ma joie. C'est tout naturellement que je les réunis tous sur ma terrasse pour leur annoncer la bonne nouvelle.

Chacun d'eux réagit avec sa spontanéité qui lui est propre mais tous sont si contents pour moi. Manoa, qu'ils appréciaient déjà à Tahiti, redevient la source de bonheur de leur fille et sœur. Mes parents se disent à cet instant que leur changement de vie n'a pas été si catastrophique qu'il y paraissait. La vie leur aura fait traverser des épreuves pour évoluer et pour franchir des collines les portant ensuite vers un océan de projets et de bonheur. Présenté sous de tels augures, l'avenir paraît bien idyllique oui. Certes, des changements au niveau de l'organisation quotidienne pour nous deux, mais le bonheur de nous voir réunis se rapproche peu à peu.

La semaine suivante est consacrée, en grande partie, à la préparation de la venue de Manoa. Je repense à la disposition de mon fare, en aménageant un petit endroit tout spécialement pour lui. Un petit bureau pour qu'il puisse installer son ordinateur pour suivre son équipe et préparer les prochaines compétitions, des étagères pour entreposer ses affaires personnelles. Je tente d'apposer quelques touches un peu plus masculines pour que la décoration puisse lui donner un côté accueillant et familier. J'installe les quelques affaires qu'il m'a laissées, dans un coin de mon placard. C'est essentiellement des vêtements plutôt légers et adaptés aux vacances sur une île, bermuda, maillot et polos et une paire de savates. Pour Manoa, Raiatea est synonyme de farniente et de moments partagés au bord de la plage.

Je me permets alors de demander à un collègue de mon père de me prêter une va'a que je dispose le long du ponton situé devant notre fare. On pourra profiter de la tranquillité du lagon pour faire de merveilleuses balades.

Manoa quant à lui, passe la semaine avec son équipe. Entraînements de va'a sur le lagon de Moorea. Cross dans la montagne, balade en vtt : tous ces sports sont nécessaires pour être en bonne condition physique et attaquer la nouvelle saison. Il passe ses soirées en compagnie de Tahitoa pour le briefer sur les diverses formalités à accomplir pour les participations aux compétitions, sur les tâches administratives du club et également la bonne connaissance de ses coéquipiers.

Même si Manoa a une entière confiance en son ami, la transition devra être progressive pour ne pas créer de trouble dans le milieu de la va'a. Il envisage de superviser le groupe même à distance, et être présent aussi souvent qu'il le pourra. Son équipe c'est son bébé. Il est hors de question qu'il la laisse tomber. Mais lever le pied, prendre de la distance, et déléguer, ça il s'en sent capable. Et c'est de toutes façons ce qu'il souhaite faire dans un avenir très proche.

Mon retour dans sa vie a tout bouleversé mais tout semble si juste et si fluide qu'il choisit de lâcher prise et de profiter de ces petits bonheurs que la vie semble bien vouloir lui offrir.

Mardi en début d'après-midi, j'aperçois dans le ciel au-dessus de Bora Bora, l'avion dans lequel Manoa arrive. Il descend tranquillement en direction de l'aéroport. De là-haut, Manoa redécouvre une nouvelle fois cette île, perle du pacifique où se trouve juste en dessous l'amour de sa vie et je me réjouis de son retour.

Je suis prête à l'accueillir aux côtés des hôtesses d'accueil de l'aéroport. J'ai moi-même confectionné une couronne de fleurs que je vais lui mettre autour du cou en cadeau de bienvenu. Dès que Manoa pénètre dans l'enceinte de l'aéroport, la musique, les odeurs, créent une ambiance si accueillante qu'il se sent un peu comme chez lui, comme s'il revenait à la maison après un long voyage. Retrouver ses terres, ses proches et tout un avenir qui se profile devant lui.

Il m'aperçoit lui faisant de grands signes, avec un immense sourire. Quelle joie de le retrouver, de pouvoir le serrer dans mes bras, et de me faire virevolter dans les airs si légers…

Je le serre de toutes mes forces, et les battements de nos cœurs s'accordent comme la douce mélodie jouée par la troupe de polynésiens autour de nous.

Le voilà mon Manoa, avec une énorme valise à ses pieds. Le signe qu'il compte bien venir s'installer ici…Cette valise qui contient juste l'essentiel…Quand l'amour est présent, tout le reste semble bien superficiel. La vie peut rentrer tout compte fait dans si peu de matériel. Le cœur lui s'étire à l'infini et se remplit d'émotions, qui nous rendent bien plus riches, riches d'amour.

Nous voilà tous les deux, poursuivant notre petit voyage qui nous conduit jusqu'à mon fare. La distance entre les deux îles, nous laisse le temps de se raconter la semaine qui vient de passer et surtout d'apprécier les paysages qui défilent devant nos yeux. C'est éblouissant comme si c'était la première fois, que je redécouvre avec de nouveaux yeux mon île qui s'approche peu à peu. Manoa aperçoit mon fare, et il est immédiatement attiré par la va'a disposée juste devant. Ce geste spécialement pour lui, le touche au plus haut point. J'ai pensé à tout. Il m'embrasse fougueusement pour me remercier. Le marin pense qu'on est un couple en voyage de noces et il ne manque pas de nous taquiner. On en sourit et on en joue d'autant plus….

Une fois débarqués sur le ponton qui longe l'embarcadère de Raiatea, nous empruntons un petit bus local qui nous amène juste devant mon fare. La route est bordée d'arbustes tous aussi beaux que l'odeur envoûtante qu'ils dégagent. Une invitation au repos et à l'évasion. Ici, on se sent si loin de tout, qu'en une fraction de seconde on a l'impression d'être au bout du monde. Et c'est bien le cas. Mis à part s'échapper sur un petit motu parsemé dans le lagon, ici la vie se déroule avec beaucoup de calme et de légèreté.

Devant mon petit fare, Manoa se sent chez lui. Tout ici lui rappelle les images qui défilaient devant ses yeux depuis petit. Une vie paisible, sur une île quasi déserte, à passer ses journées à faire de la va'a et à aller pêcher. Nous y voilà, en tout cas, ça y ressemble grandement.

Je lui fait découvrir les lieux et il apprécie toutes les attentions que je lui ai réservées. Il installe ses affaires rapidement avec de s'engager au bord du lagon pour se rafraîchir de son long voyage. L'eau est si limpide que l'on aperçoit les poissons multicolores nager autour de nos pieds. Ce cadre de vie est mon quotidien depuis presque deux ans, et même si Manoa avait vu quelques photos sur les réseaux sociaux, le vivre est tellement plus époustouflant. Jamais il n'aurait pu imaginer de tels lieux. Un bout de paradis...

Le soleil commence à se coucher à l'horizon laissant la barrière de corail comme seule limite avec l'océan. Demain lorsque le soleil se lèvera, il marquera une toute nouvelle aventure pour nous deux.

La nuit est assez courte, nos retrouvailles enflammées et nos corps épuisés au petit matin, prolongeront notre nuit jusqu'à tard dans la matinée.

C'est ma petite sœur qui nous apporte des petits beignets confectionnés par ses soins qui mettra fin à notre nuit d'amour.

La journée au bord du lagon promet d'être douce et sportive à la fois.

Manoa, en célèbre coach sportif, m'a préparé un programme digne des plus grands marathons aquatique. Nage devant le fare à la découverte de la faune sous-marine des plus riches. Patates de corail se mêlant à une diversité aquatique impressionnante. Balade en va'a avec initiation à la rame, un vrai parcours du combattant. Car ramer est loin d'être chose facile, bien au contraire les gestes doivent être très coordonnés entre les piroguiers et surtout rythmés. Pour terminer par un petit footing le long de la plage au soleil couchant. Epuisée, j'arrête ma course avant Manoa pour garder comme seul plaisir le regarder poursuivre son entraînement. Le voir en plein effort sportif est une véritable occupation, il est si musclé que je ne peux que me laisser envoûter par son corps.

Une belle journée pleine de rires, de partages et de moments parfaits.

Demain on doit aller pique-niquer sur un motu. Une journée à jouer à Robinson Crusoé en plein milieu du pacifique.

Une fois sur l'îlot, Manoa s'exerce à faire du feu pour cuire le poisson pêché la veille par mon père qu'on a emporté. On cueille des noix de coco sur place qu'on déguste immédiatement. Les saveurs se mélangent aux couleurs et composent un repas des plus délicieux. J'apprends ensuite à Manoa à confectionner un panier en feuilles de cocotiers. La journée est simple, ludique et prometteuse d'une réelle complicité entre nous.

Après s'être reposés sous un palmier, il me murmure quelques mots au creux de l'oreille, comme pour que j'en saisisse mieux le sens.

- J'ai longuement réfléchi Hanae, et on doit discuter de notre avenir. Je ne peux plus imaginer vivre loin de toi. J'ai tout mis en place pour cette semaine avec Tahitoa donc je suis tranquille. Mais je dois envisager la suite.

A cet instant je suis prise d'une anxiété provenant de nulle part. Cette sensation me met mal à l'aise. Comment se fait-il que je ressente autant de sensations ? C'est pourtant ce que je souhaite, être avec lui …Mais tout va si vite que je ne sais plus où donner de la tête, voilà simplement.

- Tu n'a pas l'air bien Hanae. Qu'as-tu ? Est-ce que ce que je te t'ai dit te fait peur ? Tu ne souhaites pas que je vienne vivre ici avec toi ?
- Si bien sûr que si Manoa. C'est juste que tout va si vite, je ne pensais pas que ça serait aussi simple de tout mettre en place….
- Ce ne sera pas simple mais c'est ce que je souhaite !
- Moi aussi, je veux qu'on soit ensemble Manoa, je ne peux plus attendre.

- On va y réfléchir au calme tu veux bien ? En attendant profitons de notre journée.

Tout paraît s'embrouiller dans ma tête mais je veux profiter du moment avec Manoa. Les projets d'avenir attendront plus tard. Rien ne presse, après tout, on est ensemble au bout du monde et la seule chose qui importe pour le moment c'est de savourer chaque instant dans ce coin de paradis.

La semaine avance doucement, et est propice à beaucoup de moments de partage, de complicité et de joies passées l'un à côté de l'autre.

Manoa travaille à distance, et suit son équipe au mieux afin d'assurer une continuité dans leur progression. Jamais loin de lui lors de ces échanges, je prends part aux discussions et le conseille. Je m'intéresse beaucoup à cette activité sportive que je ne connais que de très loin.

Dans des domaines différents certes, mais nos activités sont assez similaires. Lui, coach dans une équipe de piroguiers et moi responsable de troupe de danse. Nous deux participons régulièrement à des compétitions, on connaît bien cette adrénaline et cet esprit de groupe qu'il faut entretenir à chaque instant pour que chacun puisse prendre sa place et donner le meilleur de lui-même.

Le vendredi soir, je vais à ma répétition de danse accompagnée de Manoa, qui reste discret pour ne pas me perturber mais participe depuis les estrades à mes prouesses. Je fais preuve de dextérité, de patience et de bienveillance envers mes danseuses. Ensemble on crée un show en totale harmonie et c'est un plaisir pour les yeux que de nous observer. Des danses de grande qualité, où rien n'est laissé au hasard. Tout est coordonné à la perfection, musique, costumes et synchronicité des mouvements. Le résultat est un véritable show sur mesure digne des plus grandes écoles de danse. La danse, passion, est au cœur de ma vie.

Le soir venu, on rejoint tout notre groupe d'amis pour terminer la soirée sur la plage à boire de la Hinano et à danser au rythme de la musique locale.

Lorsque Eimeo rencontre Manoa, cela lui permet de mieux comprendre ce qui les liait. Leur ressemblance est assez frappante, ils ont le même style, la même gestuelle. Il lui parait assez normal que j'aie pu être attirée par lui quelques mois avant. Il me faisait tellement penser à Manoa. Pour Eimeo, pas de doutes, nous sommes amoureux c'est évident. On est si tendres l'un envers l'autre, si attachés et surtout on rayonne l'amour. Même si Eimeo espérait toujours au fond de lui se rapprocher de moi, il ne peut qu'approuver notre relation.

La soirée se poursuit jusqu'au petit matin, autour d'un feu de camp, où l'on chante, rit et se construisent des moments inoubliables. Manoa adore cette ambiance festive, il intègre notre groupe d'amis avec facilité et chacun tente de le considérer en véritable frère, comme un des leurs.

Les amitiés ici sont très fortes et nous sommes soudés. Une île si éloignée de tout le reste du monde oblige à avoir des liens très forts. La vie y est plus douce mais aussi plus joyeuse. Ces petits rituels du samedi soir, comptent beaucoup pour chacun de nous, c'est une tradition ….

Au petit matin, on reprend le chemin vers Raiatea.

On est attendu par mes parents qui profitent de leur journée de repos pour organiser un petit repas sous les palmiers. Le ton est donné, nappe fleurie, buffet de crudités, salade de poisson cru et fruits à volonté. C'est simple mais convivial.

Les conversations tournent autour de la vie à Raiatea, de l'activité du port, du tourisme local et des compétitions que Manoa est en train d'organiser. Mes parents l'apprécient beaucoup et c'est réciproque. Je suis ravie de cette complicité qui se crée autour de cette table. L'après-midi, on va se balader au bord du lagon, en longeant la plage pour se rendre au marae. Ce lieu sacré, hautement spirituel, est mon refuge. Ces deux dernières années je m'y suis rendue régulièrement, pour me ressourcer, y trouver un peu de paix et bien souvent des réponses à mes tourments. C'est en ce même lieu que j'ai rencontré Fanou, la vieille dame qui m'avait révélé le retour proche de Manoa. Je tenais à y retourner avec lui, et en cette fin de dimanche, cette balade constitue un joli lieu d'escapade familiale.

Manoa ne connaît ce lieu qu'en photo. Car il fait partie de notre culture à part entière. Depuis tout temps, les polynésiens y ont célébré des offices et y ont déposé leurs intentions. Désormais il ne reste que des vestiges qui ont gardé leur sacralité. Installés face au lagon, chacun viendra déposer ses intentions. Pour nous deux, c'est le rêve de vivre ensemble sur ces terres. Pour mes parents, celui de nous voir épanouis et en bonne santé. Chacun espère que les *atua** les bénissent et les protègent. La fin de journée se termine dans mon fare au calme de toute agitation. Manoa allongé sur le lit feuillète un magazine sur les îles sous le vent, m'observe avec un doux regard lorsque je sors de ma douche et enfile une nuisette en satin pour venir le rejoindre et me blottir dans le creux de son épaule. Il me caresse tendrement mes cheveux en cherchant à me parler à nouveau de ses projets. Il souhaite aborder le sujet avec franchise

mais aussi délicatesse pour que je sois à l'aise et que je puisse lui donner mon avis.
- La journée était superbe, et la découverte du Marae a été un moment très fort !
- Ce lieu est magique Manoa. Faut que je t'avoue quelque chose. Il y a quelques mois, alors que j'étais en pleine dépression, Leilani est venue passer quelques jours ici. Nous nous sommes rendues au Marae ensemble et nous avons rencontré une mama que je qualifie de *tahua hiohio**. Ce jour-là elle m'a fait une sorte de révélation.
- Ah bon ? Et elle était sérieuse cette mama ?
- Elle m'a parue oui très bienveillante !
- Et alors que t'a-t-elle dit ? Que tu allais gagner à la loterie ?
- Non, je lui répond en souriant un peu gênée…elle m'a dit que l'homme qui occupait mes pensées allait revenir vers moi prochainement, que je ne devais pas m'inquiéter et le laisser faire.
- Eh bien, on dirait bien qu'elle a vu juste !
- C'est ce que je me dis aujourd'hui Manoa. J'aimerai tellement la revoir pour lui raconter et surtout la remercier de m'avoir apporté cette lueur d'espoir. A partir de ce jour, j'ai pensé chaque jour à sa révélation et je n'ai cessé d'espérer.
- Oui ,nous pourrions aller la voir ensemble, ça serait un très beau cadeau pour elle je suppose.
- Je ne sais rien d'elle, mis à part qu'elle avait à peu près soixante-dix ans, les cheveux longs grisonnants, une silhouette très fine et une bague à sa main droite avec quatre perles noires. Cette bague m'a marquée, je l'ai vue quand elle a attrapé un *koru** qu'elle m'a offerte. Elle m'a dit de la garder tout prêt de moi, qu'il m'aiderait à avancer et à garder

courage. La tradition veut que cette spirale soit le symbole d'une nouvelle vie, un porte-bonheur associé au renouveau. Regarde comme c'est joli ! C'est en os. Elle a la forme exacte que prend la fougère argentée lorsqu'elle se déroule. La forme du koru est l'idée de transmettre l'idée d'un mouvement perpétuel tandis que le point central suggère le retour inévitable à l'origine. Ce porte bonheur m'a-t-elle indiqué est propice pour les jeunes fiancés.
- Impressionnant cette histoire Hanae, c'est très beau. C'est vraiment le symbole pour les maoris, de croissance, mais surtout d'une nouvelle vie.
- Mais comment la retrouver ?
- On la cherchera et on la trouvera ensemble mon amour.
- Mais tu pars déjà dans deux jours.
- Oui mais je reviens très bientôt et pour de bon si tu le veux.
- Tu veux vraiment t'installer ici à Raiatea ?
- Oui, avec toi ! Ensuite on verra, on ira où le vent nous portera !
- Ok, ça me tente où le vent nous portera ! Du moment qu'on est ensemble, on voguera au gré de nos envies ….

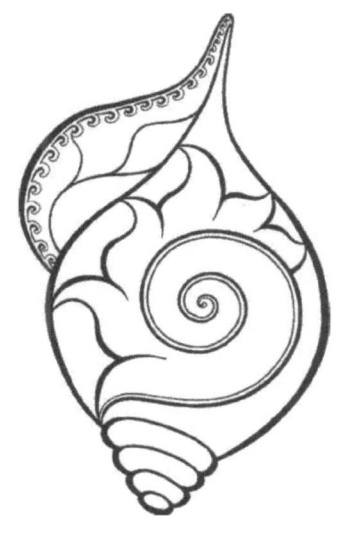

"Le tatouage Koru symbolise la vie, la force, la croissance et la paix"

Il me prend dans ses bras pour sceller cette promesse qu'on se fait. Je sors de ma poche ce petit pendentif pour le lui montrer. On décide de se le faire tatouer tous les deux en signe d'union et d'amour infini. On ira rencontrer le tatoueur dès demain pour marquer notre peau de ce koru.

Les deux dernières journées, on reste dans le fare à se prélasser à discuter de notre future installation et des formalités à effectuer pour que Manoa puisse être un véritable insulaire de Raiatea.

Avant qu'il ne quitte l'île, je lui confie ma petite spirale. Je souhaite qu'il la rapporte lorsqu'il reviendra définitivement et elle, je la porterai alors à mon cou. Ce bijou offert par Fanou, devient un objet qui scelle notre union pour cette période charnière et hautement transformatrice.

Lorsque le bateau quitte le port de Raiatea, je suis pleine de larmes. Des larmes de mélancolie de le voir partir mêlées à des larmes de joie avec la sensation d'être sur le point de départ de notre toute nouvelle vie. J'en ressens tant de gratitude pour la vie toute entière. Mon plus beau vœu a été exaucé, alors c'est certain, j'aurai toujours la foi même dans les pires moments car je sais au fond qu'il y a toujours une lumière au bout du tunnel.

Manoa quitte Raiatea, en sachant pertinemment que la prochaine fois, ce sera pour s'installer ici auprès de moi.

Les jours suivants, je suis un peu vide. L'absence de Manoa est pesante. Je ne trouve plus vraiment de but dans mes journées et j'avance comme une automate. Mes cours de danse sont réalisés avec sérieux mais l'envie y est moins forte. Je me sens lasse, fatiguée. Je passe mes soirées dans mon fare à coudre les futurs costumes pour mon équipe. Je m'y endort dessus bien souvent. Cela ne me ressemble pas, mais je vis cette période comme une petite retraite avant mon nouveau départ dans la vie. Un moment de quiétude, où je laisse vagabonder mon esprit sur les étapes de ma vie déjà franchies et celles à venir. C'est le sourire aux lèvres que j'envisage ce futur proche auprès de Manoa.

J'ai beaucoup d'échanges avec Leilani qui me propose de m'accueillir quelques jours chez elle à Papeete afin de faire une belle surprise à Manoa qui est loin de s'imaginer de ma venue. Il passe ses journées à travailler avec acharnement pour tout préparer le plus rapidement possible avant son départ. Il souhaite passer le flambeau à Tahitoa avec le plus de sérieux possible. C'est en quelque sorte un déchirement pour lui de quitter son équipe et de la laisser voler de ses propres ailes, mais son avenir avec moi lui donnera beaucoup plus, il en est convaincu.

Chaque soir on se téléphone et nous passons de longs moments à discuter de nos nouveaux projets. Manoa pense de plus en plus à proposer à Bora Bora des cours de va'a. Il pourrait même y ouvrir un nouveau club. Il envisage également de proposer ses services aux hôtels pour permettre aux nombreux touristes de pratiquer une activité ludique si répandue en Polynésie. Il s'aperçoit que la palette d'activités est très diversifiée et qu'en remaniant un peu son métier, il pourra rester épanoui et présent dans son domaine de prédilection.

De plus sa réputation dans ce secteur n'est plus à faire, et il pourra s'en servir en gage de qualité de services et de sérieux. Un véritable professionnel dans le domaine ne peut que rassurer une nouvelle clientèle en quête d'authenticité. J'en ai même discuté avec le directeur du Beachcomber qui trouve l'idée excellente et s'engage à diffuser un maximum les services de Manoa afin de développer son activité sur l'île.

On envisage cet avenir un peu plus sereinement et surtout on se projette dans une vie équilibrée. Je vais poursuivre mes cours de danse ainsi que le show le samedi et mon travail à l'hôtel le Week end. La semaine je vais terminer mes études pour finalement passer mon diplôme. Il ne me reste que deux mois pour y parvenir.

Manoa quant à lui, s'habituera à l'environnement de Bora Bora, grâce à notre groupe d'amis.

Même s'il s'agit d'un véritable défi, cela n'en reste pas moins impossible. On est si déterminés et motivés que rien ne pourrait stopper notre engouement.

L'amour donne des ailes, c'est ce que l'on dit, c'est notre cas. La tête pleine de projets et l'élan suffisant pour y parvenir.

Peu à peu, l'idée, mûrie dans mon esprit et je me décide à accepter l'invitation de Leilani de venir rendre une visite surprise à Manoa.

Ce sera également l'occasion de passer du temps avec Poe, qui est de retour à Papeete entre deux salons artisanaux. On a prévu d'ailleurs de passer la première soirée ensemble. J'ai tant de choses à lui raconter. Même si on a discuté dans les grandes lignes de mon futur changement de vie, c'est bien mieux de le lui expliquer de vive voix.

C'est Leilani qui vient m'accueillir à l'aéroport de Papeete avec sa petite voiture. Nos retrouvailles sont joyeuses à la hauteur de notre envie de se retrouver. Leilani est ravie de me voir si heureuse. Même si j'ai l'air fatiguée, je suis radieuse. Manoa a un effet sur moi, des plus porteurs de bonheur. Leilani, se sent bien plus légère. Le lourd secret que Manoa lui avait demandé de garder, était devenu trop dur pour elle. Elle savait pertinemment qu'un jour on se retrouverait. C'est ce qui lui a permis de tenir son silence. Mais aujourd'hui quel soulagement que la vérité ait pu éclater au grand jour. Une libération pour elle.

On se rend au petit snack au bord de la plage où l'on a tant l'habitude de se retrouver. Le lieu n'a pas changé. Les propriétaires sont ravis de me revoir. Je suis un peu l'enfant du pays. Ils m'ont vu grandir et évoluer. Ils me complimentent sur mon parcours à Bora Bora.

Et dire que Manoa ne se trouve qu'à quelques kilomètres de moi et qu'il ne sait même pas que je suis à Tahiti. Quelle surprise il va avoir en me voyant ici.

La journée file à toute vitesse. On a tant de choses à partager. Tant de temps à rattraper. Mais l'amitié, la vraie, possède cette chose extraordinaire. Même si on ne s'est pas vu depuis longtemps, dès que l'on se revoit c'est comme si on s'était quitté la veille. Le lien se rétablit immédiatement et c'est merveilleux. Des âmes sœurs, voilà ce que nous sommes l'une pour l'autre. On prolonge nos retrouvailles en allant voir Poe à pied. Une balade le long de la plage d'une dizaine de kilomètres. L'ambiance est légère, entrecoupée de baignades, de longues discussions et de moments de partage.

Lorsqu'on arrive devant le fare de Poe, elle est dehors sur la terrasse à nous attendre. Nos retrouvailles sont toujours très chaleureuses lorsque tout à coup je ne me sens pas très bien. Est-ce la fatigue du voyage? Le trop plein d'émotions depuis le matin ?

Toutes ces émotions m'ont donné le tournis. On s'installe toutes les trois confortablement sur le salon de jardin à siroter un jus de goyave préparé par Poe. C'est exquis et l'ambiance est propice aux confidences. Je leur raconte mes retrouvailles avec Manoa, notre première nuit et toute la délicatesse qu'il a envers moi. Je parle également de nos projets communs, et donne des nouvelles de mes parents et de mes sœurs. Poe nous présente sa nouvelle collection de bracelets qu'elle commercialise sur les marchés de Papeete.

En fin de journée, je me retire dans la chambre pour téléphoner à Manoa. Quelle étrange sensation de parler avec lui au téléphone en sachant pertinemment qu'il est en réalité tout proche. Il m'explique que ce soir il doit rejoindre ses coéquipiers afin de fêter l'anniversaire d'un des leurs au petit bar juste à côté de leur salle de musculation. Moi, je passe la fin de soirée à dessiner les costumes pour les petites filles qui intégreront l'école de danse à la rentrée.

Ce n'est que tard que je m'endors sur le canapé proche de Poe, épuisée.

En pleine nuit, je me réveille avec une douleur fulgurante dans le ventre. La douleur est si violente que je n'arrive même pas à bouger. Je crie pour réveiller Poe qui dort avec un sommeil de plomb à côté. Je suis transie de peur, de douleurs. Poe essaie de comprendre la situation en vain. Elle s'aperçoit rapidement qu'il s'agit d'une urgence. Je ne me plains jamais et je ne suis jamais malade. Elle téléphone aux services de secours qui lui conseillent vivement de me transporter rapidement à l'hôpital le plus proche. Le trajet qui ne dure que quelques minutes est un véritable supplice. Je me tords dans tous les sens tellement la douleur est terrible.

Arrivées au service des urgences, je suis prise en charge immédiatement. De nombreux examens me sont alors pratiqués. Le diagnostic n'est pas encore précis. Crise d'appendicite ? Violente infection urinaire ? Les médecins s'affairent autour de moi afin de trouver rapidement la cause de mes douleurs.

Ce n'est qu'à la suite d'un examen échographique que le médecin soupçonne un souci d'origine gynécologique. J'ai des pertes de sang assez abondantes. Il procède alors à une seconde échographie plus poussée.

Entre temps Poe, a prévenu Manoa. Devant la gravité de la situation, elle ne savait que faire. Il est surpris de me savoir à Tahiti, et prend sa voiture pour se rendre à toute vitesse au service des urgences pour me rejoindre.

Lorsqu'il pénètre dans l'enceinte de l'établissement, la secrétaire lui propose de me rejoindre en salle d'examen pour me rassurer. Je suis débordée par la peur et la présence de Manoa à mes côtés sera rassurante.

Il défile alors dans le long couloir où l'infirmière l'invite à rentrer dans la salle d'examen.

Lorsqu'il entre, le médecin l'invite à s'installer à mes côtés.

- Hanae, je suis là maintenant, respire me dit-il en posant sa main sur la mienne et en m'embrassant sur le front.
- Mais Manoa, comment as-tu su ?
- C'est Poe qui m'a prévenue.

Je suis allongée sur cette table d'examen, avec face à moi cet écran d'ordinateur, qui laisse apparaître des images dont je ne comprends aucune signification. Tout cela m'est tellement étranger. C'est la première fois que je pratique un tel examen.

Manoa commence à poser quelques questions au médecin sur mon état de santé :

- Que se passe-t-il docteur ?
- Je suis en train de pratiquer de nombreux examens pour déterminer la cause des violentes douleurs d'Hanae. Pour l'instant je n'ai rien réussi à diagnostiquer. Il y a cependant un nouvel élément à prendre en considération. Hanae a des pertes sanguines vaginales. C'est pour cette raison que j'étais en train de préparer le matériel adéquat pour examiner Hanae.
- D'accord. Je comprends mieux.

Je ne parle pas, la douleur a été calmée par des antalgiques, mais la froideur des lieux m'angoissent énormément. Heureusement que Manoa est à mes côtés.

Le médecin procède à plusieurs échographies. Il est très concentré à vérifier chaque organe, un après l'autre avec une attention toute particulière sur un point. Il ne bouge plus la sonde et se concentre sur cet endroit précis. Je crains un souci imminent, Manoa également. Le médecin reste les yeux fixés sur l'écran.

Il se retourne tout à coup vers nous, ne sachant pas trop comment engager la discussion. A cet instant mon cœur s'emballe comme après un marathon tant l'annonce qui va nous faire à l'air d'une importance capitale.

- Tu vois cette petite poche ? C'est ton utérus. De part et d'autre on voit tes ovaires. Tu parviens à les distinguer ?

- Oui oui …
- Alors voilà, Hanae, dans ton utérus, (à ce moment il appuis un peu plus) tu peux apercevoir une petite tache.
- Oui on la voit docteur. C'est quoi, j'ai un kyste ? un fibrome ?
- Non Hanae, ce n'est ni un kyste ni un fibrome …

Le médecin nous jette un œil pour voir notre réaction. On lui paraît si bienveillants l'un envers l'autre, très amoureux. Il ne pense pas se tromper quant à la nature de nos sentiments. Il choisit alors de nous annoncer la nouvelle avec joie.

- C'est un embryon Hanae. Tu es enceinte, d'à peu près un mois.
- Un bébé ? On lui répond en cœur, l'air surpris.
- Oui. Ce que l'on voit apparaître dans ton utérus est un embryon. Il y a également une activité cardiaque. Regardez ces petits battements au centre. C'est son cœur.

Toutes ces annonces sont totalement inattendues. Sur l'écran apparaît ce petit bébé, avec son petit cœur qui bat.

Manoa s'approche de moi, et me prend délicatement dans ses bras comme pour me rassurer. Je reste sans voix, je ne sais plus quoi penser. Un petit bébé qui grandit dans mon ventre. Certes cela faisait partie de nos projets de vie, mais peut-être pas sitôt…La nouvelle est si spontanée, si inattendue.

Manoa quant à lui éclate de joie :

- Je vais être papa !!! Papa !!!!
- Oui , lui répond le médecin.

- Peux-tu me le remontrer, comme pour réaliser la présence de ce petit bebe en moi.
- Regardez . On voit son cœur, et ensuite l'ébauche de son corps. A ce terme, il est encore trop tôt pour voir ses membres. L'activité cardiaque est la première chose que l'on aperçoit.
- Et notre bébé est prévu pour quand ?
- Nous sommes fin juin, la date de conception est évaluée à fin mai. Le terme est prévu pour fin février.

On échange un doux regard complice. On sait pertinemment quand a été conçu notre bébé. On se met à sourire, on se revoit sur cette plage déserte, sur le motu, à faire l'amour si tendrement que ce petit bébé ne pourra être que la douceur incarnée. Cette plage qui désormais marque un point de départ dans notre nouvelle vie.

Surpris mais pas moins heureux, on reste tous les deux les yeux rivés sur l'écran en réalisant à peine ce que le médecin vient de nous annoncer.

Tout semblerait si parfait si ce n'était pas les paroles suivantes que le médecin nous adresse avec sérieux et froideur, qui provoquent en un instant une terrible peur.

- L'embryon est très fragile à ce stade de la grossesse. Elle est récente et les violentes douleurs et saignements que tu as sont le signe éventuel d'une possible fausse couche. Je ne peux me prononcer quant à la certitude d'une grossesse évolutive. Certes on voit des battements cardiaques, mais comme je viens de vous l'expliquer ces saignements sont une alerte. Ils sont modérés donc on peut espérer qu'ils s'arrêtent et que la grossesse se poursuive sans souci particulier.

Cependant je préfère t'informer des risques et te donner les recommandations nécessaires.

Une larme apparaît dans mes yeux, je me sens véritablement perdue. En à peine dix minutes j'apprends la découverte de ma grossesse et en même temps la possibilité de faire une fausse couche. Manoa, lui conscient de cette éventualité, se veut rassurant.

Le médecin imprime les clichés de l'examen pour venir ensuite nous accueillir à son bureau pour discuter de mon état de santé et du futur bébé.

- Tu es enceinte d'un peu plus d'un mois. L'embryon a une activité cardiaque et il est bien positionné dans ton utérus. Cependant tes douleurs et saignements ont eu raison de t'alerter. Ce n'est pas anodin à ce stade, ce n'est pas un cas isolé non plus. Sachez que de nombreuses grossesses connaissent ces soucis au départ et font ensuite de merveilleux bébés. Mon rôle est bien sûr de vous rassurer mais également de vous parler des risques. A ce jour le risque de fausse couche n'est pas exclu.
  Je vais te prescrire une prise de sang à faire d'ici une semaine afin d'évaluer l'évolution de la grossesse.
  Je te conseille de rester au repos au maximum, allongée si possible afin de limiter toute pression sur l'utérus ce qui pourrait provoquer de nouveaux saignements.
  Je te prescris des antidouleurs au cas où les maux de ventre seraient à nouveau persistants.

Je souhaite te revoir d'ici une dizaine de jours pour refaire le point, et pratiquer à nouveau une échographie. Si vous avez le moindre doute n'hésitez pas à contacter ma secrétaire.

- Merci docteur. Quelles sont les choses qui doivent m'alerter ?

- De nouveaux saignements, plus abondants. De la fièvre et des crampes accompagnées de vomissements.

- Parfait répond Manoa en réunissant tous les documents préparés par le médecin.
- Reste au calme autant que possible et prends soin de toi.

On ressort de ce cabinet avec des émotions et des sentiments mélangés. D'un côté l'énorme surprise et la joie de découvrir cette grossesse et d'un autre cette épée de Damoclès sur la tête laissant planer l'éventualité d'une fausse couche.

La seule chose à faire pour le moment, est le repos et le calme. Je vais devoir ralentir mon rythme et Manoa tout mettre en place pour veiller à mon équilibre.

Poe qui patiente dans la salle d'attente est heureuse de nous voir. Elle a eu si peur pour moi, elle nous rejoint précipitamment inquiète.

- Alors Hanae que t'arrive-t-il ?
- Je suis enceinte …
- Enceinte !! mais c'est genialllll
- Oui répond Manoa mais il y a un petit souci…
- Comment ça un soucis ma chérie ?

- J'ai des pertes de sang, du coup je risque de faire une fausse couche…
- Mon dieu ! Mais que faut-il faire ? Il t'a donné des médicaments contre ?
- Non, il n'y a rien à faire mis à part du repos et du calme….
- Alors tu ne vas plus rien faire ma puce ! On va s'occuper de tout.

Manoa me prend par la main pour se rendre à sa voiture garée juste devant les urgences. Il baisse le siège passager pour que je puisse m'installer confortablement. Le trajet est court jusqu'à son fare.

Poe va chercher quelques affaires pour me les apporter.

Une fois arrivés chez Manoa, je vais me coucher immédiatement dans la chambre. Il m'installe des coussins pour que je puisse me caler et essayer de me reposer un peu. Je suis épuisée autant physiquement que psychologiquement. Il s'allonge à côté de moi pour me caresser mes longs cheveux. Je trouve tant de réconfort dans ses gestes que je m'endors quasiment de suite.

Manoa lui, passe tout son temps à m'observer respirer en imaginant qu'un petit bébé est lové au creux de mon ventre. Son bébé…Cette nouvelle est tellement soudaine qu'il ne réalise pas vraiment. Elle va bouleverser encore plus nos projets d'avenir, mais c'est décidé aujourd'hui il fera tout pour prendre soin de sa famille et fera passer mes besoins avant quoi que ce soit d'autre.

Lorsque je me réveille tard dans la matinée, je semble reposée et perdue à la fois. Allongée confortablement dans le lit de Manoa, je réalise ce qui s'est passé la veille. L'anxiété me gagne lorsque Manoa apparaît dans la chambre avec un plateau de petit déjeuner.

Le docteur l'a dit, je dois me reposer et rester au maximum allongée.

- Coucou ma chérie, tu as bien dormie ?
- Oui mais j'ai mal partout…j'ai l'impression d'avoir été broyée…
- C'est un don du ciel cet enfant Hanae !
- J'en suis consciente Manoa, c'est merveilleux !
- Je vais prendre soin de toi, de vous deux tu sais…
- Oui je le sais, mais j'ai peur tout de même. J'ai perdu du sang cette nuit…
- Beaucoup ? Tu as mal au ventre ?
- Non assez peu et le mal de ventre est immédiatement passé avec les comprimés.
- C'est une bonne chose. Reste allongée je vais t'apporter une tenue confortable et de quoi te rafraîchir le visage.
- Merci Manoa.
- C'est normal. Je t'aime.

Il m'embrasse tendrement et ses gestes suffisent à apaiser mes craintes.

Manoa décide de prévenir son équipe du changement d'emploi du temps pour les jours à venir. Il se veut disponible pour moi. C'est sa priorité. Il se relayera avec Poe pour être à mes côtés pour les repas, et m'aider au quotidien.

J'apprécie tant d'attentions envers moi mais je me sens fragile comme une enfant malade. Moi qui suis si indépendante d'habitude, cette impression d'être une charge pour les autres m'est compliquée. De toute façon je n'ai pas le choix, si je veux donner toute chance à ma grossesse d'évoluer je dois me reposer.

Je prends la nouvelle avec philosophie et tente au fil des jours de trouver quelques occupations.

J'apprécie tout de même les visites de Poe et de Leilani qui sont si heureuses pour nous deux. C'est un aboutissement pour Leilani cette nouvelle. Je lui ai même confiée qu'elle serait la marraine de notre enfant. C'est une évidence pour nous trois. Leilani a été au cœur de notre histoire.

En à peine quelques jours, nous voilà avec Manoa à vivre comme un vrai couple. Son fare a été décoré par Leilani pour créer une atmosphère douce et apaisante. Manoa quant à lui s'affaire à cuisiner des repas équilibrés. Lorsqu'il est à court d'idées il passe à la *roulotte** prendre du *pu'a roti* * , du chao meim, des beignets de rougets...des plats cent pour cent locaux dont je raffole.

On a fait le choix de ne pas annoncer la nouvelle autour de nous, car il est encore trop tôt. On ne veut pas prendre le risque s'il arrivait un souci de devoir expliquer à l'entourage la situation.

Seules Leilani et Poe sont informées. Je ne souhaite pas l'annoncer à mes parents à distance. Je leur ai expliqué que je prolongeais mon séjour à Tahiti afin d'aider Manoa dans ses formalités de départ pour Raiatea. Ce qu'ils ont trouvé totalement normal.

Mon état de santé est plutôt bon et au fil des jours le repos m'est bénéfique. Je n'ai quasiment plus de saignements et ils sont remplacés par les symptômes habituels de début de grossesse. Nausées et vomissements sont devenus mon lot quotidien. Loin d'être agréables, ils sont le signe pour moi de ma grossesse.

Au bout d'une semaine, le *ta'ote**, me téléphone pour m'informer des résultats de ma prise de sang. Ils sont bons. Le résultat est en faveur d'une grossesse bien évolutive. C'est plutôt rassurant. Peu à peu l'idée de devenir parents devient réelle dans nos esprits. Même si on n'ose pas encore se projeter, on en discute bien souvent.

Je passe une bonne partie de la journée à regarder des vidéos sur la grossesse, à participer à des forums de futures mamans. Cela me permet d'échanger avec des femmes au même terme de grossesse que moi et rencontrant les mêmes inquiétudes. Ces partages m'aident énormément et me sortent de ma solitude. Même si Manoa est compréhensif et très à l'écoute, il n'en demeure pas moins inquiet. La présence féminine dans ces moments-là est bien souvent nécessaire. Ces forums sont une mine d'or pour puiser des informations et partager mes expériences de cette période de vie bien à part.

J'y tisse quelques liens avec d'autres futures mamans. Nous discutons de notre quotidien, notre vie professionnelle, nos projets, et quelques astuces. Il y a également une rubrique bons plans, une autre ressemblant à un site de petites annonces et une autre des rencontres locales. Ça permet de tisser des liens avec des mamans d'un même quartier, ville ou île.

Toutes ces pages sont attrayantes et pour les futures mamans alitées comme moi, représentent un lieu d'échange et de partage non négligeable, Il est bien souvent le seul lien avec l'extérieur. Ça devient rapidement une seconde famille, où les amitiés se font fortes.

Peu à peu les jours passent et se ressemblent tous. Hormis les quelques visites de Leilani et Poe, j'attends avec grande impatience le soir pour retrouver Manoa. Il parvient à déléguer une grosse partie des entraînements à Tahitoa, ce qui lui laisse du temps pour organiser sa future activité sur Bora Bora. Il prend contact avec de nombreuses associations et même d'autres hôtels pour tenter de créer des partenariats. Son projet avance sous de meilleurs auspices.

Le rendez-vous avec le gynécologue obstétricien est là.

La tension est palpable et on attend patiemment de connaître l'évolution de ma grossesse.

Le médecin est plutôt rassurant en évoquant les résultats des examens sanguins. Je lui confie tous les désagréments que je ressens, ce qui est plutôt bon signe. C'est l'examen d'échographie qui va venir poser un diagnostic. Dès que le médecin pose la sonde sur mon ventre, l'écran en face de nous s'allume. On aperçoit immédiatement la forme du fœtus.

- Vous voyez, le fœtus. Il a passé le stade embryonnaire puisque la grossesse est datée de plus de dix semaines. On peut voir son cœur qui bat à toute vitesse. C'est normal !
- Oh oui, je dis ravie en serrant la main de Manoa assis juste à côté de moi
- On peut voir, ses membres supérieurs, ses membres inférieurs, sa tête. La grossesse est parfaitement évolutive et le fœtus est d'une évolution normale à ce stade.
- Tout va bien alors ?
- Oui, pour le moment tout va bien. On surveille l'évolution. A ce terme on peut quasiment exclure le risque de fausse couche. Vous pouvez être rassurés. Le repos t'a été bénéfique et ton futur bébé se porte bien. Regardez comme il bouge rapidement !
- On dirait qu'il court dit Manoa si fier !
- Il coordonne ses mouvements avec une très bonne synchronicité, c'est rassurant. Souhaitez-vous que je vous montre autre chose ?

- Voit-on ses mains ?

Le médecin appuie un peu plus et tourne un peu la sonde pour accéder à une meilleure image. Mon ventre commence à grossir un peu et c'est sur une petite bosse que l'obstétricien vient appuyer délicatement.

- Voilà sa main droite, puis sa main gauche !
- C'est si petit ! si bien formé… c'est impressionnant docteur !
- Je vais vous imprimer un petit cliché de l'examen.
- Est-ce que je peux reprendre une vie normale ?
- Le médecin sourit…oui normale Hanae. Pas trop d'excès, continue à te reposer régulièrement.
- Puis je prendre la voiture, l'avion ?
- L'avion je ne préfère pas encore. Ça serait plus prudent d'attendre vers quatre mois de grossesse. La voiture bien sûr, pour des trajets pas trop longs. Disons un quart d'heure….
- Parfait docteur, je suis tes conseils à la lettre !
- On se revoit d'ici un mois pour refaire un bilan. Et félicitations à vous deux pour ce futur heureux évènement !

Ces mots résonnent comme une véritable bénédiction. Notre bébé va bien, on va pouvoir avancer plus sereinement.

En rentrant tranquillement à notre fare, on décide de faire un petit détour par le marché de Papeete où je vais pouvoir profiter de ma première sortie en tant que future maman. J'en profite pour acheter de nombreux tissus qui me serviront à confectionner les futures robes pour les nouvelles élèves de ma troupe et je me laisse tenter par quelques tissus layette…Mes premiers achats qui rendent ma grossesse plus réelle. Je me projette un peu plus et souhaite mettre mes talents de créatrice au premier plan.

On achète un plat à emporter au traiteur si réputé du marché. Une spécialité à base de *mahi mahi** cette fois. Je dois faire tout de même attention à mon alimentation pour ne pas mettre en péril ma grossesse inutilement. Manoa m'offre un magnifique bouquet de mes fleurs préférées, les oiseaux de paradis. Au nombre de trois, pour symboliser notre nouvelle famille.

Une fois rentrés je me repose dans notre chambre le temps que Manoa prépare un petit goûter composé de mangues, goyaves, fruits de la passion, pastèque, bananes, ananas. Les envies de femme enceinte pointent le bout de leur nez, et j'ai plus que jamais envie de déguster de l'ananas frais…

L'une des premières choses que je fais est d'envoyer un message à Leilani et Poe. Un cliché de notre futur bébé avec un petit mot dessus :

« *Nous sommes aux anges, tout va bien, bisous* ».

Immédiatement, toutes les deux nous téléphonent pour nous adresser leurs félicitations.

Ce soir, ma grossesse devient réelle. Je l'ai cachée pendant quelques semaines, mais maintenant c'est bien réel, on va devenir parents d'ici quelques mois. Un immense bonheur se profile devant nous.

Manoa installe tranquillement le repas acheté plus tôt, le bouquet de fleurs et une jolie table au milieu du fare. Une douce musique du Fenua en fond sonore. Tout est parfait pour passer une fabuleuse soirée.

J'apprécie autant de délicatesse de sa part. Je me sens épaulée et soutenue comme jamais, et suffisamment forte pour déplacer des montagnes. La soirée se déroule paisiblement, au son des conversations tournées vers notre futur bébé.

- C'est quoi d'après toi, un petit garçon ou une petite fille ?
- Je ne sais pas trop Hanae…j'aimerai bien un petit garçon …
- Un petit garçon aussi fort que toi pour devenir le petit prince de sa maman qui serait tellement sous son charme…
- Tu vas m'oublier alors ?
- Pas du tout ! Au contraire vous serez mes deux héros !
- Un petit prince du pacifique ….
- Ou une petite vahiné, elles sont tellement mignonnes, tu les verrais danser dans ma troupe !
- Si on a un garçon, on lui fera une petite sœur de suite après !
- Hihihi…allez ! Je veux plein d'enfants avec toi Manoa !
- Moi aussi Hanae, tu seras une maman parfaite c'est certain !
- Je t'aime Manoa…
- Moi aussi je t'aime….

On s'amuse à chercher des prénoms. C'est avec beaucoup de légèreté et d'envie que la soirée se termine, assez tôt car je suis épuisée. Les hormones, ne me laissent que peu de répit et le soir c'est dans les bras de morphée que je plonge rapidement. Manoa adore me regarder dormir paisiblement, sa main posée sur mon petit ventre qu'il sent au creux de ses doigts.

Notre retour vers Raiatea est décalé, et on va passer deux mois supplémentaires à Tahiti afin de faire un suivi régulier de ma grossesse au centre obstétrical de Papeete, beaucoup mieux équipé que celui de Bora Bora ou encore Raiatea..

Mon ventre grossit désormais de jour en jour, et je ne souhaite plus cacher cette belle nouvelle ni notre bonheur. Accueillir cette grossesse est merveilleux et on décide d'en faire l'annonce à nos proches.

Je veux l'annoncer à mes parents d'une jolie façon. Nous allons nous installer au bord du lagon, juste à côté du fare où j'ai grandi. On s'est donné rendez-vous pour une communication téléphonique en vidéo.

C'est dimanche, donc ma famille sera au complet de l'autre côté de l'écran, prête à entamer une discussion tous ensemble. J'ai demandé à ma mère d'installer l'ordinateur afin que l'on puisse tous discuter plus librement que sur un écran de téléphone. J'ai prétexté vouloir leur montrer les aménagements faits au bar de la plage où l'on avait l'habitude de se rendre en famille lorsqu'on célébrait nos anniversaires où tout autre événement important.

Dès que la connexion est établie entre nos écrans interposés, on peut laisser paraître la joie pour chacun de nous de se retrouver. Sont présents depuis Raiatea, mon père, ma mère, mes sœurs, et à Tahiti, moi et Manoa. Une véritable réunion de famille des plus classiques si ce n'est quelques centaines de kilomètres qui nous séparent.

- Iorana….
- Iorana
- Montre-nous la plage et le bar, demande ma sœur…
- Regardez, ça n'a pas trop changé …

- Mais alors pourquoi nous as tu demandé de regarder les aménagements ?

A cet instant Manoa retourne la caméra, pour me mettre au premier plan. Je suis resplendissante, si joyeuse qu'on sent à l'autre bout de l'écran mon rayonnement.

Ma mère s'aperçoit directement, que quelque chose en moi a changé…mais quoi ?

- Tu es radieuse ma fille ! Tahiti te réussit…Manoa aussi d'ailleurs. Tu es amoureuse !
- Bien plus que cela maman…

A ce moment-là, Manoa baisse la caméra sur mon ventre arrondi, ce qui provoque de l'autre côté de l'écran, un wouahhhhhhh gigantesque !!!!!

- Hanae……mais tu attends un bébé !!!!!!!!
- Oui nous allons avoir un bébé !!!!!
- Mais c'est génial, comment vas-tu ?? C'est pour quand ???? Vous revenez vivre ici près de nous ….
- Alors oui je vais bien et le bébé aussi. Nous devons cependant rester encore un peu à Tahiti pour surveiller la grossesse. Mais d'ici deux mois nous serons de retour Raiatea. Je dois encore me reposer un peu…
- Elle en fait trop ! Mais je veille sur elle et sur le bebe ne vous inquiétez pas répond Manoa.
- Fais attention à toi ma chérie…un bébé…je n'y crois pas .je vais être grand-mère…mais quelle joie !!!!!!

Derrière l'écran, tous sautent de joie à l'annonce de cette future naissance. Je suis l'aînée, et ce bébé sera le premier *mo'otua**. Une grande étape pour toute la famille.

La surprise a été de taille, et je suis apaisée d'avoir pu l'annoncer à mes proches. Ce petit secret qu'on a gardé était plutôt dur pour moi. Mais à présent je pourrai partager toutes mes joies, mes soucis et mes doutes avec ma mère. La grossesse prend tout à coup des airs beaucoup plus réels, et c'est officiel aux yeux de tous. On va devenir parents !

Dans le même temps, Manoa s'empresse d'annoncer l'heureux évènement à ses amis et coéquipiers du club de va'a. Il sera le premier à devenir père de tout le groupe. Un modèle pour tous, un acte des plus respectés et surtout un gage de responsabilité pour cette vie qui est en train de voir le jour au sein de notre couple.

Le dimanche, nous nous rendons chez les parents de Manoa, pour prendre le repas avec eux. J'apprécie beaucoup leur exploitation d'ananas et de vanille. Elle est implantée en pleine vallée de Punaaru à Tahiti. Ses parents sont si accueillants avec moi, ils me considèrent comme leur fille. Cette heureuse nouvelle les a remplis de joie. Ils nous ont prévenus qu'ils viendraient régulièrement nous voir à Raiatea. Il est très important pour eux de participer à l'éducation de leur petit enfant, en perpétuant leurs traditions.

Notre vie prend des airs de véritable famille, et notre déménagement à Raiatea avec comme projet d'union de notre couple, ce magnifique bébé.

A partir de ce moment-là, mon ventre grossit de jour en jour. Le signe que ma grossesse est bien établie et j'apprécie mon statut de future maman. Je suis plus épanouie et plus féminine que jamais. Mes formes me mettent en valeur et moi qui ai toujours fait très attention à ma ligne pour être parfaite pour mes cours de danse, m'autorise enfin à accepter de prendre un peu de poids et à m'autoriser de petits plaisirs gourmands, sans être obsédée sans cesse. La grossesse me va à ravir, et je suis rayonnante aux côtés de Manoa. Une période bénie pour notre couple.

Les jours suivants Manoa prépare son excursion avec ses coéquipiers pour participer à la fête de l'orange de Tahiti. Fête traditionnelle, haute en couleurs, où tous les tahitiens y participent de près ou de loin. Les plus courageux et endurants partent en montagne pour récolter les fameuses oranges, pendant que les autres s'adonnent à cœur joie aux derniers préparatifs de cette fête.

Les cueilleurs partent au petit matin dans la vallée de Punaru'u pour deux jours. Ils dominent de là toute la montagne diadème. Ils marchent toute la journée pour venir se reposer le soir non loin de la vallée. Le lendemain, ils ont le plaisir de pénétrer dans cette vallée, très verdoyante et si riche en orangers. La quantité d'oranges sur les arbres pare toute la vallée de couleur jaune. C'est magnifique. C'est pour cela qu'il est nécessaire que le cueilleur soit costaud physiquement. Ce sont de lourdes charges qu'ils devront rapporter à Tahiti. Sur leurs épaules, ils portent une énorme quantité d'oranges arrivées à maturité et qui viendront décorer cette fête. Le plus difficile est de redescendre avec le trésor répartit sur les deux côtés d'un bambou porté par le haut du dos. Avant le lever de soleil, les cueilleurs se regroupent sur le sentier du départ et disent des prières communes. C'est tout une tradition ici.

S'ensuit ensuite une longue marche jusqu'au district de Puna'auia. Une ambiance festive y règne et chaque participant attend avec impatience cet évènement. Une occasion de se retrouver, de profiter de la quiétude de la vallée, et d'en rapporter l'or jaune. Des centaines de polynésiens gravissent ce plateau, ils arpentent la vallée et chaque porteur redescend à la force de ses bras la quantité d'oranges qu'il est en mesure de porter. Revenus dans la vallée de Tahiti, c'est place à la confection des tresses et des costumes verts et oranges que portent les enfants, qui viendront mettre en valeur ces magnifiques oranges cueillies juste quelques jours plus tôt par les plus courageux. Les porteurs, vêtus de paréos aux couleurs de la fête locale, portent sur leurs épaules des tresses confectionnées avec les oranges cueillies, qui ne pèsent pas moins de cinquante kilos chacune, défilent à Punaauia.

Vient ensuite le concours de la plus belle tresse d'oranges. Après une semaine perchée au sommet du tamanu, il est bien normal d'être récompensé après tant d'efforts. Les polynésiens sont venus en nombre pour assister à ce moment. C'est l'occasion pour de nombreuses associations d'attirer les spectateurs. Spectacles d'écoles de danse, marathon, concerts, artistes de fenua ainsi qu'un village d'artisans où est présente Poe. C'est l'occasion pour moi de venir participer aux festivités et de pouvoir aider Poe comme lorsque j'étais plus jeune.

J'ai également confectionné quelques accessoires qu'on porté les vahinés de l'école de danse. J'occupe mes journées avec beaucoup de créativité, ce qui me permet de participer à ma manière aux festivités de l'île, de me sentir utile pour rester en contact avec mes anciennes amies danseuses. De beaux échanges entre nous, et surtout le moyen de vivre ma grossesse avec beaucoup de légèreté tout en prenant soin de moi.

Un feu d'artifice vient clôturer cette jolie fête, et les oranges seront vendues et distribuées aux participants.

Manoa et son équipe sont plutôt fiers cette année d'y participer. L'occasion pour eux de se retrouver dans un lieu si riche d'histoires et de traditions ancestrales. Participer à la fête de l'orange tous ensemble c'est mémorable. Quelques-uns d'entre eux y ont participé avec leur famille, mais le faire en groupe est plutôt rare. Manoa est fier de son équipe et il sait au fond de lui que participer tous ensemble représente un merveilleux souvenir pour eux. Sa future vie l'enthousiasme beaucoup. Sa future famille représente le plus important mais quitter son équipe est fastidieux. Même s'il sait que tout ira pour le mieux, il tourne tout de même une grosse page de sa vie.

Cette fête de l'orange est un superbe moyen de clôturer son parcours tahitien pour débuter dans les îles sous le vent auprès de moi.

Les journées suivantes sont réservées aux divers contacts avec les hôtels de Bora Bora pour lesquels Manoa souhaite proposer ses services.

Le départ de Tahiti est prévu pour début novembre. Je serai enceinte de six mois et il n'y aura plus de risque à prendre l'avion. C'est une dernière visite chez l'obstétricien qui viendra valider notre départ. Lors de cette visite, le sexe du futur bébé doit nous être dévoilé. J'ai proposé à Leilani de nous accompagner afin de lui permettre de découvrir ce bébé avant notre grand départ pour Raiatea.

A l'arrivée devant *Taaone** je me sens plutôt partagée, entre l'envie de connaitre le sexe de mon bébé, et la magie de garder le secret un peu plus longtemps en moi.

Entourée de Manoa et de Leilani je m'installe sur la table d'examen. *Le taote* allume l'écran et pose la sonde sur mon ventre tout rebondit. Le bébé bouge beaucoup et le médecin doit patienter pour que mon bébé puisse se positionner convenablement afin de vérifier tous ses membres, ses organes.

- Voilà, votre bébé. Il a beaucoup grandi depuis la dernière échographie. On peut voir tous ces organes que je vais vous les décrire un par un. On peut également si vous souhaitez le savoir, visualiser son sexe.
- Oui, on veut le connaître si possible.
- Alors voilà, ce petit garçon va pouvoir faire de la va'a avec son papa !
- Wouahhh!!! Manoa me serre dans ses bras rempli d'une immense joie.
- Tout va bien docteur ?
- Oui tout va très bien. Tu peux prendre l'avion pour retourner sur ton île ! Tenez-moi au courant et n'oubliez pas de m'envoyer une photo de votre petite famille au bord du lagon….
- Super ! merci pour tout docteur. Tu nous as tellement rassurés et aidés.
- Je vais vous donner les coordonnées d'une sage-femme qui se trouve à Raiatea. Vous pourrez la contacter de ma part pour qu'elle puisse faire le suivi de ta grossesse et t'accompagner ensuite lors des premiers jours de vie de votre petit garçon.

Ce mot, petit garçon, résonne comme la révélation de ce qu'allait être notre famille. Tous les trois vivant au bord du lagon de Raiatea.

Lorsqu'on quitte la clinique accompagnée de Leilani, c'est vers une boutique de puériculture qu'on entre en premier. Leilani souhaite avant tout offrir la première tenue que son filleul portera. Un joli petit pyjama blanc orné d'une étoile dorée sur le côté.

La bonne nouvelle annoncée, et le bon développement du bébé, nous permet d'envisager notre départ pour rejoindre Raiatea.

Lorsque l'avion survole Bora Bora, c'est le cœur léger et plein de nouveaux projets pour nous trois, que l'horizon du lagon se profile.

On a décidé de venir s'installer à Raiatea dans mon petit fare dans un premier temps. La proximité avec ma famille sera bénéfique pour prendre soin de moi, même si la grossesse est bien établie. Et puis Manoa sera certainement assez pris par son nouveau travail à Bora Bora. Ma mère et mes sœurs à mes côtés, me permettront de me reposer et surtout préparer au mieux la venue de notre petit garçon.

  Aéroport de Bora Bora, mes parents et Eveia sont là pour nous accueillir. Ça fait plus de quatre mois que j'ai quitté les lieux. Les retrouvailles sont festives, et ma métamorphose les rend tous si joyeux. Mon joli ventre est proéminent, et ma robe fleurie met mes formes de future maman en valeur. Savoir qu'un tout petit être grandit en moi, laisse ma mère prise d'une grande émotion. Elle va devenir grand-mère pour la première fois et cet évènement la fait changer de statut dans la famille, de mère à grand-mère. Une sacrée étape, dans la vie d'une femme. Transmettre des valeurs, prendre soin et être un pilier, un exemple pour toute sa descendance. Me voir si épanouie remplit de joie tous mes proches. Manoa, quant à lui, fait désormais partie intégrante de notre famille. Il fera un très bon père s'est indéniable. Attentionné, doux et à l'écoute de mes besoins avant tout. Il est le futur époux parfait !

Le projet de mariage a effleuré notre esprit mais on préfère attendre que notre bébé soit né et je souhaite pouvoir profiter de cette belle journée, et même si la grossesse me va à ravir, je préfère que l'on se marie une fois le bébé à nos côtés pour profiter pleinement tous ensemble. L'occasion peut être de faire une fête de naissance également. Puis il ne reste que trois petits mois avant la naissance, et c'est trop peu pour préparer un mariage.

Le projet est donc remis à plus tard. J'occuperai ces dernières semaines avant l'arrivée du bébé à me projeter dans l'organisation de cette magnifique fête.

Les premières semaines à Raiatea, je termine les derniers préparatifs avant l'arrivée du bébé. Ma maman en profite pour ressortir sa machine à coudre et réaliser le linge de lit. Ma sœur, qui est très créative, réalise de magnifiques mobiles, doudous et objets qui viendront agrémenter la chambre du petit nourrisson. Moi je lis beaucoup, des manuels sur l'allaitement maternel, les suites de couches et me laisse rêver sur les rayons layette.

Je suis toujours en contact avec les groupes de futures mamans de Papeete. Une mine d'information et de partages qui me rassurent et surtout me permettent de me projeter dans cette nouvelle aventure de jeune maman. Et quel bouleversement cela va être pour nous deux d'accueillir au sein de notre foyer notre premier enfant. Donner naissance au fruit de notre amour c'est ce qu'il y a de plus beau.

Manoa, lui, à sa façon, prépare activement la naissance. Il a réalisé, le berceau en *rohu**. En forme de va'a bien évidement…Il y a passé toutes ses soirées, à le dessiner, creuser le bois, le sculpter avant de venir y graver le doux prénom du bébé… J'ai déposé autour un joli voile, pour protéger le nouveau-né des piqûres de moustiques.

Cette chambre est si douce, si bien préparée. Tout est réalisé avec tant d'amour que notre bébé sera comblé de bonheur dès l'instant où il ouvrira ses yeux pour découvrir son nouveau monde.

Manoa a réussi à intégrer deux nouveaux hôtels. Il propose des cours de va'a aux touristes ainsi que des initiations lors de journées découvertes de l'île de Bora Bora. Il intervient donc sur l'île quatre jours par semaine. En parallèle, il a ouvert une association à Raiatea, en proposant des cours de va'a pour les enfants. Son emploi du temps est bien rempli et ces revenus lui permettent de subvenir aux besoins de notre petite famille.

Certes son équipe « *Painapoo* » lui manque, mais il reste en contact régulier avec eux. Il donne beaucoup de conseils à Tahitoa et cette nouvelle manière de travailler lui correspond plutôt bien. Il est plein de projets et possède suffisamment de ressources personnelles pour leur donner vie. Il envisage de rouvrir une nouvelle école de va'a, regroupant les piroguiers amateurs de Bora Bora et de Raiatea. Sa réputation dans le domaine n'est plus à faire, et sa capacité à encadrer, à entraîner et à coacher une équipe fait partie de sa vie. Pour les hôtels où il travaille, sa présence est très appréciée des touristes. En effet, avoir comme moniteur, le célèbre piroguier Manoa de l'équipe de Tahiti « *Painapoo* » est un véritable atout commercial.

Les projets vont bon train, et tous les signaux sont au vert pour nous. Notre quotidien commence à reprendre ses droits, et nos marques sont enfin prises ici. Dans ce petit coin de paradis au beau milieu des îles sous le vent, la douceur de vivre et la qualité de vie est grandissante.

Je vois mon ventre s'arrondir de jour en jour et la naissance est toute proche, prévue pour mi-février. Ici c'est la saison des pluies et les touristes sont moins nombreux, ce qui va permettre à Manoa de se consacrer à l'arrivée du bébé et de prendre soin de moi. Il sera présent les premières semaines pour me seconder et profiter de notre petit trésor. Ça tombe plutôt bien.

La vie a toujours un plan parfait pour chacun d'entre nous. Ce « bébé surprise » arrive au bon moment et nous permet de devenir une vraie famille à tous les trois.

C'est en pleine nuit, que ce petit garçon décide de venir voir le jour. Je suis réveillée par de fortes contractions vers quatre heures du matin. Au départ je patiente pour voir si elles s'espacent, mais rapidement je me rend compte que quelque chose se passe.

Les contractions se font plus rapprochées et le bébé bouge différemment.

Je réveille Manoa pour le prévenir. Je ne suis qu'à une semaine du terme, donc ça doit être le bon moment. On prépare rapidement les affaires prévues pour le bébé et on se rend à la maternité de Raiatea qui se situe à un quart d'heure en voiture de notre fare. A cette heure de la nuit, il n'y a pas de circulation ce qui nous permet de parvenir au service rapidement. Le trajet parait une éternité moi qui commence à ressentir des douleurs suffisamment fortes pour me certifier que le bébé va bientôt arriver. Manoa quant à lui est plutôt excité, il lui tarde de tenir enfin son bébé dans ses bras. L'émotion est forte et il prend son futur rôle très à cœur.

Arrivés au service de maternité de Uturoa, une sage-femme nous accueille et pratique un examen rapidement afin de poser un diagnostic plus précis. Le travail a bien commencé et selon elle le bébé sera là d'ici la fin de la journée. Mes douleurs viennent par vagues, laissant que peu de répit. On me propose un bain avec des fleurs de tiare, tipanier, fougères qui favorisent la détente, suivi de doux massages du dos à l'huile de tamanu afin de soulager mes contractions douloureuses. On va marcher un peu dans les couloirs et Manoa est d'un grand soutien. Il est très douloureux pour lui de me voir souffrir autant. Il se sent bien démuni comme de nombreux futurs pères. Mis à part m'apporter tout son soutien psychologique, la situation lui paraît si dure. Donner vie à notre premier enfant, me transforme. Il profite d'un moment où les antalgiques me soulagent pour aller se poser un peu en salle d'attente pour boire un café. Il y retrouve d'autres futurs pères qui comme lui patientent tranquillement l'arrivée de leur bébé.

Dans cette salle on peut sentir toute l'émotion et l'anxiété qui règnent dans l'esprit de ces futurs pères. Ils sont mélangés et traversés par de nombreuses émotions, questionnements. Pour un premier enfant, c'est l'inconnu. On a beau avoir été informé, avoir visionné des vidéos, avoir participé aux cours de préparation à la naissance, ce moment n'en reste pas moins étrange et surtout angoissant. Certes l'un des plus beaux moments de toute une vie, mais aussi l'un des moins maîtrisables.

Manoa est perdu dans ses pensées, lorsque la sage-femme arrive dans la salle pour lui demander de la suivre. Soudainement, tout s'accélère, ce qui annonce une naissance plutôt rapide. Installée sur la table d'accouchement, tout paraît beaucoup plus réel et surtout imminent. Manoa à ma droite, laisse place à gauche à la sage-femme. Au bout de deux heures, la tête du bébé est bien positionnée. L'obstétricien est alors appelé. Il sera présent lors de la naissance, car lui seul est en mesure de pratiquer un geste chirurgical si une complication venait à se présenter.

Lorsqu'il me propose de commencer à pousser, Manoa prend place contre moi pour me soutenir mon dos et me permettre d'avoir plus de force et de souffle. Au bout de quelques poussées, la tête du bébé n'est plus très loin. La sage-femme propose à Manoa de s'approcher. On peut alors apercevoir les petits cheveux tout bruns du bébé. Une larme perle sur la joue de Manoa tant l'émotion est forte. Son fils arrive, c'est imminent. D'ici quelques minutes on sera parents.

Je donne toute mon énergie pour donner naissance à notre enfant. A cet instant je suis comme une lionne, prise d'une énergie débordante, même si la journée m'a épuisée. La délivrance est proche et dans un dernier effort, le médecin tire doucement sur la tête du bébé pour dégager son épaule droite, puis la gauche, pour ensuite attraper tout son petit corps. L'instant est hors du temps. C'est comme si le monde s'était arrêté de tourner. Manoa est livide. Tant d'émotions l'ont littéralement vidé. Il reprend son souffle pour venir tout contre moi en sueurs et dont les larmes coulent sur mon visage tout rougit par tant d'efforts donnés. Au creux de mes seins est posé délicatement notre bébé, encore tout ruisselant de liquide amniotique et dont la chaleur est douce. Je dépose pleins de bisous sur sa petite tête et Manoa lui caresse sa toute petite main.

Ce moment restera gravé dans notre mémoire pour toujours. Ce premier regard est plein d'amour, d'espoir et de confiance. La vie nous a fait un merveilleux cadeau en cette fin de journée, et à partir de ce onze février, notre existence ne sera plus jamais la même. On aura la certitude d'avoir auprès de nous un amour pour la vie.

Le silence fait suite à la naissance. La sage-femme et l'obstétricien ont su se faire discret pour nous permettre à tous les trois de créer des premiers liens et surtout de profiter de ces doux instants si magiques et si uniques à la fois. Une naissance, ça vous bouleverse, ça vous transforme, ça vous change pour toujours.

C'est en prononçant le doux prénom de « *Temoe* » que ce bébé est enfin reconnu et identifié comme notre fils. Me voilà maman et Manoa papa. Une toute petite famille vient de voir le jour dans cette salle de naissance, et c'est les yeux remplis de larmes et d'émotions que la journée vient se terminer. Pleine de douceur et de gratitude envers la vie.

Ce bébé si parfait, lové aux creux des bras de Manoa, me laisse reprendre quelques forces dans cette chambre où les derniers rayons de soleil viennent éclairer d'une atmosphère si douce. Seul l'amour rayonne à cet instant. Tout est parfait.

Manoa s'allonge sur le fauteuil disposé à côté de mon lit et Temoe s'endort paisiblement contre son torse. Lorsque je me réveille, j'observe devant moi une des scènes les plus attendrissantes de toute ma vie. Sont posés devant moi, mon fils et l'amour de ma vie. Manoa est si protecteur, le bébé paraît si apaisé au contact de sa peau. J'en ressens encore plus d'amour pour eux deux. Un amour incommensurable, un amour infini. Ce tableau restera gravé dans ma mémoire pour le restant de ma vie. Je ne bouge pas, reste immobile à les observer. La naissance a été difficile et longue et je suis épuisée. Mon corps est tout endolori et meurtri. Il faudra quelques jours pour que je puisse reprendre des forces et retrouver mon élan.

Les premiers jours passés à la maternité me permettent de faire connaissance avec ce petit être, qui nous demande toute notre attention. Les nuits raccourcies et les journées bien remplies, je refais surface. Les visites de nos proches nous procurent tout l'amour nécessaire pour avancer vers cet avenir. On sera bientôt de retour dans notre petit cocon familial et on pourra enfin débuter cette merveilleuse aventure de la vie à trois.

Leilani qui ne peut se déplacer pour le moment, me fait la surprise d'une jolie vidéo pour me féliciter. Ce joint à elle Poe. Elles nous annoncent qu'elles ont envoyé un petit cadeau spécialement pour le bébé. Un petit quelque chose, que je devrai tenir proche du berceau de Temoe. Voilà la seule indication et recommandation qu'elles m'ont faite. Je pense à un mobile, un ciel de lit ou une boîte à musique …Mon retour à la maison marque la fin du suspense …

Tant de bonheur et d'amour en si peu de temps fait chavirer mon cœur. Beaucoup d'émotions et un concentré de fatigue ne me feront pas échapper au célèbre baby blues. Durant ces journées, Manoa toujours présent à mes côtés viendra me rassurer et me seconder pour s'occuper de Temoe.

Au bout de ces deux jours, le pédiatre donne le feu vert pour le grand départ et l'aventure de notre nouvelle famille.

C'est la voiture chargée d'affaires de bébé et de cadeaux offerts par nos proches, qu'on reprend la route qui nous apportera à notre petit fare. Là où se trouve la jolie chambre du bébé et le berceau réalisé par Manoa.

Dans nos traditions, le placenta du nouveau-né est enterré sous un arbre fruitier sur le terrain, le jardin de sa future maison. C'est bien souvent les grands parents qui se chargent de faire cet acte symbolique.

Le lendemain suivant la naissance de Temoe, mes parents sont venus mettre en terre le placenta de leur petit fils sous le *uru* * situé au bord du lagon à côté de notre fare. Le placenta alors recouvert d'un linge est déposé pour être ensuite recouvert par un parpaing afin d'éviter sa détérioration ou pour éviter qu'un chien ne vienne l'endommager.

Ce rite marque un lien structurel entre la naissance, le placenta et la terre. L'enterrement de ce « noyau de terre » qu'est le placenta continue d'être une tradition particulièrement significatrice. Cette pratique ancestrale met en avant le lien étroit qu'il existe entre l'arbre où a été déposé le placenta et l'enfant. Cet arbre sera tantôt vu comme un simple objet de mémoire rappelant l'âge de l'enfant.

Une fois arrivés au fare, de délicates attentions ont été déposées dans notre maison. Des fleurs disposées dans un vase en forme de palmier viennent donner le ton. Des oiseaux de paradis, mes fleurs préférées. A côté sont disposés des *pai** banane/ananas aux odeurs des plus délicates et gourmandes. Et dans la chambre du bébé un petit paquet bleu orné d'une étoile argentée est posé sur la table à langer.

Manoa me prend dans ses bras pour me féliciter et me démontrer avec tendresse tout son amour. Pendant que j'allaite Temoe, Manoa prépare le repas. A son tour d'être en extase devant ce tableau qui se réalise sous ses yeux. Je suis installée sur le fauteuil qu'il m'a offert peu de temps plus tôt, installé devant la baie vitrée avec la vue sur le bord du lagon. Temoe lové entre mes seins, en train de téter si paisiblement. C'est une scène des plus attendrissante que de voir une maman en train d'allaiter son tout petit. C'est si doux. Ce sont de véritables sentiments d'amour qui se créent laissant des souvenirs éternels.

Manoa se dit à cet instant, que la vie lui a offert ce qu'il y avait de plus précieux.

Si le bébé a son cadeau prévu par Leilani, Manoa en a prévu un pour moi.

Lorsque Temoe s'endort paisiblement après cette tétée, nous en profitons pour nous reposer sur le canapé disposé sur la terrasse. A côté dans le petit berceau dort le bébé, laissant comme seul bruit, celui des vaguelettes et du souffle du vent dans les feuilles de palmier.

Manoa pose devant moi un petit coffret en forme de coquillage.

- C'est pour toi Hanae. Ce cadeau, c'est pour te remercier de m'avoir donné cet enfant et pour te montrer combien je t'aime !
- Merci Manoa, merci à toi, d'avoir fait de moi une maman. Je n'aurai jamais cru possible aimer autant. Ce petit être me comble de bonheur et toi tu me combles d'amour.
- Ouvre le Hanae, si ça ne te convient pas on en changera

J'ouvre délicatement le coquillage, pour y trouver à l'intérieur une magnifique bague, avec au centre une perle de Tahiti et de part et d'autre des perles scintillantes.

- La perle c'est toi Hanae, et celles par côté c'est moi et Temoe. Cette bague vient sceller notre amour et représente notre famille maintenant

J'en reste sans voix. Elle est d'une beauté et surtout d'une symbolique si importante à mes yeux. Manoa a su trouver le bijou qui correspondait au moment parfait. C'est le premier bijou qu'il m'offre.

Je retourne la bague et lis la gravure.
- H – M - T
- Voilà notre famille ! Je vais te la mettre pour voir si elle te va bien ...
- Elle est parfaite Manoa !

Manoa a mis la bague à l'annulaire gauche ce qui ne m'échappe pas

- Un grand OUI, OUI Manoa !!!
- Oui ?? mais à quoi dis tu oui ? Dis-t-il en souriant d'un air taquin...

A ce moment Temoe bouge dans son berceau comme pour attirer notre attention. Il se rendort instantanément.

- Oui à cette bague, à notre amour, à notre nouvelle vie ! OUI
- Mais je ne t'ai rien dit ….
- Toi non, mais moi oui. Oui Manoa, pour moi c'est oui. Et toi, c'est oui ? Tu veux m'épouser ??

- Bien sûr que c'est oui Hanae ! Et là c'est toi qui me l'a demandé !!! C'est assez ironique. Je t'offre une bague et toi tu me demandes de t'épouser ….
- Ce n'était pas ton intention ?
- Si bien sûr que ça l'était, mais tu m'as devancé ……

Manoa m'embrasse délicatement. Nos lèvres s'effleurent, se rapprochent, se touchent et se mêlent avec une puissance que j'en ai le souffle coupé. Il me dévore, et les sensations qui renaissent en moi, me rendent encore plus vivante. La passion qu'on partageait avant la grossesse refait surface tout à coup. Manoa se rapproche, et ses bras entourent mon visage.

Mes mains effleurent délicatement son torse musclé. Elles se faufilent sous son tee-shirt comme pour mieux sentir son corps près de moi. Le désir que l'on ressent l'un pour l'autre ressurgit comme après une longue pause. Non loin est l'envie de poursuivre cet élan, mais les gestes se veulent encore plus tendres et langoureux. Se redécouvrir et surtout apprécier ces moments partagés en toute intimité au milieu de cette nouvelle vie qui nous est offerte. Mon corps est encore fébrile, et le temps fera son œuvre pour nous permettre de retrouver notre complicité et notre désir d'avant. Comme si chacun de nous re-découvrait le corps de l'autre, la patience, la douceur sont les maîtres mots. L'amour est présent, encore plus fort, et Manoa sait faire preuve de compassion afin de rendre le moment encore plus merveilleux. Cette demande en mariage plutôt spontanée est le point de départ de cette nouvelle aventure de famille à nous trois. Temoe comme seul témoin de cet échange, et cette bague à mon doigt.

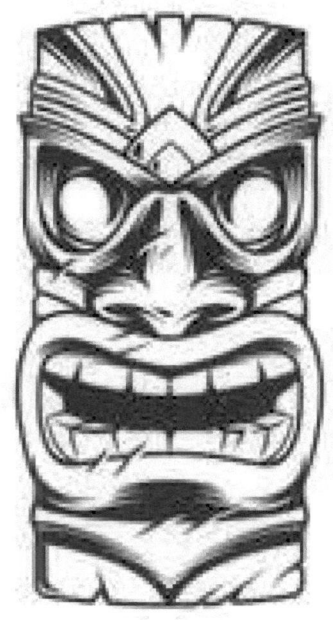

Tiki

Le Tiki est une sculpture dotée d'une importante force spirituelle et symbolique.

Véritable emblème de la Polynésie, il occupe une place importante et il est un élément clé dans la culture locale.

Mi homme, mi dieu, il évoque le respect et il est un objet de protection pour chaque polynésien.

La journée se poursuit au rythme de Temoe entre les tétées, les changes, les moments câlins et l'organisation de la maison. On tente de profiter de ces doux instants et immortaliser les moments avec de jolies photos qu'on pense offrir à nos proches.

Vers la fin de la journée j'aperçois le petit paquet cadeau bleu en provenance de Leilani et Poe. Je décide de rejoindre Manoa pour le découvrir ensemble. Sous le joli papier en organza bleu pâle, on découvre un petit écrin écru. A l'intérieur se trouve un joli pendentif. La similitude avec celui que porte Manoa autour de son cou est saisissante. Il s'agit du même tiki, celui de la protection, que Leilani avait offert à Manoa quelques mois plus tôt. Le même tiki qu'elle est revenue acheter à la boutique de Tahiti. Ce même tiki que lui avait conseillé d'offrir à Manoa la guérisseuse Eeva qu'avait été voir Poe. Ce tiki que Manoa avait mis autour de son cou ce jour-là et qui ne l'a pas quitté depuis.

Je vois de suite la ressemblance et questionne Manoa à propos de ce tiki :

- Mais c'est le même que celui que tu portes à ton cou Manoa !
- Exactement le même en plus petit !
- Mais comment as-t-elle su que tu le portais ?
- C'est Leilani qui me l'a offert un jour en me conseillant de le porter afin d'être protégé lors de mes compétitions !
- Offert par Leilani ? Mais pourquoi et quand ?
- Quand j'étais à Tahiti …un jour elle est venue me rendre visite, la veille d'une compétition. Elle m'a offert ce tiki en me disant que c'était une tradition dans sa famille, que les hommes le portent pour être protégé. J'ai suivi son conseil et depuis je l'ai toujours sur moi comme porte bonheur !

- Je ne savais pas que Leilani avait de telles croyances on n'en a jamais parlé ensemble …c'est un beau geste envers toi Manoa, elle voulait te protéger aussi…
- Oui je pense bien. Et maintenant elle reproduit le même geste envers notre fils pour le protéger.
- Après tout c'est son filleul. Elle fera une merveilleuse marraine c'est certain ! C'est pour cela qu'elle m'a dit dans la vidéo que le petit cadeau pour Temoe devrait être placé à côté de son berceau ! J'ai compris maintenant. C'est pour veiller sur lui.
- Alors nous allons l'accrocher à son ciel de lit, comme ça le tiki veillera sur lui pendant son sommeil, et lorsqu'il grandira on le lui mettra à sa chaîne comme pour moi.
- Exactement Manoa. Je suis si touchée par cette attention, Leilani est adorable.

On installe le tiki au-dessus du berceau accroché sur le ciel de lit qui a été placé en guise de voile sur la va'a.

Lorsque Leilani et Poe ont acheté ce petit tiki, elles se sont rendues chez Evea, la *tahu'a** en leur annonçant la future naissance de notre bébé en lui demandant de bien vouloir faire une prière de protection pour ce nouveau-né. Cette petite statuette se chargerait alors d'énergies bienfaitrices par la prière. De cette manière, elles ont souhaité conjurer le sort et couper tous ces liens toxiques qui avaient été mis sur Manoa lorsqu'il était encore tout petit. Pour elles, il n'était pas envisageable que notre bébé puisse être touché d'aucune sorte et la présence de ce tiki auprès de lui viendrait lui apporter cette protection divine.

On peut s'amuser à penser, que ce jour a marqué définitivement, le point d'arrêt de toute cette méchanceté et jalousie qui avait été mise sur Manoa et sa famille. Temoe marque un nouveau départ et avec lui toute une montagne d'espoirs.

La journée se termine par l'envoi de trois photos à Leilani. La première, montrant le tiki accroché sur le ciel du lit de Temoe, la seconde la photo de la bague à mon doigt et la troisième celle du Temoe dormant paisiblement dans les bras de Manoa.

Lorsqu'elle reçoit le message, elle ressent immédiatement tout l'amour, la douceur et le bonheur naissant. Elle ressent une telle fierté pour la mission accomplie, pour sa persévérance et pour tout ce qu'elle a réalisé dans l'ombre pour aujourd'hui permettre à sa meilleure amie de vivre son bonheur tant mérité au grand jour.

Le lendemain , elle ira voir la guérisseuse pour lui montrer la photo de Temoe et pour la remercier. Il y a de ces personnes spéciales dans la vie que l'on rencontre que très peu de fois mais qui marquent votre vie pour toujours. Si le mysticisme reste intact quant à ses croyances divines, cela n'en laisse pas moins l'espoir intact et surtout l'envie d'y croire. Chaque culture porte en elle de nombreuses coutumes, et cela rend la vie beaucoup plus légère et surtout permet de trouver à chacun dans cette foi, du courage et beaucoup d'espoir.

Pour ma part, en ce quatrième jour suivant la naissance, je vais pouvoir bénéficier de *Ra'au pararé**. Accompagnée par ma mère, et ma tante Poe, qui a tenue a etre présente pour réaliser ce soin. Elle n'a pas hésité à prendre le premier vol, dès qu'elle a su que Temoe venait de naître. Poe souhaitait plus que tout être présente à mes côtés et faire la connaissance de Temoe rapidement.

Ce soin va permettre à mon corps d'être nettoyé de l'intérieur et être revigoré grâce à cette boisson, avec les bienfaits des plantes utilisées spécialement pour ce soin. Poe a apporté avec elle de Tahiti, tout ce qui est nécessaire.

Temoe quant à lui aura le *ra'au he'a** qui est réalisé par l'intermédiaire de mon lait maternel.

Les jours se suivent et se ressemblent. Les journées sont ponctuées par les soins prodigués à Temoe, les balades au bord du lagon et les partages avec ma famille. Les parents de Manoa ne découvriront le bébé que lorsqu'ils viendront à Raiatea pour célébrer à la fois le mariage et le baptême de leur petit-fils. Ils profiteront du séjour pour visiter l'île et se rendre à Bora Bora. Ils ont si hâte de venir nous rejoindre, que Manoa leur envoie quotidiennement des photos de Temoe. Il grandit de jour en jour, s'éveille et nous remplit de bonheur, on est en extase devant ses progrès. Viennent bientôt les premiers sourires et les premiers gazouillis. Ce petit garçon qui ressemble beaucoup à son papa, me fait fondre de bonheur. Je suis si fière d'avoir donné ce petit être à Manoa. C'est un véritable trésor.

On a décidé de précipiter la date du mariage tant on a hâte de former une vraie famille. On souhaite organiser quelque chose de simple mais de convivial, de faire la célébration à l'église de Raiatea suivi d'une petite cérémonie sur la plage avec un vrai mariage dans la tradition polynésienne. Le buffet sera servi ensuite sous les cocotiers ce qui permettra à chaque invité de pouvoir profiter de la vue paradisiaque et de danser au rythme du tamure , des *Pahu** et des ukulélés.

Mon quotidien est bien réglé et je passe le plus clair de mon temps dans notre fare avec Temoe. C'est un bébé plein de joie, qui demande beaucoup d'attention. Il n'aime pas être seul. Je dois lui accorder beaucoup de temps, et je le promène le long du lagon. Les nuits sont difficiles, ponctuées entre les tétées, je ne me rendort que très brièvement. Je sens la fatigue s'accumuler, et lorsque Temoe me laisse un peu de répit pendant ses siestes, j'en fait de même.

Je tente de récupérer un peu de sommeil. Je n'arrive plus à me consacrer ni à la danse ni à la couture. Les seules distractions que je m'octroie sont un peu de création pour la décoration du mariage.

J'attends bien souvent le soir, que Manoa rentre, pour faire un peu de ménage ou pour préparer les repas. On passe de moins en moins de temps ensemble, et j'avoue que je ne lui accorde plus autant d'attention. Il est très compréhensif, c'est passager. Le temps que Temoe grandisse un peu, et la vie reprendra son cours…

Ce n'est pas facile pour moi, d'être consciente de mon mal être et ne pas arriver à y remédier. Être maman au foyer avec un jeune enfant est loin d'être de tout repos. Tout mon emploi du temps est chamboulé, et ce sont les besoins de Temoe qui priment sur tout le reste. J'ai l'impression que mon corps est tout flasque et que je suis beaucoup moins séduisante. Il est vrai que ma tenue préférée depuis quelques semaines n'est autre qu'un bermuda et un tee-shirt. Adieu les jolies robes et tenues féminines. C'est le côté pratique et confortable que j'ai choisi.

Manoa est un bon père pour Temoe, et même s'il fait tout pour passer beaucoup de temps avec lui, son travail lui demande beaucoup d'investissements personnels. Démarrer une nouvelle activité n'est pas de tout repos pour lui non plus. Il a beaucoup d'insomnies, trop de soucis.

C'est une période un peu compliquée le temps que tout se mette en place. On le savait, et on tente de se soutenir du mieux que possible. Heureusement que mes sœurs peuvent venir me rendre visite régulièrement car c'est bien souvent le seul contact avec l'extérieur que j'ai. Eveia, est très occupée avec la troupe à Bora Bora, car elle a créé un nouveau show qu'elles doivent présenter au Tiki d'ici quelques jours. On se téléphone mais j'ai l'impression qu'on s'éloigne un peu.

J'ai de ses nouvelles, plus régulièrement avec Manoa, car il la voit lorsqu'il travaille au Beachcomber. C'est Eveia qui me remplace au service des réservations des activités le samedi, et lors de la réunion d'information, à laquelle participe désormais Manoa pour présenter son activité auprès des touristes. Il fait désormais partie des prestataires de l'hôtel choisis pour divertir les clients. Tour de l'île ainsi qu'initiation à la va'a sont désormais son rayon. Il assure ces activités avec beaucoup de sérieux et l'hôtel est ravi de ces prestations.

Il concentre son activité et se déplace sur Bora Bora du samedi après-midi au mardi. Il participe alors à la réunion de présentations des prestataires, au show du soir, et dès le dimanche propose l'initiation à la va'a. Eveia remplit son planning, et ses journées sont plus que chargées. Il est logé sur place dans les petits fares réservés au personnel de l'hôtel. Tout comme Eveia il bénéficie des infrastructures de l'hôtel à sa disposition mais il ne possède que très peu de temps pour en profiter.

J'avoue que parfois, je suis un peu jalouse de cette liberté que possède Manoa. Certes c'est pour son travail, mais il est tout de même dans un lieu paradisiaque à donner du rêve à ses clients, pendant que moi, je suis seule à Raiatea avec Temoe.

Pour beaucoup, c'est une vie de rêve, d'être à la maison et de faire ce que je souhaite toute la journée. Je n'ose pas me plaindre, mais parfois je regrette un peu le temps où je pouvais faire ce que je voulais sans avoir la responsabilité de quelqu'un d'autre. J'aime Temoe de tout mon cœur, et je ne me verrai pas faire autre chose qu'être avec lui au quotidien, mais n'empêche que j'aimerai parfois un peu plus de liberté. Et Manoa, lui, possède cette liberté trois jours par semaine. Même si je sais qu'il n'est pas à Bora Bora pour être en vacances, qu'il travaille, il est quand même moins dépendant que moi.

Moi je dois penser différemment chaque sortie, chaque course. Ce qui est le plus culpabilisant c'est que Temoe est très sage, c'est moi qui ai l'impression de me laisser déborder d'un rien.

Lorsque Manoa rentre le mardi soir, il est épuisé. Je le comprends, il a de longues journées et je n'ose pas lui dire que je suis fatiguée moi aussi. Je pense qu'il ne comprend pas trop. La semaine dernière, lorsque j'étais au téléphone avec Eveia, que je lui disais que j'étais épuisée, elle m'a répondu, que je pouvais me reposer quand je voulais, que je suis à la maison. J'ai ressenti beaucoup d'incompréhensions de sa part.

- Salut Hanae, alors pas trop dur les journées à farnienter avec bébé au bord du lagon ?
- Je n'ai même pas le temps d'aller sur la plage…
- Mais que fais-tu toute la journée ?
- Entre les tétées, les soins à Temoe, le ménage, les lessives, les repas je n'en finis jamais.

- Profite quand il dort pour aller te prélasser sur la terrasse !
- Il dort très peu la journée comme la nuit d'ailleurs !
- Couche-toi avec lui, profite, tant pis pour le reste !
- Je devrais oui…mais je n'ai pas le temps…le mariage approche et je dois tout préparer !
- Demande à Manoa de t'aider !
- Il a beaucoup de travail, je ne veux pas l'embêter…
- Oh ça va, il est bien au Beachcomber, c'est cool …. Profites-en aussi !
- Ici, il met en place son association, il a beaucoup de réunions avec les locaux.
- C'est vrai oui, il m'en a parlé l'autre soir.
- Ah oui ??
- Oui, un ami de sa nouvelle association lui a téléphoné quand nous étions au bar du Beachcomber avec Eimeo.
- Ah ok, je ne savais pas. Il n'a pas eu le temps de m'en parler je pense.

Lorsque j'ai raccroché le téléphone, j'ai eu la sensation d'être une étrangère. Une sensation des plus désagréables, comme si Manoa, me cachait des choses. Il n'a peut-être pas trouvé l'intérêt de m'en parler ou peut-être je ne suis plus trop intéressante avec mes conversations de biberon, couches…ça me chagrine, nous qui partageons tout, je sens un fossé se creuser peu à peu. Et Eveia, qui m'avoue que Manoa est tranquille au Beachcomber, et qu'il lui confie ses nouvelles préoccupations. Et s'il trouvait en elle, une confidente, une amie ? J'ai confiance en Eveia mais j'avoue que cette situation me préoccupe et me rend jalouse, voilà. Je dois me faire des idées. Je devrais en parler à Manoa, mais je ne veux pas éveiller des soupçons infondés. Il va me prendre pour une hystérique.

Au fur et à mesure de ces déplacements à Bora Bora, j'ai l'impression que Manoa veut se rendre plus prévenant envers moi. Peut-être qu'Eveia lui a parlé de mon mal être.

Ce soir il est plus patient, et notre discussion débute sur la terrasse, où pour une fois nous prenons le temps de boire un cocktail ensemble.

- Je dois cette semaine prolonger mon déplacement à Bora Bora.
- Ah bon ? Pourquoi ?
- Un groupe de touristes arrive en décalé, et Eveia a dû modifier mon planning en fonction.
- Ah d'accord !
- Comme d'habitude, le lundi et le mardi sont réservés aux clients et le jeudi au groupe. Je dois leur faire découvrir Bora Bora en jet ski.
- Tu pars toute la semaine ?
- Non de dimanche à vendredi matin.
- Et personne ne peux te remplacer jeudi ?
- Eveia m'a dit que le skipper qui s'occupe des jets ski est en formation cette semaine-là, c'est pour ça que je dois le remplacer.
- Ça va faire long ….
- Demande à tes sœurs de venir ici avec toi non ?
- Je ne sais pas, je vais voir …
- Sinon venez avec moi à Bora Bora !
- Avec Temoe ça va être compliqué, prendre toutes ses affaires, un lit bébé…je ne sais pas trop…
- On pourrait voir si l'hôtel peut aménager ma chambre ?

- Ça fait beaucoup de chamboulements pour si peu de temps tu ne crois pas et puis je suis fatiguée...
- Sinon, profite pour demander à tes sœurs de venir garder Temoe et tu prends du temps pour toi !
- Je n'ose pas laisser Temoe il est si petit encore...
- Il a quand même presque six mois Hanae !
- Je sais, mais s'il était malade en mon absence ?
- Tu ne vas pas partir, juste prendre un peu de temps calme pour toi....
- On verra ça !! toi ça va être génial, tu vas pouvoir assister au show du mercredi, celui où il y a les cracheurs de feu !
- Oui, Eveia me l'a proposé.
- C'est Eimeo qui fait le spectacle du mercredi.
- Super alors, je t'enverrai une vidéo si tu veux ...
- Je veux bien, je la regarderai entre deux tétées...
- Qu'est ce qui ne va pas Hanae ? J'ai l'impression que tu m'en veux ?
- Mais non, pas du tout, je suis juste fatiguée.
- Profitons alors un peu de cette soirée, Temoe dort déjà, on a du temps pour nous.

Manoa se rapproche de moi, et je sens dans ses gestes qu'il va à nouveau essayer de passer un moment plus intime. Depuis la naissance de Temoe, j'ai encore des douleurs de l'accouchement, et j'appréhende de reprendre une activité sexuelle normale. Nous avons bien sûr tenté, mais je ne suis plus aussi libérée et à l'aise avec mon nouveau corps. Manoa, lui, ressent le besoin de se rapprocher de moi, et c'est normal, alors j'essaie bien souvent de trouver des excuses pour ne pas le brusquer ou ne pas lui paraître froide.

Ce soir, j'ai envie de le satisfaire, lui faire plaisir, je le laisse poursuivre. Temoe dort, je vais peut-être parvenir à lâcher prise et à retrouver la complicité d'avant. Manoa est prévenant, doux avec moi, je ne peux rien lui reprocher. Le souci, c'est moi. Avec l'allaitement, je n'ai pas encore repris de contraception, et je veux rester prudente, il est inenvisageable que je retombe à nouveau enceinte. Et j'avoue, que ce point me bloque aussi. Je ne parviens pas à reprendre les rapports intimes en toute liberté. Ce risque de grossesse me pèse sur les épaules.

Une nouvelle fois, Manoa est compréhensif, et je ne parviens pas à satisfaire ses désirs.

- Ne t'inquiète pas Hanae, je comprends, on prendra le temps qu'il faudra !
- Je suis désolé Manoa, ça n'a rien à voir avec toi…
- Je sais ! Je t'aime.
- Ma sage-femme m'aide beaucoup, et elle me dit que peu à peu tout va s'arranger !
- C'est certain !

Et comme les autres fois, je m'endors épuisée tout contre son torse. Lui, m'observe dormir, pour ensuite reprendre son ordinateur pour travailler sur ces nouvelles activités.

Son départ est là. Il a préparé ses affaires pour la semaine. J'ai prévu de confier Temoe à ma mère pour une journée rien que pour moi. Au programme, rendez-vous au spa de l'hôtel Méridien, pour une journée cocooning. Massage suivi d'un soin du visage. Repas au bar du spa, et pour clôturer la journée restaurant avec mes sœurs.

Le massage est divin. Hauata, me prodigue son soin « *Taurumi* » avec tant de douceur, que tous mes sens sont en éveil. Ce massage, m'enveloppe tel une caresse et retire les émotions négatives, les nœuds que mon corps a réussi à enfouir. J'en ressors totalement détendue, apaisée.

La journée a été parfaite et quel bonheur de profiter un peu seule, du calme et de m'autoriser à lâcher prise. Lorsque le soir, je retrouve Temoe, il est tout sourire et j'apprécie d'autant plus de m'occuper de lui. Un effet salvateur et si bénéfique …je me promets de renouveler l'expérience !

Manoa, lui, commence son séjour par la réunion de présentation de ses activités avec Eveia. La semaine est très chargée, un programme diversifié, avec balades en va'a, initiation et tour de Bora Bora en jet ski. Le soir venu, Manoa s'octroie un petit rituel, une balade le long de la pointe de Matira. Le lieu est si paisible, qu'il peut s'y ressourcer et puiser l'énergie nécessaire pour le lendemain.

Il m'envoi une photo du coucher de soleil, lorsque je mange avec mes sœurs au restaurant. Je lui envoie la même vue de Raiatea. Un joli clin d'œil à l'époque où nous étions séparés entre Tahiti et ici.

Il est assis sur la plage, en train de faire défiler les photos qu'il vient de prendre lorsqu'il sent quelqu'un s'approcher doucement de lui.

- Eh Manoa ! Que fais-tu ici ?
- Des photos du coucher de soleil !
- Je marche un peu moi, j'adore cette plage !
- C'est paradisiaque oui ! Avec Hanae on y venait souvent …
- Moi aussi, on adorait y venir après nos shows…
- Assieds-toi Eveia si tu veux !
- Je ne te dérange pas ?
- Pas du tout, c'est si calme….

- C'est vrai qu'entre Hanae, Temoe et les touristes, tu es souvent sollicité, les moments de solitude doivent être rares...
- C'est pour ça que je les apprécie et les savoure !

Manoa et Eveia, parlent des groupes de touristes, des activités qu'ils leurs ont réservé, de banalités. Les discussions sont légères, sans soucis, sans prise de tête. Manoa apprécie la présence d'Eveia, elle l'a accueillie dès son arrivée et elle a tout fait pour l'intégrer au sein du Beachcomber.

- Merci Eveia de ce que tu fais pour moi !
- Je n'ai rien fait, c'est toi tu as du talent et ici tu es apprécié !
- J'adore ce travail, et puis ce lieu c'est le paradis !
- Je t'apprécie beaucoup moi aussi tu sais...

Manoa se retourne vers Eveia, ne sachant pas trop quoi répondre. Il se laisse surprendre à observer sa longue chevelure. Des boucles si parfaites, et les derniers rayons de soleil qui reflètent ses cheveux la rendent encore plus séduisante. Il ne s'était jamais attardé avant ce soir, sur son visage, chacune de ses expressions et traits qu'il trouve soudainement si beaux. Il se sent même gêné de l'observer avec tant d'intensité dans le regard. Eveia s'en aperçoit et est loin d'être troublée.

Elle sent le silence s'installer entre eux.

- Tu pourrais m'apprendre à ramer si tu as un moment de libre demain ?
- Demain non, mais peut-être jeudi après la balade en jet ski...
- Super, je me libérerai !

- Tu en a déjà fait ?
- Non jamais, ce sera une première, mais avec toi je suis en totale confiance !

Eveia accentue le dernier mot, avec un regard complice à Manoa. Il pourrait se sentir mal à l'aise…Au contraire il se laisse aller à ce petit jeu entre eux. Eveia saisit l'occasion pour tenter une approche plus sensuelle.

Elle n'hésite pas à l'observer avec des yeux doux, évoquant une éventuelle possibilité de parenthèse entre eux.

Manoa qui saisit immédiatement ses intentions se sent flatté mais aussi déstabilisé. Ça fait si longtemps qu'il n'a pas été séduit par une femme autre que moi. Il se laisse aller à ce petit jeu de séduction. Il ne fait rien de mal, il est juste en train de passer un moment avec une amie à Bora Bora.

Il ne comprend pas trop où veut en venir Eveia. Est-elle en train de le tester pour voir sa fidélité envers son amie ? Il doit rester prudent…Que lui prend-elle ? Veux-t-elle me trahir ?

Le soleil se couche, lorsque Eveia agit de façon plus qu'explicite. Elle n'hésite pas à poser sa main sur celle de Manoa, tout en discutant joyeusement.

- Quelle rigolade ce matin ! Tu as vu l'américaine ? Elle a chuté devant le bateau de promenade sur le ponton. Son mari a tenté de la rattraper et à son tour a chuté dans l'eau …C'est comique…
- Oui j'ai vu, j'étais en train de préparer les va'a…
- Elle a crié sur son mari en l'accusant de ne pas être assez fort pour l'avoir retenue !

- Le pauvre….
- C'est sûr que toi, tu m'aurais rattrapé…

Eveia, touche les muscles de Manoa tout en prononçant sa dernière phrase. Un geste maîtrisé et plein de sensualité ne laissant plus planer aucun doute sur ces intentions. Il n'ose pas déplacer sa main, et lui fait face.

Manoa se surprend à ressentir une pointe de désir. Comment peut-il s'autoriser à ressentir une telle envie, autre qu'avec moi. Il est troublé, déstabilisé.

- Ne sois pas mal à l'aise Manoa, tu me plais !
- Il ne faut pas Eveia, je n'ai rien à t'apporter…
- Je ne veux rien Manoa, je ne te demande rien !

Eveia poursuit de plonger ses yeux pétillants d'envie, de désir dans ceux de Manoa.

Il détourne son regard. Il baisse ses yeux, comme honteux. Ils se posent alors sur son décolleté. Ses seins dépassent de son débardeur plutôt échancré. Une invitation, pour Manoa, à poursuivre son regard. Le décolleté d'Eveia est parfait. Ses seins fermes, tiennent sans aucun soutien. Ça lui parait une éternité à Manoa de ressentir autant d'envie pour une femme. Mais il ne peut pas me faire ça, il se sentirait si honteux. Cette éventuelle infidélité viendrait briser ce qu'il a essayé de créer depuis ces dernières années. Mais Eveia possède une telle sensualité, une voix si suave, des gestes si maîtrisés et une telle facilité à enflammer le désir entre eux que c'est un supplice de ne pas y succomber.

- J'ai envie de toi Manoa, là, tout de suite…

Eveia, qui faisait face à Manoa, l'enjambe pour se retrouver à califourchon sur ses cuisses. Sans même que Manoa n'ai le temps de prononcer un seul mot, Eveia dépose ses lèvres sur les siennes, tout en glissant ses mains sous son tee-shirt pour caresser son torse.

Manoa, pourrait se retirer et mettre fin à leur étreinte mais il se sent comme hypnotisé. Eveia à l'effet d'un aimant sur lui. Il ne parvient pas à se décaler. Il n'en a peut-être pas envie non plus. Elle est si entreprenante, comme une invitation, une promesse à l'extase qu'elle va lui procurer.

- Laisse-moi faire Manoa…
- Attend Eveia, on ne devrait pas !
- Personne n'en saura rien, ne t'inquiète pas…
- Attends, pas ici…
- Il n'y a personne, il fait nuit, couche toi Manoa

Sous cette proposition, Manoa se laisse déposer à même le sol, allongé sur le sable. Eveia, le déshabille rapidement.

Sans même qu'aucun des deux ne puisse souffler, les voilà allongés l'un sur l'autre, leurs corps entrelacés, à ne faire plus qu'un. Leurs lèvres se touchent avec rapidité, avec force.

Eveia sait comment rendre un homme fou d'elle. Elle coordonne les mouvements de son bassin avec les caresses que ses mains donnent à Manoa. Elle accentue le rythme, pour se laisser aller dans une étreinte puissante, dont Manoa n'a plus d'emprise. Il se laisse aller, et profite d' Eveia qui le fait chavirer loin de cette plage témoin de cette scène.

A son tour Manoa, souhaite donner du plaisir à sa maîtresse. C'est dans un élan et dans une dernière étreinte passionnelle, que tous deux assouvissent leurs désirs. Dans un ultime mouvement enflammé, la jouissance extrême les apporte dans un tourbillon de sensations si longtemps éteintes.

Allongés côtes à côtes, ils tentent peu à peu de reprendre leurs esprits.

Que s'est-il passé ? Comment ont-ils pu se laisser guider par leurs pulsions sexuelles ? Comment est-ce possible qu'ils se soient abandonnés dans cet ébat.

Manoa se sent apaisé et perdu à la fois. Honteux aussi. Coupable.

Eveia, a réussi à parvenir à ses fins. Elle est satisfaite d'elle-même. Depuis presque deux ans qu'elle a vu Manoa pour la première fois, elle entretenait un véritable fantasme le concernant. Par respect pour moi, elle avait tenté de dissimuler son trouble, jusqu'à ce soir.

Manoa lui a succombé. Ça a réveillé en lui tant de sensations, de plaisir. Même si elle sait pertinemment que ça n'aura été qu'une parenthèse, ce rapprochement est pour elle un pur moment de bonheur.

- On n'aurait pas dû Eveia…
- Je le sais Manoa, chuttttt !
- J'ai honte, je ne sais pas ce qui m'a pris !
- Le désir Manoa…voilà !
- J'aurais dû refuser…
- Mais tu as succombé !
- Hanae ne doit jamais savoir !
- Je ne lui dirais rien !
- C'est sûr ? Ça gâcherait tout …

- Ça reste privé entre nous !

Même si Manoa a confiance en Eveia, il doute. On ne sait jamais, si un jour elle osait m'avouer leur écart ? Ce serait un cataclysme dans notre vie en apparence si parfaite…

Son séjour approche à sa fin. Il repart demain à Raiatea. Comment va-t-il faire pour cacher tout cela? Depuis son rapport avec Eveia, il n'arrive pas à dormir. Il est épuisé.

Le jeudi après la balade en jet ski avec les touristes, alors que Manoa est en train de préparer sa valise dans son fare, le carillon de sa porte retentit. C'est Eveia.

- Iorana Manoa,
- Salut Eveia !
- Ça s'est bien passé ce matin ?
- Super…
- Tu m'amènes faire de la va'a vers le motu ?
- Je ne pense pas que ce soit une bonne idée Eveia. Nous devrions mettre un peu de distance entre nous !
- Mais tu m'avais promis de m'y apporter !
- Oui mais c'était avant Eveia !
- Avant notre partie torride….
- Oui …on ne doit plus en reparler Eveia !

Eveia se rapproche de Manoa. Elle se veut entreprenante et n'hésite pas à laisser ses mains aller vers ses parties intimes, pour vérifier l'effet qu'elle lui fait.

Manoa recule immédiatement pour mettre de la distance entre eux.

Eveia ne se laisse pas intimider et retente une nouvelle approche. Manoa se met en colère :

- Arrête, arrête ça de suite Eveia, c'est terminé !
- Une dernière fois Manoa…
- Non il en est hors de question Eveia !
- Personne ne peut nous voir ici Manoa !
- Non, arrête Eveia, je ne veux pas !
- Ose me dire que tu n'as pas envie de moi ?

Manoa se recule, pour stopper l'élan de sa maîtresse. Elle lui fait face et le regarde pour voir ses réactions.

- Fais-moi l'amour, une dernière fois !
- C'est impossible Eveia, c'était une erreur, une terrible erreur

Eveia, commence à se déshabiller. Sous sa robe, elle a mis des sous-vêtements plutôt bien choisis. Guêpière, porte jarretelle, bas…son corps mis en valeur ne laisse pas indifférent Manoa, elle est si sexy, comme résister à la tentation ?

Manoa ne trouve pas les mots. Il baisse ses yeux comme un enfant pris au piège.

- Viens Manoa, viens contre moi, n'ai pas peur, personne ne saura…
- Je ne peux pas !
- Je ne te plais pas ?
- Tu me plais terriblement, mais je ne dois pas !
- Ça sera notre moment à tous les deux…

Manoa est partagé entre l'envie de répondre à ses avances et celle de l'intégrité qu'il a face à moi. Succomber une seconde fois, ne serait plus alors un accident mais bien une volonté d'assouvir cette tentation.

Eveia se rapproche sensiblement de la chaîne hifi, pour l'allumer et sélectionner une musique douce. Elle commence à entreprendre un véritable strip-tease dont Manoa est en admiration. Jamais personne n'a osé lui faire une telle danse, pas même moi.

Dans un élan venant du plus profond de ses entrailles, Manoa se rapproche d'Eveia pour l'enlacer et presser son corps tout contre le sien. Il se laisse aller au plaisir, la faisant basculer contre le rebord du lit, pour venir lui faire l'amour. Aussi puissant et rapide que la première fois, les laissant assouvis par l'intensité du plaisir partagé.

Eveia a de nouveau réussi à faire céder Manoa. Elle avait tout prévu, ce rendez-vous, sa tenue, la musique, son petit show. Manoa, lui, s'est laissé emporter par le feu de son désir.

Le lendemain, il repart. Alors qu'il est en train d'attendre le bateau qui va le transférer à l'aéroport de Bora Bora, Eveia fait irruption dans le petit port de pêche. Manoa est surpris de la voir ici.

- Iorana beau brun !
- Salut, que fais-tu ici ?
- Je voulais te voir…
- Il y a un souci ?
- Oui…
- Qu'est qu'il t'arrive ?
- Quand reviens- tu ? Dimanche ?
- Oui dimanche…
- Je viendrai te voir alors dans ton fare !
- Pourquoi faire ? S'il y a un souci dis-moi de suite !

- Pour faire l'amour avec toi !
- Non mais ça ne sera pas Eveia ! On avait dit que c'était terminé et qu'on n'en parlerait plus !
- Je ne peux pas, je n'arriverai pas à t'oublier…
- Tu dois Eveia, tu m'as promis…
- Ok, si tu ne veux pas, je dis tout à Hanae !
- Mais je rêve, tu es folle, complétement folle ! Ton chantage ne marchera pas, jamais !
- C'est ce qu'on verra Manoa…j'ai besoin de toi …
- Arrête de suite, tu me fais peur !
- N'ai pas peur, je ne veux que ton bien Manoa !
- Mon bien ? Alors laisse-moi tranquille.
- Je ne peux pas Manoa, dès que je te vois je te veux…
- C'est impossible, et je vais me marier Eveia, oublie tout !
- Mais je ne suis pas jalouse tu sais…
- Tu es folle, il est hors de question que tu sois ma maitresse, oublie tout de suite, trouve-toi quelqu'un d'autre !
- Mais je ne veux personne d'autre que toi !
- Et moi je ne peux pas, je ne veux pas, j'aime Hanae !
- Je serai discrète, on se verra quand tu viendras à Bora Bora, après je ne t'embêterai pas !
- Non, je ne suis pas d'accord !
- Alors je dis tout à Hanae !
- Et que vas-tu lui dire exactement ? Que nous avons couché ensemble ? Elle ne te croira pas !
- Si, je lui dirais que c'est toi qui m'a sauté dessus !
- T'es vraiment pathétique Eveia !
- Je sais juste ce que je veux, rien de plus !
- Ecoute moi bien, je ne te le répèterai pas ! Oublie nos écarts c'était une grosse erreur, j'ai été faible et tu en a profité, c'est moi qui pourrais te dénoncer !

- Vas-y essayes !
- C'est des menaces ?
- Non …du chantage…
- Tu ne mérites pas notre amitié, tu es une véritable perverse !
- Je ne te permet pas de me parler ainsi Manoa ! Ose dire que tu n'as pas apprécié ?

Manoa se sent désemparé. Comment convaincre Eveia de ne pas tout gâcher. Doit-il m'avouer la vérité , au risque de me perdre ? Doit-il proposer d'acheter le silence d'Eveia ??? Il est perdu face à cette femme que rien n'arrête. Il n'aurait jamais soupçonné qu'Eveia soit capable de tant de mauvaises actions. Elle joue bien son jeu depuis toutes ces années…Il est pris au piège à ses dépens.

- Mais en fait qu'est-ce que tu veux de moi exactement ?
- Que l'on passe du bon temps ensemble, voilà Manoa ce n'est pas sorcier à comprendre !
- Moi je ne veux pas ! C'est compris ? Alors que dois-je faire de plus pour que tu comprennes ?
- Achète mon silence alors !
- Ah ça non ! Hors de question ! Je n'en ai pas les moyens de toute façon et c'est ridicule…ce sera sans fin, tu seras capable de me faire rentrer dans un véritable engrenage…
- Alors je dis tout !

Eveia, saisit son téléphone pour composer mon numéro de téléphone. Manoa, qui ne l'en croit pas capable et pense qu'elle souhaite seulement lui faire peur, la laisse faire. Eveia est surprise de le voir réagir ainsi. Lorsque je décroche, elle engage la conversation :

- Iorana Hanae, ça va ?
- Oui très bien et toi ?
- Super ! qu'est-ce que tu fais ?
- Je suis avec Temoe en train de ranger le fare pour le retour de Manoa. Hier soir mes sœurs sont venues et on a joué avec le petit ! Il y a des jouets partout !
- Ah super ! Hier soir j'étais avec ton futur mari…
- Ah oui ?
- On a été au spectacle d'Eimeo ensemble…
- C'était chouette ?
- Très bien, encore mieux que d'habitude !
- Tant mieux alors. Manoa a aimé ?
- Beaucoup oui, il a apprécié je pense !

Manoa faisant face à Eveia se retient pour ne pas jeter le téléphone à l'eau et stopper immédiatement leur conversation. Au fur et à mesure que la discussion avance, Eveia sent l'angoisse monter. Eveia et tous les sous-entendus qu'elle ose me faire sont odieux ! Comment peut-elle être aussi cruelle ??

Lorsqu'elle raccroche, leurs échanges de regards en disent long.

- Mais ça ne va pas ? Tu as tout à perdre Eveia. Ta meilleure amie et ton amant d'une soirée, arrête ce jeu de suite !
- Je me suis bien amusée…
- Tu es la seule, c'est affreux ce que tu fais ! Imagine ta cruauté un peu ! Tu es sans scrupules !
- Alors trouve moi un amant, aussi beau que toi et surtout aussi entreprenant !
- Je te fais confiance tu n'as pas besoin de moi pour ça !
- Tu as bien sous le coude un ami à toi ? Célibataire cette fois !

- T'es complètement dingue ma pauvre !
- Oui dingue, et déterminée !
- Mais trouve-toi un mec toute seule !
- Je n'y arrive pas, je ne tombe que sur des imbéciles…
- Bien choisi mieux voilà ! Tu as les atouts il me semble non ?
- La prochaine fois que tu reviens, amène-moi un bel amant, et je ferai silence
- Arrête ce jeu stupide immédiatement, sinon je vais voir le directeur du Beatchcomber et je lui explique comment tu as osé me faire des avances et te jeter sur moi, je pense que ça ne va pas lui faire tres plaisir, qu'une de ces employées ait un comportement déplacé envers un de ces collaborateurs…tu auras une superbe réputation !

Ouah cette fois Manoa l'a échappé belle. Pour le moins, Eveia était capable de ruiner son existence, elle est capable de tout c'est impressionnant. Comment a-t-il pu être si dupe pour rentrer dans sa mascarade et son stratagème ?

Il rentre à Raiatea. Lorsqu'il approche du port, Manoa en a le ventre noué. Comment a-t-il pu faire un tel écart, une erreur fatale. Comment est-ce possible qu'il m'ait trahi. Ça lui donne la nausée, il est dégoûté de lui-même. Il se sent honteux, faible et tellement injuste face à ma loyauté. Il ne pourra jamais se le pardonner. Comment parvenir à effacer ses ébats de sa mémoire.

Il ne peut en parler à personne, il serait jugé…Même Tahitoa ne le comprendrait pas c'est certain. Ce si lourd secret qu'il va devoir porter risque bien de le ronger…

Comme on dit :

« *Qui sème le vent récolte la tempête …* »

Manoa l'espère pas si violente. Il a fauté, c'est indéniable et surtout non excusable. La peine est suffisamment lourde pour lui, devoir me regarder dans les yeux en me cachant cette aventure sera un véritable supplice. Il ne peut en vouloir à personne si ce n'est à lui-même. Cette infidélité, il ne s'en serait jamais senti capable, mais c'est arrivé.

Lorsqu'il s'approche du fare, il m'aperçoit en train de jouer avec Temoe au bord de la plage. J'ai disposé autour de nous de nombreux jouets. On a l'air si joyeux tous les deux. La scène fait culpabiliser Manoa. Je me retourne à cet instant, et je l'aperçois. Je me dépêche de me lever pour le rejoindre et lui sauter dans les bras

- Manoa ! Tu m'as manqué ! Il me semble que ça fait une éternité que tu es parti !
- Vous m'avez manqué vous aussi …

Dans mes bras, Manoa s'autorise à laisser perler une larme au bord de ses yeux.

- Que t'arrive t il Manoa ?
- C'est juste que l'essentiel c'est vous.
- Je sais Manoa…
- Je ne partirai plus loin de vous, vous me manquez trop !
- Tu ne veux plus travailler à Bora Bora ?
- Non j'arrête ! Je vais me consacrer à l'association ici, à donner des cours !
- Oh génial ! Je n'osais pas t'en parler mais ça me pesait ces déplacements.

- Tu aurais dû me le dire Hanae, j'aurais arrêté de suite !
- Mais ce te plaisait tant !
- Oui, mais je ne veux plus être loin de vous deux !

Voilà, Manoa a pris sa décision. Il stoppe son emploi au Beachcomber. Certes son absence auprès de nous deux lui était pesante mais c'est surtout un terme avec ses rapports avec Eveia qu'il souhaite par-dessus tout. S'éloigner d'elle, de ses avances, son chantage, sa folie. Il doit mettre des distances entre Eveia et notre petite famille.

L'avancement de l'ouverture de notre pension de famille va alors être envisageable. Manoa se consacre désormais aux diverses formalités administratives et projets inhérents à la mise en place de toutes les normes polynésiennes en termes de tourisme.

Lors de l'annonce de sa rupture de contrat en tant que prestataire du Beachcomber, le directeur de l'hôtel fait part de sa déception de ce départ. Manoa met en avant l'éloignement avec sa famille et son nouveau projet sur Raiatea.

La seule qui reste dans l'incompréhension et dans la surprise totale est Eveia. Même si elle tente d'intimider Manoa, en le harcelant de messages téléphoniques chaque jour, il n'en reste pas moins discret envers moi. Il met un terme à ses échanges, en mettant un silence de plomb entre eux. Non réponses à ses messages et surtout il fait le choix de changer nos téléphones. De cette façon, elle n'aura plus de moyens de nous contacter directement.

Lors d'un dernier échange il lui explique son point de vue :

- Salut Eveia. Je vais être court et clair avec toi !
- Manoa, écoute moi …
- Non, c'est moi qui parle ! Je ne reviendrai plus travailler au Beachcomber. Je ne reviendrai plus du tout à Bora Bora d'ailleurs. Je ne veux plus de contact avec toi. Je vais changer de téléphone. Laisse nous tranquille avec Hanae. Ne cherche même pas à reprendre contact avec elle, c'est compris ?
- Mais c'est mon amie, tu n'as pas le droit Manoa !
- Ton amie ??? Tu plaisantes ?? Tu n'as pas hésité à me séduire une seule seconde !
- Mais tu n'as pas été contre…
- J'ai été faible et tu as profité de la seule faille dont tu disposais…Je n'aurais jamais dû
- Et qu'est-ce que j'ai à gagner moi ? Je perds mon amie, et je te perds toi !
- Tu évites de passer pour une fille capable de trahir, quelqu'un sans scrupules, et une réputation des plus salies…voilà ce que je t'évite ! Tu as peut-être la chance d'être tombée sur moi…certains hommes n'auraient pas hésité à salir ta réputation. Et sur une île, comme Bora Bora, tu aurais pu tirer un trait sur ton emploi au Beachcomber. Je ne dirais rien bien évidemment…
- On est quitte alors ? C'est ça que tu veux me faire dire ?
- Exactement …notre écart reste entre nous, et puis on oublie !
- Ok Manoa…tu resteras quand même un bon souvenir, tu es vraiment formidable. Hanae a beaucoup de chance de t'avoir…
- On va se marier, et on a pleins de projets avec Temoe. Tu trouveras l'amour toi aussi c'est certain.
- Tu n'as pas un frère ?

- Non, une sœur uniquement. Mais de toute façon je ne te l'aurai pas présenté…vaut mieux qu'on évite de se voir !
- Tu as peur de succomber à mes charmes ??
- Non, peur de ta spontanéité et de ce que tu pourrais dire involontairement à Hanae…
- Je t'ai dit que je ne dirais plus rien…
- On ne sait jamais…autant te dire que je compte sur toi pour trouver un alibi pour ne pas venir à notre mariage ….
- Comment veux-tu que je ne sois pas présente, Hanae sera déçue.
- Vaut mieux déçue que trahie, tu ne penses pas ?
- Tu es vraiment dur avec moi Manoa !
- Ce sont mes conditions cette fois sinon tu peux envisager de déménager de Bora Bora.
- Ça jamais !
- Alors tout est dit …

Lorsque Manoa termine la conversation, il sent que leur compromis est clair et se sent un peu moins anxieux. Eveia se sent prise à son propre piège. Elle a voulu jouer, elle a perdu. Elle en est bien consciente, elle a abusé, c'est certain. Même si elle est parvenue à ses fins, avec du recul elle n'en est pas très fière. Elle ne sait pas ce qui lui a pris d'être aussi perfide et surtout de mettre en place autant de stratagèmes, elle se sent rabaissée. Cette parenthèse appartient désormais au passé et Eveia va se consacrer à la danse pour tenter d'oublier tout cela.

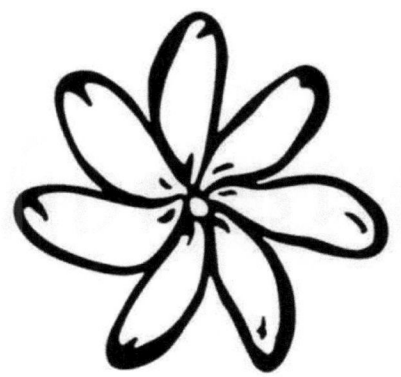

"Te ora oa oa *"

La joie de vivre

Lorsque le vol en provenance de Papeete arrive sur Bora Bora, l'ambiance est enjouée dans le groupe. Sont présents Leilani, Poe, Tahitoa et les piroguiers de « *Painapoo* ». Les parents de Manoa, Teviato et Moeata, sont également de la partie accompagnés de son cousin Vainui.

Un joli groupe d'une dizaine de personnes est venu pour célébrer le mariage. Je tiens à inviter mon groupe d'amis de Bora Bora, ce qui rajoute une dizaine de personnes supplémentaires.

On sera au total une trentaine de personnes qui seront témoins de notre union. En même temps, le baptême de Temoe sera célébré. Leilani a été choisie comme marraine et Tahitoa, le parrain.

Regrouper ces deux célébrations, rendra la journée encore plus importante pour tous les invités. Et cela évitera à chacun de multiplier les déplacements vers Raiatea. Le coût du vol est assez conséquent et représente des frais à ajouter à leur quotidien. Cette unique et même célébration sera l'occasion pour chacun de découvrir les îles et de passer de merveilleux moments en famille.

Le choix de l'église a été porté sur celle de Uturua, l'église Saint André. Elle est magnifiquement entourée de cassia rose, surnommée « *douche rose* », et à l'intérieur de magnifiques vitraux ornent les murs de l'édifice. Sa structure toute blanche est ornée d'une magnifique croix disposée au-dessus du porche d'entrée. Un véritable jardin d'Eden l'entoure. Un petit écrin logé en plein centre-ville d'Uturoa.

Lorsque l'avion atterrit à l'aéroport de Bora Bora, nous sommes tous les trois présents pour les accueillir. Les retrouvailles sont pleines d'émotions pour chacun d'entre nous. Afin de partager un joli moment et présenter Temoe à toute la famille, mes parents ont tenus à organiser *un hima'a** dans leur jardin face au port de Raiatea. Ils ont même souhaité me faire la surprise en invitant mes danseuses de la troupe du tiki Bora Bora. Une occasion de présenter Temoe à tout notre entourage avant le grand jour du mariage.

Musique locale, tamure, voilà l'accueil sous les cocotiers bordant le lagon de Raiatea. Des fleurs d'hibiscus, tiaré et tipanier ont été disposées par ici et par là, des paniers de fruits et des gâteaux réalisés par mes sœurs. La Hinano, coule à flot et les jus d'ananas, papaye, goyave frais sont servis sur la table du buffet.

La surprise est de taille. L'ambiance est festive et propice aux rencontres et échanges familiaux. Les parents de Manoa et les miens font enfin connaissance. Ils ont de nombreux points communs et les échanges sont rapidement fluides et conviviaux. Tout est parfait.

Temoe est au centre de toutes les discussions. Il passe de bras en bras, chacun souhaite faire sa connaissance et profiter de ces premiers instants en sa compagnie. Ce bébé est facile, il sourit à tout le monde et sent bien l'amour qu'il y a tout autour de lui.

Les parents de Manoa ont tenu à lui offrir la tenue de baptême portée par Manoa. Cet habit représente pour eux un cadeau d'une grande valeur sentimentale puisqu'il avait été réalisé par la grand-mère maternelle de Manoa, qui était une personne bienveillante et très à l'écoute de son petit-fils. Ils profitent de Temoe, et Manoa leur propose de les emmener le lendemain découvrir le lagon de Raiatea afin de passer du temps en famille. C'est la seule famille qu'il a avec son cousin et sa sœur. Mais elle est à présent éloignée d'eux et leur quotidien leur paraît bien souvent triste. Pour eux aussi, il est compliqué de vivre loin de leur fils et maintenant loin de ce petit trésor qui représente toute leur famille. Ils nous promettent de nous rendre visite plus souvent. Il est important pour eux de participer à l'éducation de Temoe et de faire partie intégrante de sa vie. La famille est sacrée.

La journée se déroule sous les meilleurs auspices et chacun prend ses marques. Temoe est couvert de cadeaux et nombreux sont ceux qui ont tenu à réaliser eux-mêmes un petit présent.

Le soir venu chacun rejoint son fare ou celui de mes parents.

Le mariage arrive à grands pas. La tension est palpable et je commence à être stressée par toute l'organisation. Je veux que tout soit parfait.

Le matin du mariage, je me prépare chez mes parents accompagnée de Leilani, Poe et de mes sœurs. Temoe est gardé par Moeata, la mère de Manoa, qui est à ses petits soins. Elle souhaite profiter de son petit-fils au maximum. Manoa quant à lui se prépare accompagné de son cousin Vainui dans notre fare.

On se retrouvera devant l'église St André en présence de tous nos proches.

Lorsque j'arrive, Manoa ne peut contenir son émotion. Je suis accompagnée par mon père. Je porte une robe blanche à fleurs rouges avec un chapeau orné de coquillages et de fleurs, qui vient parfaire ma tenue. Ma mère et ma sœur suivent derrière, accompagnées par Moeata avec Temoe dans ses bras. Leilani et

Tahitoa se tiennent juste derrière en tant que parrain et marraine. Ils seront également nos deux témoins.

Manoa quant à lui est aussi vêtu de blanc et rouge. La célébration est joyeuse et douce. Le prêtre commence par célébrer le mariage qui sera suivi du baptême de Temoe.

Lorsqu'on ressort de l'édifice nous voilà à former une véritable famille. On est mariés devant dieu et Temoe fait enfin partie de cette grande famille. L'échange des vœux a été rempli d'émotions, et chacun se sent privilégié d'avoir eu la chance de participer à ce grand moment de notre vie.

Cette cérémonie à l'église est suivie d'un véritable mariage polynésien conduite par un « *Tahua** », sur la plage de Raiatea.

Accompagnée de Temoe, de danseuses, de musiciens j'avance vers le ponton où arrive Manoa à bord d'une va'a depuis le lagon.

La cérémonie se déroule dans ce lieu privilégié où on reçoit la bénédiction des dieux.

Nous sommes enveloppés dans *un tifafai** qui symbolise l'union. C'est un cadeau traditionnel ici offert à l'occasion des mariages. Brodé à la main, il est souvent décliné en parures de draps, couvertures. Il symbolise la fécondité, la longévité.

Cette cérémonie est belle et émouvante, et s'accompagne de danses et de chants traditionnels.

Nous procédons ensuite à la cérémonie du feu avec les pierres de lave qui ont été chauffées. Ce rituel symbolise « *que l'amour passe au travers de la douleur* ». Moi et Manoa nous mettons chacun aux extrémités de ce parcours et nous nous rejoignons au centre pour ne former qu'un .

Elle sera suivie d'un repas servi sous les cocotiers et palmiers dissimulés dans le jardin bordant le lagon. Des mets locaux composent le repas. Salade de poisson cru, poulet coco, cochon de lait cuit au four, *Ma'a tinito* *, *Pua'a chou** et accras de poissons…un véritable festin ! Ma troupe de danse est présente et réalise un véritable show.

On a l'agréable surprise d'avoir une démonstration de cracheurs de feu réalisée par Eimeo, notre ami de Bora Bora.

Eveia n'a pas pu venir, je suis si déçue. Elle a dû à la dernière minute faire un déplacement à Tahiti, pour rendre visite à sa grand-mère souffrante. Certaines fois, on ne maîtrise pas tout, des impératifs nous obligent à bousculer nos projets…

Le groupe « *Painapooo* » fait son apparition durant la soirée en arrivant à bord d'une magnifique va'a. Tout a été pensé et organisé par tous dans les moindres détails.

La journée et la soirée sont parfaites. Mémorables. On est aux anges et Temoe témoin de cette belle journée passe la soirée accompagné de ses deux grands-mères qui profitent à leur tour de ce petit ange.

C'est jusqu'à tard dans la nuit que la musique se fait entendre et que les danseurs passent une belle soirée.

Au petit matin, nous rejoignons notre fare pour passer notre première nuit de noces en tant que jeunes mariés. Temoe passe la nuit chez Moeata et Tevaito, accompagné de Leilani, et Vainui.

Lorsque nous poussons la porte de notre petit nid d'amour, nos corps se retrouvent comme au premier jour. L'envie est forte et passer une nuit seuls tous les deux sans être interrompus par notre petit bébé, réveille en nous un désir pressant. Nos retrouvailles sont enflammées, et rapidement notre désir est assouvi mutuellement pour laisser nos corps allongés sur le lit côte à côte, repus et fatigués par cette journée riche en émotions.

Une nouvelle étape de notre vie de famille franchie, on peut à présent reprendre notre quotidien et profiter de paisibles journées accompagnés de Temoe qui grandit chaque jour un peu plus nous laissant toujours plus émerveillés par ses découvertes.

Nos proches sont retournés à Tahiti, et nous avons prévu de les rejoindre pour les vacances de Noël. Entre-temps, les quelques jours de vacances que Manoa s'octroie seront pour faire une petite escapade pour un petit voyage de noces avec Temoe. Manoa est très pris par son nouveau travail, et la création de son association sur Raiatea.

Je ne me rend même plus à l'école de danse de Bora Bora, c'est dommage. Reprendre la danse est encore trop tôt, j'ai fait le choix de me consacrer entièrement à Temoe. Je poursuis néanmoins la confection des tenues pour les petites danseuses lorsqu'il dort la journée.

Mon projet d'ouvrir une pension de famille se poursuit. J'ai effectué de nombreuses recherches dans ce sens et j'ai même envisagé l'acquisition d'une pension en vente située tout près de notre village. Les propriétaires sont âgés et ne peuvent plus poursuivre leur activité. Notre projet commun serait à court terme de travailler tous les deux dans la pension.

Je m'occuperais essentiellement de l'accueil, de l'intendance et des animations. Je la veux riche de traditions et en même temps confortable. Un compromis entre hôtel de luxe et pension locale. Le petit plus sur lequel je souhaite me concentrer, ce sont les activités proposées aux touristes. Manoa quant à lui pourrait y proposer des initiations à la va'a, des balades en jet ski autour du lagon de Raiatea.

Je pourrai réaliser de nombreux ateliers créatifs autour du monoï, de la confection de jolis paniers, de bracelets, de découverte de la perle noire et de la cuisine locale.

Deux soirées par semaine seraient consacrées à la culture polynésienne. Une soirée avec un repas typiquement local avec cuisson du cochon de lait dans le four polynésien et une autre soirée « cabaret » avec danse et cracheurs de feu. De cette manière les touristes n'auront pas à se déplacer pour participer à de telles activités.

Le panel proposé à la pension, leur permettra de se divertir tout en restant dans un complexe familial. Le luxe à proximité dans un lieu intimiste. Mon concept a été pensé, réfléchi, mûri durant de nombreuses années, et peut enfin apercevoir une lueur d'espoir !

Le projet est bien accueilli des locaux et des administrations. Les offices de tourisme sont également friands de telles propositions. Les touristes toujours plus nombreux en quête d'authenticité sont à la recherche de tels lieux pour passer des vacances loin du monde. Ils auront également la possibilité de prendre leurs repas directement sur la terrasse de leur fare privé, ce qui leur assurera la tranquillité mais aussi la personnalisation du service.

La pension sera en mesure d'accueillir cinq couples simultanément, ce qui permettra de leur réserver un accueil chaleureux, des repas locaux et composés de produits de qualité et des activités toujours plus personnalisées.

Ce projet prend vie chaque jour un peu plus dans notre esprit.

L'opportunité d'acquérir cette pension de famille se fait tout à coup imminente. Le propriétaire est très fatigué et il ne peut plus assurer son travail au sein de la pension. Son épouse ne peut pas seule entretenir et accueillir les touristes. La réflexion doit être rapide car d'autres futurs acquéreurs sont aussi positionnés sur le projet. Il est hors de question de passer à côté d'une telle aubaine. Avec le soutien de notre famille qui fera tout son possible pour nous aider et de nombreuses discussions et réflexions en découlent, c'est très rapidement que nous faisons une offre d'achat aux propriétaires. Les parents de Manoa se sont même proposés de venir vivre à Raiatea pour nous aider dans l'organisation quotidienne de la pension. Tevaito, ancien agriculteur, dans sa plantation d'ananas, pourrait se charger du potager et ainsi proposer des produits frais pour la composition des repas. Moeata, quant à elle pourrait s'occuper de Temoe me laissant du temps libre pour débuter l'activité rapidement.

.

Devant l'envergure du projet, de notre sérieux et du lien qu'on a tissé avec eux, c'est tout naturellement que les propriétaires nous donnent la préférence pour reprendre la suite de la pension.

Tout cela s'est déroulé en à peine deux petits mois. Un travail colossal pour tout mettre en place, mais un véritable rêve, et changement de vie pour nous deux. Ce projet commun, nous donne des ailes, et ce projet, nous y croyons au plus profond de nos entrailles.

Ce type d'hébergement n'est que peu proposé en Polynésie et inexistant à Raiatea. De plus, les services qu'on envisage de proposer sont de grande qualité et on en a les compétences. On peut donc avancer sur le projet en toute confiance et surtout soutenus par notre entourage.

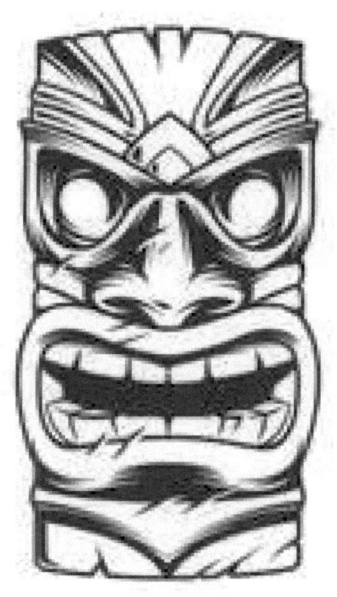

Poeiti …

Nous voici déjà au mois d'Août.

La saison touristique débute bientôt et tout est à mettre en place. Notre petit voyage de noces est remis à plus tard. Pour l'instant on doit consacrer nos efforts dans l'ouverture de la pension.

Temoe a déjà six mois. Il est plutôt sage et nous laisse récupérer pendant la nuit. C'est une bonne chose. Les journées sont bien remplies.

Les parents de Manoa ont prévu d'arriver fin septembre pour s'installer désormais à Raiatea.

Ils vont habiter dans notre ancien fare. Ils disposent de leur intimité tout en étant non loin de nous. Chacun pourra disposer de son espace personnel, sans venir empiéter sur le quotidien des autres. Travailler ensemble est bien, mais chacun doit pouvoir conserver sa liberté, son intimité pour le bien-être de tous.

Nous trois, habiterons dans la pension de famille qui dispose d'un petit logement pour les propriétaires.

La pension dispose ensuite de cinq petits fares dissimulés sur la plage au bord du lagon. Un lieu enchanteur et paradisiaque. Mon rêve peut prendre vie, à une vitesse vertigineuse. Tout s'est mis en place avec tant de fluidité que c'est parfait. Tout est synchronisé à la mesure d'une baguette d'orchestre. La vie a eu un vrai plan pour nous et on met toutes les chances de notre côté pour en faire un petit coin de paradis. Quelques travaux sont nécessaires pour rafraîchir les lieux et pour donner un coup de nouveauté à cette jolie pension. Il s'agit essentiellement de peinture, de décorations, de quelques plantations. Je souhaite une pension à mon image, simple, authentique mais raffinée à la fois.

La structure des lieux est déjà parfaite. Chaque couple bénéficiera de son espace privé. Un spa sera installé dans chaque cour privative, et quelques plantes viendront décorer et rendre le lieu plus intimiste.

L'espace commun de restauration sera ouvert sur la terrasse donnant directement sur la plage. Lieu propice aux partages, aux échanges et aux diverses activités que je souhaite proposer.

Au bord du lagon un ponton sera installé, afin de disposer les jets ski que Manoa louera à ses clients et la va'a qui permettra de faire des cours d'initiation. Il y aura également des kayaks que les touristes pourront emprunter pour faire une balade sur le lagon.

Nous mettrons à disposition des clients des vélos pour qu'ils puissent se déplacer paisiblement à la découverte des joyaux de notre île.

Tout est pensé dans les moindres détails pour que le projet prenne enfin vie.

Je confectionne avec ma mère et ma sœur, les dessus de lits, les rideaux et les quelques décorations qui viendront agrémenter les fares. Des tons clairs mettent en valeur des fleurs d'hibiscus et de tiare. Simple, sobre et raffiné. Les clients doivent se sentir comme chez eux. Un service plus familial qu'à l'hôtel tout en proposant un confort et une offre complète.

Manoa quant à lui consacre ses journées avec nos pères à terminer les travaux. Moeata se consacre à Temoe, elle se sent radieuse. Proche de son fils et de sa famille, elle est la plus heureuse. En effet Manoa a très peu vécu avec eux. Il était bien souvent en déplacement pour ses compétitions et cette proximité a beaucoup manqué à sa mère. Elle compte bien rattraper le temps perdu et dans de tels lieux elle se sent vraiment privilégiée. Ma mère passe son temps à confectionner la décoration et à m'aider pour l'aménagement des chambres.

Tout prend un air de fin de chantier. Pour l'occasion Manoa a réalisé en bois flotté une jolie pancarte où est inscrit le nom de notre pension « *Poeiti* ».

C'est avec une grande fierté que nous l'installons au bord du chemin menant au fare principal.

- Voilà Hanae ton plus grand rêve devient réalité !
- Je n'en crois pas mes yeux, tout cela me parait si parfait, presque irréel…
- Tu le mérites, tu y as tellement travaillé sur ce projet, tu m'en parles depuis que je te connais !
- Ça fait au moins sept ans que j'en rêve ! Et nous voilà à installer la pancarte qui le rend officiel !!!
- Oui, demain c'est l'ouverture de notre pension !!!
- C'est incroyable, trop beau !

Pour immortaliser l'instant, nous prenons tous les trois la pose devant la pancarte. La photo officielle sera celle qui sera diffusée sur les réseaux, sur les sites de tourisme de Raiatea et sur toutes les plateformes de réservation de Polynésie. Un rêve prend vie et c'est le cœur rempli d'émotions et de fiertés mêlées que notre pension de famille va pouvoir voir le jour.

Afin de rendre officiel l'ouverture, on tient à organiser une inauguration en présence de locaux et de représentants des organismes du tourisme polynésien.

L'ambiance est festive au son des ukulélés et quelques danses de tamure réalisées par les élèves de l'école de danse de Bora Bora. Eveia n'est pas présente, elle m'a dit qu'elle devait travailler au Beachcomber pour préparer une réception. Ça fait quelque temps que je ne l'ai pas vue. Je m'inquiète un peu pour elle, j'espère qu'elle va bien. Manoa me dit de ne pas m'inquiéter que Eimeo lui avait dit qu'elle est très occupée et que son poste a évolué. Elle est désormais responsable de tout l'accueil de l'hôtel. Je sens bien que nos situations familiales si différentes mettent une distance entre nous. Moi en mère de famille et elle en éternelle célibataire.

Les élèves de l'association de va'a de Raiatea dont Manoa est à la tête, font une initiation de va'a au bord du lagon.

Des petits plats locaux ont été présentés sur de jolies nappes fleuries réalisées par Vanina, ma maman. Les chambres sont mises en valeur par de belles couronnes de fleurs réalisées par une artiste locale. De jolis bracelets sont déposés dans chaque chambre en guise de cadeau de bienvenue que Poe fabrique à Tahiti. Tout est réalisé avec beaucoup de goût, et des produits locaux de grande qualité.

J'ai réussi mon pari, de proposer les produits et services dignes d'un grand hôtel dans un lieu familial. Notre pension de famille est un véritable petit écrin de paradis, propice à la relaxation, à l'évasion et au bonheur des moments partagés en de tels lieux. Les touristes s'y sentiront comme chez eux et pourront découvrir la véritable culture polynésienne en participant aux nombreuses activités et loisirs créatifs que nous leur proposerons. Nous mettrons à leur service toutes nos compétences et notre savoir-faire qu'on a réussi à acquérir avec les nombreuses expériences professionnelles et associatives.

On a également mis en place un site internet afin de présenter les lieux avec un service de réservation en ligne pour faciliter la gestion de la pension. Les futurs clients ont la possibilité de réserver le séjour ainsi que toutes les activités proposées avant leur arrivée. De cette manière nous disposerons d'une meilleure visibilité et organisation des activités.

On bénéficie du soutien de magazines polynésiens qui font des articles sur « *Poeiti* ».

Tout a été mis en place afin de démarrer l'activité à l'automne.

Les parents de Manoa s'intègrent assez facilement à Raiatea, ils sont ravis de faire partie de l'aventure. Mon père, Hironui, qui est responsable du port de Raiatea est d'un soutien non négligeable. Il a pu mettre en avant la pension sur quelques affiches présentes dans le hall d'accueil du port. L'objectif est de faire connaître le plus possible nos activités.

Le 5 octobre, veille de l'ouverture de la pension, je termine la décoration des fares et me rends dans la petite épicerie locale afin de prévoir les repas pour le lendemain.

Deux fares ont été réservés et il est très important pour moi que tout soit parfait. Tard dans la soirée je poursuis les préparatifs. Mes premiers clients seront à la fois un test, mais surtout ils vont nous permettre de nous améliorer et de voir ce qu'on peut apporter en supplément pour que le pension soit une référence à Raiatea.

Dans la matinée, c'est Tevaito, qui est chargé d'aller accueillir les clients à l'aéroport de Raiatea. Certains arrivent de Huahine où ils étaient logés dans une pension de famille locale proposant un service simple, un couple de quinquagénaires en quête d'activités et d'évasion. L'autre couple, de jeunes mariés, arrivent de Bora Bora où ils étaient logés dans un hôtel très luxueux dans un fare sur pilotis.

J'ai prévu un accueil personnalisé pour chaque couple. Des fleurs ainsi que des fruits frais sont disposés sur la table basse du petit salon à l'entrée du fare.

Le couple de quinquagénaire, aura l'agréable surprise de se voir offrir dans son fare un tour en va'a ainsi qu'une initiation à la création du monoï.

Le couple de jeunes mariés aura plutôt la formule cocooning, avec petit déjeuner servi dans leur fare, bouteille de champagne et balade au soleil couchant en va'a.

A cela s'ajoute toute une palette d'activités à réserver sur place.

Je termine cette dernière journée avant l'ouverture officielle avec beaucoup de joie et de gratitude. Mon rêve est enfin réalisé et demain, « *Poeiti* » sera officiellement une pension de Raiatea.

Avant de rejoindre Manoa et Temoe dans le patio, je me rends sur la plage. Seule face au lagon je profite du calme. Il fait déjà nuit, et la lueur de la pleine lune se reflète sur le lagon, éclaire le bord de la plage et les quelques cocotiers qui bordent le lagon. Je me mets à prier, à remercier pour tant de grâces que j'ai pu recevoir, pour ce rêve qui prend vie. Je ressens tant de gratitude pour la vie, pour le soutien dont j'ai pu bénéficier. Tout paraît si juste, si aligné.

J'entends alors la petite voix de mamie Poehere qui me murmure au creux de l'oreille :

« *Danse Hanae, Danse !*»

Je suis alors ce conseil, et je me mets à danser. Mes pieds nus sur le sable ressentent encore la chaleur de la journée. Je me sens légère, renouvelée et surtout pleine de joie. Je ressens les mêmes sensations que j'avais lorsque petite et que je dansais devant ma grand-mère. L'insouciance, une profonde joie m'habite à cet instant. Plus aucune ombre à l'horizon, tout me parait si parfait. Je danse pour mettre mon corps en accord avec la magie de la vie. Une danse qui me libère de mes peurs, mes doutes que j'ai pu ressentir jusqu'à ce jour. C'est une danse pour remercier mamie Poehere de m'avoir toujours soutenue et guidée. Je sens sa présence subtile à mes côtés, alors je continue à danser, chaque geste est doux, précis. Une danse spontanée en accord avec la joie intérieure que j'éprouve. La lune est à son apogée, tout comme mes énergies, je me sens pleine de vie, et mes yeux se tournent vers les cieux, vers les étoiles et vers les anges.

Je pense que rien n'aurait pu stopper ma danse, si Manoa n'était pas venu me rejoindre. Il m'observe et son regard est plein d'amour. Il est à la fois si fier de moi et si amoureux. Il me rejoint pour faire quelques pas de danse ensemble.

On termine la soirée allongés dans sa va'a, l'un devant l'autre à observer le reflet des cocotiers sur l'eau. Seul le clapotis des vaguelettes vient briser le silence. L'essentiel est là, notre nouvelle vie peut commencer.

Lorsque les deux couples arrivent à la pension, je les accueille avec la plus grande joie. Ces premiers clients marquent le départ de cette grande aventure. Ils seront certainement gravés dans notre esprit, des clients pas comme les autres, des clients privilégiés et un peu bichonnés. Leurs avis seront très importants et j'attends les premiers retours avec beaucoup d'impatience.

Après s'être installés et reposés, je leur propose de venir me retrouver dans le jardin face au lagon afin de faire un peu mieux connaissance et de pouvoir être à l'écoute de leurs souhaits. Temoe est également présent ce qui donne un air familial aux lieux. Il a déjà dix mois et commence à se déplacer à quatre pattes. Les clients sont déjà sous son charme. Il est vrai qu'il est à croquer ce petit bonhomme. Il est très souriant et plutôt jovial. Manoa arrive à ce moment-là, et se présente aux clients. L'un d'eux qui est plutôt très sportif le reconnaît. La discussion va bon train, sur le parcours de Manoa au sein de l'équipe de va'a de Tahiti, et les échanges sont très enrichissants. Manoa lui propose de lui faire une démonstration, ce qui donne un côté amical au séjour.

Lorsque on a créé cette pension, on ne soupçonnait même pas la richesse et l'abondance de partages, et d'échanges qu'allait nous apporter ce projet. De véritables liens vont se créer entre les nombreux clients qui deviendront certainement au fil du temps de belles amitiés.

Le premier repas sera servi d'un commun accord entre les deux couples de touristes sur la terrasse de la pension de famille. Nous nous joindrons à eux.

Comme des couples d'amis en vacances au bout du monde, l'ambiance est festive et décontractée.

La soirée terminée chacun rejoint son fare nous laissant rêveurs et enthousiastes. Cette première journée a été une réussite. Les suivantes, je pourrai être plus détendue.

Avant de me coucher, je prépare les gâteaux que je servirai aux petits déjeuner le lendemain matin, et Manoa va cueillir quelques fleurs de tiare qui serviront à la fabrication du monoï lors de l'atelier de création du lendemain que je propose aux deux clientes.

Lorsque je rejoins Manoa dans l'espace de la pension qui nous est réservé, Temoe dort paisiblement dans son lit. Il a bien grandi et il occupe toute la place. Manoa songe à fabriquer un nouveau berceau, bien plus grand qu'on pourra installer dans sa petite chambre qu'il occupe depuis quelques jours.

Ce soir, on est tous les deux soulagés et à la fois excités par cette aventure qui débute. Tout est positif et semble aller en notre faveur. Les réservations arrivent petit à petit et le planning se remplit chaque jour un peu plus.

Manoa a déposé dans la salle de bain un petit cadeau que je découvre en allant prendre ma douche avant de le rejoindre. Un petit mot l'accompagne :

> « *Comme nos clients en voyage de noces, des petites attentions sont prévues pour toi aussi, ma jeune mariée, tu mérites ces attentions. Ouvre vite ces paquets et viens me rejoindre…* »

Je sourie à l'idée de ce qui peut se trouver dans ces paquets. Dans le premier il y a des guimauves à l'ananas de Moorea. Je ne résiste pas à l'envie d'en déguster une, c'est mon péché mignon et Manoa le sait bien …C'est un petit nuage dans la bouche lorsque je la mange. Dans le second il a une jolie nuisette en satin et dentelle, laissant mon imagination aller vers des sensations plus sensuelles.

Lorsque je rentre dans la chambre, des bougies ont été allumées donnant un atmosphère feutrée. Manoa m'attend assis sur le bord du lit en observant tous mes gestes avec des yeux pleins d'amour, de désir.

Je porte la tenue qu'il m'a offerte. Le satin met en valeur mes formes et le liseré de dentelle plongeant laisse apparaître mon décolleté ainsi que la naissance de mes seins.

J'ai relevé mes cheveux, ce qui permet à Manoa de venir déposer des baisers dans mon cou au creux de mon épaule. Le désir monte peu à peu entre nous.

Je lui fais face, toujours assis sur le bord du lit. Je lui partage une guimauve, j'y croque dedans et ensuite il la déguste à son tour. Un jeu sensuel se met en place où les regards échangés s'enflamment.

Je ferme les yeux comme pour mieux apprécier l'instant. Manoa enroule ses bras autour de mes hanches pour venir déposer ses lèvres au niveau de mon ventre. Il remonte peu à peu, pour venir embrasser délicatement le bord de mes seins. Ses mains remontent le long de ma colonne vertébrale, me laissant échapper un petit gémissement de plaisir et d'envie. Lorsqu'il atteint le bord de ma bouche, ses lèvres effleurent les miennes et s'ensuit un long baiser langoureux où tous nos sens se mettent en éveil. Je passe délicatement mes mains sur son torse et soulève rapidement son tee-shirt pour venir coller sa peau contre la mienne. La chaleur de nos deux corps se mêlent et soudainement nos gestes deviennent plus précis et plus ardents.

Le désir monte et d'un mouvement maîtrisé, Manoa m'invite à venir s'asseoir sur lui. Face à face à la même hauteur, nos bouches se retrouvent. Nos baisers sont fougueux. Je passe mes mains dans ses cheveux pour tenir son visage contre le mien. Il embrasse mon cou, mes épaules et ses mains viennent caresser mes seins. Lorsqu'elles poursuivent leur chemin pour enlever le seul bout de tissu que je retiens, ma nuisette finit sa route sur le sol au milieu de la chambre. Je me décale légèrement, pour venir déboutonner le bermuda qu'il porte. Ma main peut alors glisser sur lui découvrant mon mari plein de désir et d'envie pour moi.

Nos corps peuvent à présent se frôler, se toucher et se donner le plaisir que Manoa m'a promis. Il m'embrasse avec passion et entre en moi avec douceur. Il accélère ses mouvements sans me quitter des yeux. Nous faisons l'amour comme jamais auparavant. Nos mouvements sont si coordonnés que nous sommes en osmose totale. Dans un gémissement de plaisir commun, le plaisir atteint son maximum, nous laissant comme deux amants dans un état de plénitude.

Ce soir, on s'endort lovés dans les bras l'un de l'autre, dans un état un peu second tant le plaisir nous a emporté dans un tourbillon de sensations et de bonheurs mutuels.

La nuit ressemble à une lune de miel, et notre complicité un peu plus renouvelée nous ouvre les portes d'une vie de couple épanoui qui a enfin la certitude d'avoir fait le bon choix de vie. Être présent l'un pour l'autre chaque jour, avec Temoe, des projets communs et une activité en pleine expansion, voilà la recette du bonheur pour nous.

Une vie simple au paradis, où le partage et la convivialité seront nos maîtres mots au quotidien.

Le lendemain matin, c'est le cœur léger et plein d'entrain qu'on prépare les petits déjeuners. Composés essentiellement de produits frais, de viennoiseries confectionnées par le pâtissier du coin, de gâteaux, de blinis, de salade de poisson cru, d'omelettes, et de jus de fruits locaux, que Manoa va servir à nos hôtes sur leurs terrasses respectives. Un véritable festin de saveurs pour leurs papilles en quête de goût et d'exotisme. Ce premier repas de la journée est le plus diversifié et représente le repas principal. Il doit donner le ton pour celui du soir et mettre les clients en appétit pour découvrir la palette d'activités qu'on s'évertue à leur proposer. Le midi, ils mangent bien souvent sur le lieu de leurs excursions.

C'est dans un ambiance de convivialité que les journées se déroulent, les partages sont toujours plus enrichissants et les clients quittent la pension avec un sentiment de mélancolie, en quittant notre famille si attentionnée et surtout si pleine d'amour. A tous les trois, entourés de nos proches on forme une véritable équipe, et notre pension sera bientôt reconnue dans toute l'île comme un lieu de grande qualité et de savoir vivre à la polynésienne.

Les fêtes de fin d'année approchent, et le planning de réservation est bouclé. Les cinq fares sont complets pour la semaine entre Noël et le réveillon du nouvel an.

On a prévu de faire de la soirée un réveillon d'exception. Un repas digne des plus grandes tables, composé de produits de la pêche locale, avec langoustes grillées et farandoles de fruits de mer, une animation permettant à chacun d'y trouver son bonheur. Certaines danseuses de ma troupe ont prévu de venir faire un show avant de se rendre au spectacle d'un hôtel de Raiatea où elles doivent danser pour annoncer la nouvelle année.

Un peu avant l'arrivée des clients, Manoa reçoit un appel d'Eveia.
- Salut Manoa. Je t'appelle pour te prévenir que ce soir nous dansons avec la troupe à l'hôtel Pearl à Raiatea. Juste avant nous devons faire une danse dans votre pension.
- Je suis au courant mais on avait dit que tu ne devais jamais venir ici !
- Je sais Manoa, mais Hanae trouve très étrange que l'on ne se voit plus et à chaque fois je dois trouver des excuses. Elle commence à douter de mon amitié et de ma sincérité.
- Et alors ?
- Je crois qu'il serait plus simple pour noyer ses doutes, que ce soir je lui paraisse avoir une attitude normale en venant danser notre show…
- Ça veut dire que tu vas oser danser dans notre pension ? Non mais je rêve !!! Je ne suis pas d'accord du tout Eveia !
- Tu as encore peur de moi ? Ca fait plus de six mois que l'on ne s'est pas vu ! Je serais discrète ne t'inquiète pas, Hanae ne se doutera de rien, au contraire elle sera contente de me revoir !
- Et toi de t'immiscer dans notre vie…
- Je ne compte pas m'immiscer ! Je suis en couple maintenant, avec un jeune marquisien qui s'est installé à Bora Bora et travaille au club de plongée.
- Ah belle nouvelle ! Tu n'iras plus mettre le bazar chez les autres !

- Je tiens beaucoup à Ravitai et je ne veux pas tout gâcher ! Je ne dirais rien Manoa c'est terminé tu peux être tranquille et oublier !
- Tu crois que je peux te faire confiance ? Vraiment ?
- Oui Manoa, j'ai changé…Tu verras !
- Alors d'accord, mais juste pour cette fois, pour cette danse et ensuite tu retournes à Bora Bora avec tes occupations !
- Dès demain matin !

Lorsque Manoa raccroche le téléphone, il se sent soulagé. Si Eveia est en couple, elle n'est plus obnubilée par lui et il peut donc lâcher ses craintes la concernant. Il ne la quittera pas du regard pour autant, on ne sait jamais avec elle vaut mieux se méfier.

La soirée débute sous des airs de fête au bout du monde. La danse réalisée par le groupe d'Eveia est splendide. Les clients sont sous le charme. Je suis ravie de les revoir. Ça fait si longtemps que la danse me manque et mes amies aussi. On a toutes tant changé en une année. Eveia est beaucoup plus posée, différente, moins exubérante, moins spontanée. C'est peut-être le fait que son cœur soit pris par un beau marquisien. On pourra peut-être retrouver des centres d'intérêt commun et retrouver notre complicité, je l'espère, elle me manque beaucoup.

C'est dommage elles n'ont pas le temps de s'éterniser ni même rester boire un verre avec nous. Elles sont attendues à l'hôtel pour animer la soirée. Demain non plus, leur bateau quitte Raiatea en tout début de matinée. Faudra qu'on prévoit d'organiser un petit séjour toutes ensemble.

Manoa, n'a pas quitté des yeux Eveia durant la toute petite heure où elle était présente à la pension. Tout s'est bien passé, mieux que ce qu'il n'aurait pu imaginer. Il se sent soulagé d'un énorme poids qui pesait sur lui depuis plusieurs mois. En secret.

Les couples présents lors de la soirée auront également le privilège de participer le lendemain à une balade en va'a ainsi qu'un pique-nique sur le motu situé en face de la pension pour célébrer la nouvelle année. Avec ma mère on prépare pour l'occasion des paniers repas, agrémentés de petits cadeaux personnalisés. Un bracelet pour chaque convive avec leur prénom gravé. C'est Poe qui les a réalisés et moi-même qui grave les prénoms au dernier moment.

En ce début d'année il n'y a plus aucunes disponibilités jusqu'au mois de Mai. En peu de temps, on a réussi à promouvoir la pension auprès de la clientèle potentielle, et avoir une visibilité sur plusieurs mois ce qui va nous soulager de toute la pression qu'on s'est infligée.

On peut alors faire un premier bilan des six premiers mois d'activité. C'est plutôt très positif et chacun y trouve sa place. Tous complémentaires, tous nécessaires.

Temoe fête tout juste ses un an. Pour l'occasion Leilani et Vainui, ont prévus de venir nous rejoindre et découvrir notre superbe pension. Même si on leur a partagé de nombreuses photos et vidéos, c'est une véritable surprise de visiter enfin les lieux.

A leur arrivée ils sont ravis de voir comment on a réussi à réaliser la pension de nos rêves.

Leilani y voit beaucoup de ressemblances et de similitudes avec le projet dont je lui parlais lorsqu'on était ensemble à Tahiti. La pension est totalement en adéquation avec mes souhaits. Un petit bâtiment central où sont proposées les activités et les repas, des petits fares de luxe accueillant des couples de touristes…tout a été si bien pensé que tout est parfait !

Et Temoe au milieu de tout cela, fait le bonheur de chacun de nous. A tout juste un an, il commence à se déplacer entre nous, et nous sommes fous de joie de ses progrès. Leilani profite de la proximité du lagon pour promener son petit filleul sur la petite barque colorée accrochée au bout du ponton de Manoa. Temoe est ravi d'avoir sa marraine disponible à ses petits soins toute la journée. Je ne prends que peu de temps à de tels moments. Je suis très prise et sollicitée par les activités de la pension. Fort heureusement Moeata est présente au quotidien pour me venir en aide.

Vainui, quant à lui, profite de ces quelques jours loin de Tahiti, pour passer des moments de complicité avec Manoa. Il l'accompagne lors des excursions en jet ski autour de l'île de Raiatea. L'envie de venir s'installer sur cette île pointe le bout de son nez dans son esprit mais pour l'instant il doit terminer ses études à Papeete. Mais cette éventualité reste présente en lui. Il pourrait mettre à profit ses compétences de mécanicien, en assurant la maintenance des bateaux et des jets ski de Manoa mais aussi des nombreux centres nautiques de l'île.

Au bout d'une petite semaine, il est temps pour Leilani et Vainui de quitter Raiatea. C'est le cœur lourd que les adieux se font. Comme à chaque fois, la séparation est très difficile. Leur éloignement est dur à vivre, mais chacun poursuit sa vie de son côté. Les liens sont d'autant plus forts lors des retrouvailles. Temoe commence à comprendre les émotions de ses proches, et lorsqu'il me voit avec Leilani s'embrasser pour se dire au revoir, il comprend que quelque chose se passe. Les larmes présentes dans nos yeux, lui prouvent l'importance de notre attachement mutuel. C'est dans un long câlin que Leilani quitte Temoe en lui faisant la promesse de revenir le voir rapidement.

Le quotidien reprend son rythme sur Raiatea. Nous commençons à ressentir la fatigue qu'on a accumulée durant les derniers mois. Nos efforts pour développer l'activité ont été conséquents et on a réussi. On décide de profiter d'une période d'accalmie au mois d'Avril, pour enfin faire notre petit voyage de noces. Quelques jours uniquement tous les deux loin de Raiatea. Temoe restera sur l'île où il sera gardé par ses grands-parents. La pension sera également tenue par Moeata et Tevaito, nous laissant un peu de calme. On pourra alors profiter de notre voyage et y célébrer nos noces de coton en amoureux.

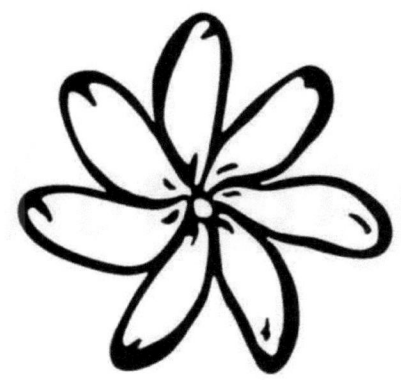

"Si tu es une danseuse et que tu n'as pas de pareo,

c'est comme si tu es une danseuse

et que tu ne sais pas danser "

Natiora Danse

On fait le choix de l'île de Makatea. Située à deux heures de vol de Bora Bora.

On y accède depuis Rangiroa où l'on a prévu de rendre visite à un ami de Manoa qui est venu s'y installer avec son épouse l'année dernière. Il est pêcheur dans l'atoll, et se rend régulièrement à Makatea avec son bateau de pêche. A Rangiroa, il ne pleut quasiment jamais. De ce fait, aucune culture basique ne peut pousser normalement. Il y a donc très peu de fruits et légumes. Il y a cependant quelques parcelles de vignes, ou y est produit du vin local. Ensuite ils doivent tout importer, voire même faire du troc avec les autres îles. Les échanges sont donc quotidiens. La vie y est très chère, et ils consomment essentiellement du poisson et du riz.

Makatea est une île volcanique. Entourée de falaises de plus de 80 mètres de hauteur, cette île n'est occupée que sur son plateau par une centaine d'habitants. Ce sont essentiellement des enseignants à la retraite. Il y a deux clans bien distincts. Le clan de la mairie qui souhaite avoir le monopole sur l'île et le clan des cousins. Il y a également deux épiceries, deux magasins. Ils vivent essentiellement du tourisme, de la pêche, du coprah, du crabe et des bigorneaux.

Le plateau de l'île est parsemé de nombreux trous qui étaient à l'époque destinés à l'exploitation du phosphate. Ces gisements ont été fermés laissant dans le paysage des vestiges de cette exploitation.

Cette île est très isolée puisque les bateaux n'y viennent qu'une seule fois par mois, le plus souvent en catamaran depuis l'île de Tahiti. Les transferts se font ensuite uniquement par les petits pêcheurs comme par l'ami de Manoa depuis Rangiroa. La traversée entre l'atoll et l'île dure plus de quatre heures en bateau « *Potimarara* ». Il n'y a pas d'aéroport sur l'île ni de centres de soins. Les locaux souhaitent développer un tourisme à petite échelle.

Ce voyage de noces, on le veut authentique et sportif. Manoa souhaite se rendre à Makatea pour pratiquer l'escalade. En effet c'est une des seules îles de toute la Polynésie où cette discipline peut être pratiquée dans des conditions extrêmes proposant des parcours très diversifiés. Les falaises disposent d'une hauteur suffisante pour pratiquer l'escalade à haut niveau.

L'île de Makatea va nous permettre de nous ressourcer, de faire des randonnées, de plonger avec les baleines et de pratiquer l'escalade.

Notre escale à Rangiroa est ponctuée de diverses excursions réalisées par notre ami. Il nous fait découvrir toute la faune et la flore sous-marine de cet atoll regorgeant de richesses et d'une biodiversité exceptionnelle. Plongée sous-marine à la rencontre des raies Manta, des requins et des poissons tropicaux. L'occasion de découvrir ces activités dont on n'a jamais pris le temps de profiter lorsqu'on était à Tahiti. Pris par le quotidien, ces plaisirs avaient été mis de côté. Pique-nique sur le motu au site réputé du lagon bleu. Les trois journées passées en compagnie de nos amis, nous redonnent le souffle dont on avait tant besoin. Certes Temoe nous manque, mais se retrouver tous les deux dans des lieux si magiques nous rapproche et nous permet de revivre notre amour comme au premier jour. Une nouvelle complicité et surtout de nouveaux projets font surface. On envisage même d'agrandir notre petite famille. Je souhaite envisager le projet pour l'année suivante, ce qui nous laissera un peu de temps pour se poser et surtout reprendre des forces pour se lancer dans cette nouvelle aventure.

Au quatrième jour de notre voyage, au petit matin on embarque sur le bateau de notre ami pêcheur pour se rendre à Makatea. Le trajet est très long pour moi, qui ai le mal de mer. L'embarcation est des plus traditionnelles et on est à peine assis sur une petite planche en bois faisant office de banc. Les nombreuses vagues et la houle présente rendent le voyage compliqué. Notre ami, pêcheur, en profite pour lancer sa canne dans l'océan, et remonte quelques *Tonu**. Il les vendra ensuite une fois débarqué au port de Makatea.

En approchant de l'île, on est accueillis par de nombreuses baleines. Le spectacle est saisissant et d'une telle beauté. Ce ballet est une invitation à la rêverie et à la magie.

Selon la légende ancestrale, la présence de baleines autour de l'île serait le présage d'annoncer que quelque chose va arriver sur l'île. Loin d'être superstitieux, nous profitons du spectacle pour laisser partir la peur et le mal être du trajet en bateau.

On débarque sur le petit port de l'île épuisés et trempés. Manoa est de suite interpellé par les nombreuses affiches présentes sur les murs du port vantant l'école de grimpe et d'escalade que propose l'île. Comme une invitation à cette pratique, il prend en photo l'affiche, proposant un parcours à hautes sensations.

Je le suis, à la recherche de la vahine qui doit nous accueillir pour nous guider vers la pension de famille où l'on doit séjourner.

On est installé dans l'une des deux pensions que propose l'île, celle des cousins.

Le bungalow est tout coloré ce qui fait la spécificité de l'île. Le sol est recouvert de coquillages broyés et du bois partout autour. Ces petits fares chaleureux sont parfaits pour un séjour en totale harmonie avec l'île.

Les petits déjeuners sont très copieux, composés de citrons fraîchement pressés, de beignets de rougets, d'omelettes, de poisson au coco, de fruits, de crêpes... Y sont proposées des balades en 4X4, pour découvrir les vestiges de l'exploitation du phosphate qui a cessé il y a plus de quarante ans. La nature est en train de reprendre ses droits sur les lieux.

On a également l'agréable surprise de faire la découverte d'une grotte. La grotte de Hina, la plus fréquentée de nos jours. Située en haut de la falaise et accessible depuis un escalier en pierre. Il s'agit d'un grand bassin d'eau douce à quinze degrés alimenté par une nappe phréatique à trente mètres de profondeur. Il y a même des stalactites d'une beauté exceptionnelle. La tradition veut que les baigneurs s'y trempent entièrement dans une eau claire et fraîche et se savonnent les cheveux avec le *combaya**.

Les journées passées à Makatea sont douces et pleines de merveilleux souvenirs partagés pour ce voyage de noce.

Manoa a réservé une séance d'escalade pour le lendemain. Je resterai en haut de la falaise et pourrait voir sa progression depuis le belvédère. Il se rendra en bas de la falaise avec le moniteur d'escalade qui lui présentera l'activité et le guidera sur les voies à emprunter. Le spot est réputé dans toute la Polynésie et Manoa s'est documenté avant de venir le parcourir. Le lieu n'a plus trop de surprises pour lui.

C'est Makatea escalade qui lui permet de découvrir la cinquantaine de voies qui ont vu le jour ces dernières années. La première journée, Manoa évolue sur des voies classiques de ces falaises qui bordent sur plus de seize kilomètres le bord de l'île. Autant dire qu'il y a une palette de voies de difficultés et de diversité plutôt exceptionnelles. L'escalade a donné un nouveau souffle à l'activité de l'île. Après avoir été désertée suite à la fermeture de gisements de phosphates, l'escalade est devenue l'attraction principale de cette île volcanique corallienne. Cet épisode marque donc le début de la renaissance de ce petit bout de terre situé en plein océan pacifique et éloigné du reste des îles de la Polynésie.

C'est avec ce projet d'éco tourisme sportif que voit le jour la grimpe. La motivation de créer une école d'escalade sur l'île, a été fédérée dans un objectif commun de faire de Makatea une destination de choix pour les grimpeurs du monde entier. Sur place, quatre sites seront identifiés, nettoyés et équipés.

On profite de se balader en bas des falaises, pour ramasser quelques bigorneaux, que la cuisinière de la pension nous préparera pour le repas. Un plat tant réputé à Makatea. Cuits avec du beurre, de l'ail et du persil et recouverts de fromage, c'est un plat des plus appréciés.

Les nombreuses cavités naturelles, creusées par l'océan, regorgent de cette espèce de mollusques. On y aperçoit même du sel accroché contre les parois. Les locaux récoltent cette fleur de sel plusieurs fois par an.

Le jour J arrive et l'excitation est à son comble. Manoa va enfin pouvoir vivre son rêve que d'escalader ces célèbres falaises. C'est tout équipé qu'il va pouvoir évoluer sur ces voies mythiques. Un guide sera présent à ses côtés afin d'assurer sa sécurité et le conseiller sur les passages à emprunter. Cette première journée terminée, c'est des étoiles plein les yeux qu'il va me retrouver dans notre petit fare coloré. On passe la soirée à visionner les photos prises par le guide et ensuite téléphoner à la famille restée à la pension à Raiatea. Le repas que nous servent les propriétaires de la pension est typique. Une salade *de Korori** dont il y a fort longtemps je n'ai pas dégusté une de si réussie. Ils ont préparé également du *Mei Mei** grillé accompagné de patates douces…un délice !

Même Temoe, participe à la conversation. Le progrès a du bon, un appel en vidéo qui permet de se voir à plusieurs milliers de kilomètres. Je suis mélancolique et il me manque. Mais on souhaite aussi profiter des derniers jours à passer rien que tous les deux.

La soirée sur Makatea est paisible et calme. On se rend au belvédère de Temao, qui surplombe la falaise et domine les installations en ruine de l'ancien port, pour regarder l'un contre l'autre le coucher de soleil qui nous offre un spectacle d'une beauté à couper le souffle. Ce site est l'un des lieux les plus propice à la méditation de toute l'île. Cela m'a toujours fasciné de regarder le soleil glisser peu à peu dans l'immensité de l'océan. C'est le cœur léger qu'on va se coucher tôt car le lendemain Manoa a prévu de grimper sur un autre spot d'escalade.

C'est à l'aube qu'il part rejoindre son coach qui doit le guider vers cette voie mythique.

Il s'équipe de baudrier, chaussons, longe, mousquetons ainsi que de talc sur ses mains. Il commence à grimper contre la paroi et l'ascension se fait plutôt sans difficultés apparentes. La première partie de la falaise est semblable à celle ascensionnée la veille. Manoa est alors plutôt confiant et progresse doucement. Il emprunte ensuite la deuxième partie, qui s'avère beaucoup plus technique. La difficulté est d'unité 6C voire 7A. C'est avec grande prudence que Manoa vient déposer ses mains sur la paroi sur les infimes prises que ce spot lui propose.

C'est alors qu'il parvient à un endroit où deux voies lui sont proposées. Il choisit d'emprunter celle de droite qui lui semble alors plus favorable à sa progression, mais qui présente un passage délicat avec une zone légèrement plus humide.

Il commence à ressentir l'humidité sur le bout de ses doigts et pense à cet instant qu'il a peut-être fait le mauvais choix en empruntant le passage de droite, mais ne se décourage pas et poursuit son ascension. Les pitons plantés dans la roche qui assurent sa sécurité sont maintenant de plus en plus espacés, ce qui met une difficulté supplémentaire à la poursuite de l'escalade mais qui ravive en Manoa toute l'adrénaline que lui rappellent ses compétitions de va'a.

C'est alors que juste à peine un mètre du piton supérieur que la prise sous sa main gauche se décroche de la paroi sous l'effet de l'humidité qui provoque un effritement de la roche.

Manoa qui avait déjà entrepris le geste pour s'y accrocher se retrouve soudainement balancé dans le vide. C'est avec une forte violence que son corps percute la paroi quinze mètres plus bas, retenu par chance par le précédent piton.

Manoa se retrouve alors inconscient et suspendu par la corde accrochée au baudrier autour de son bassin. Son coach, situé quarante mètres plus bas, prend conscience de la gravité de l'accident et crie afin de voir s'il réagit à ses appels.

Moi, positionnée en haut de la falaise, sur le belvédère, assiste à toute cette scène effroyable. Je suis soudainement prise de panique et commence à hurler de toutes mes forces afin de demander secours aux touristes situés derrière moi. Plus rien ne paraît réel. Un véritable cauchemar se déroule devant mes yeux.

Manoa est suspendu à plus de quarante mètres du sol. Il faut vite alerter les secours afin de le sauver.

Le coach alerte immédiatement le service des secours de Papeete qui se charge d'envoyer un hélicoptère sur place. Il s'équipe rapidement pour venir emprunter la même voie que Manoa pour lui porter secours. Il emporte une trousse de premiers secours et une minerve afin de pouvoir le sécuriser. L'ascension ne lui prendra que quelques minutes avant de parvenir à sa hauteur. Arrivé sur place, il le retrouve inconscient et la tête pleine de sang. A cet instant une seule chose lui vient en tête est de lui vérifier son pouls. Par miracle, son cœur bat toujours. Manoa se bat pour rester en vie et la violence du choc lui a fait perdre connaissance.

Il crie immédiatement qu'il est en vie mais inconscient. De mon côté je me laisse glisser au sol tant la tristesse et le désarroi m'emportent. Les touristes présents à mes côtés tentent en vain de me rassurer et me soutenir. C'est vers les anges et les dieux et mamie Poehere que vont mes prières. A cet instant une seule chose est en tête c'est de sauver mon Manoa. La vie ne peut pas me le prendre, nous le prendre. Temoe si petit a tant besoin de son père. La vie peut basculer en si peu de temps. Face à ce drame, je me sens si impuissante. Je ne peux rien faire en haut de la falaise si ce n'est, observer cette scène surréaliste. Gisant au sol, je suis prise en charge par un des touristes présent qui est infirmier. Il va immédiatement m'administrer un calmant afin que je puisse reprendre mes esprits et tenter de gérer au mieux la situation.

Le coach tente de réveiller Manoa sur place, et petit à petit il reprend conscience. Un grand soulagement se fait sentir à cet instant. Après quelques questionnements, Manoa lui fait part d'une grosse douleur au niveau de son bassin et une insensibilité au niveau de ses jambes. Les saignements présents au niveau de sa tête proviennent d'une entaille au niveau de son arcade sourcilière.

Après quelques minutes nécessaires à l'apaisement de Manoa et à prendre conscience de la gravité de l'accident, il décide alors de le descendre. Il le sécurise, sur son propre baudrier avec des longes supplémentaires. C'est alors que Manoa vient s'agripper autour de son cou et ensemble descendent en rappel.

Le temps qui s'est écoulé entre la chute et son arrivée au sol a demandé pratiquement une heure. Le temps nécessaire à ce que l'hélicoptère puisse se rendre sur les lieux du drame.

Je les ai rejoints en bas de la falaise accompagné de l'infirmier en voiture. A mon arrivée sur les lieux, Manoa est gisant à même le sol. Je cours vers lui, dans un état second. Je suis comme hypnotisée par la scène si irréelle. La seule chose qui m'importe à cet instant c'est que Manoa soit vivant. Il est devant moi, allongé sur cette seule couverture de survie, le visage en sang et tous ces vêtements sont déchirés.

Il ouvre à peine les yeux pour me voir à ses côtés et tente de me murmurer :

- Pardon Hanae…

- Je t'aime, je t'aime, reste avec moi Manoa, qu'est-ce que tu as ? Tu as mal ? Que s'est-il passé, dis-moi Manoa s'il te plait…
- Pardon Hanae !
- Manoa, serre ma main, dis-moi que tu vas bien !
- J'ai mal partout !
- Tu as mal à la tête ? Tu me vois ?
- Oui je te vois, aie j'ai mal au bassin…
- Et ton dos ? Tu as mal ?
- Oui j'ai mal partout, sauf dans mes jambes…
- Comment ça sauf dans tes jambes ?
- Je ne sens pas mes pieds…

Je passe instinctivement mes mains sur ses cuisses mais Manoa ne ressent rien.

A cet instant l'infirmier m'écarte pour pouvoir le prendre en charge. Il a compris que le risque de paralysie était bien réel. Il ne dit rien et réalise les premiers soins en attendant l'arrivée des secours.

Lorsque l'hélicoptère Dauphin se pose sur cette plage, je suis rassurée. Je sais qu'à présent Manoa est bien pris en charge. Il va pouvoir être secouru. Les médecins l'installent sur un matelas coquille à dépression pour l'immobiliser pendant le transport à bord de l'hélicoptère et me proposent de les accompagner. Ils vont l'hélitreuiller vers l'hôpital de Papeete où il sera pris en charge dans le service des urgences. Durant le trajet une perfusion lui est posée afin de lui administrer des antidouleurs à fortes doses pour éviter à Manoa de souffrir.

Durant le trajet, nous survolons Raiatea. De là-haut je reconnais notre pension. Je ne peux m'empêcher d'imaginer que Temoe est en train de jouer paisiblement avec Moeata sur la plage. Il est loin d'imaginer le pauvre qu'au même moment son papa lutte pour rester en vie et que je suis totalement désemparée.

Arrivés sur place au bout d'une heure, le service des urgences attend l'arrivée de Manoa. Tout a été préparé pour le prendre en charge rapidement.

Manoa est polytraumatisé. Il est amené au centre de radiologie afin de pouvoir établir un premier diagnostic. C'est alors que les radios révèlent des fractures multiples, côtes, bassin et dorsales. Il passe ensuite un IRM médullaire pour affiner une éventuelle lésion de la moelle épinière. Un TDM crânien vient compléter le tableau à cause de sa perte de connaissance initiale.

Le chirurgien orthopédique et le neurochirurgien avec leurs équipes sont mobilisés d'emblée, au vue du déficit moteur des deux membres inférieurs et de l'insensibilité des pieds. Manoa se plaint de douleurs dorsales.

Pendant ce temps, je patiente dans la chambre réservée à Manoa dans le service de réanimation.

Je décide d'appeler mes parents pour leur annoncer le drame. Je me sens seule et isolée dans cette chambre froide et impersonnelle. J'ai besoin de soutien.

Ils sont sous le choc et contactent immédiatement Poe afin qu'elle puisse me rejoindre à l'hôpital de Papeete.

L'intervention durera au total plus de quatre heures.

Je suis rejointe par Poe accompagnée de Leilani. Le médecin annonce la nouvelle comme une véritable bombe dans cette pièce.

- Nous avons pu intervenir à temps et nous avons fait le nécessaire pour tenter de résorber l'hématome. L'opération a été longue, complexe mais s'est bien déroulée. Ton mari est en salle de réveil. Nous lui avons administré de la morphine afin de soulager les douleurs qui peuvent être violentes les premières heures suivant l'intervention. Il remontera en chambre d'ici la fin de la soirée.
- Qu'as tu opéré docteur ?
- La fracture des côtes va mettre trois semaines pour se consolider, le bassin a été opéré et on va surveiller les lésions génito- urinaires. La fracture des dorsales est installée c'est pour cela que l'on pratique une arthrodèse. L'hématome médullaire a été évacué par la mise en place d'un drain.
- Et au niveau des côtes cassées ?
- Elles seront maintenues par un corset et ensuite elles devraient se consolider seules.
- Et ses jambes il ne les sentait plus, est ce grave ?
- Les prochaines quarante-huit heures seront assez déterminantes. Il se peut que les muscles et les nerfs aient été touchés lors du choc et que la fracture du bassin provoque un pincement de ces nerfs et de ce fait insensibilise les parties inférieures de son corps. Il se peut aussi que ce soit sa moelle épinière qui soit touchée et auquel cas il serait paralysé…
- Paralysé ??? Mais c'est affreux …
- Comme je t'ai expliqué ce n'est peut-être que temporaire. A ce stade je ne peux malheureusement pas me prononcer et poser un diagnostic définitif. Saches que nous avons fait le

nécessaire et tout notre possible pour limiter les complications de cet accident.
- Merci, merci infiniment d'avoir sauvé Manoa, je ne sais pas ce que serait ma vie sans lui !
- Nous sommes à ton écoute. Si tu souhaites plus d'explications n'hésites pas.
- Comment va se passer la suite ? Les soins, l'hospitalisation ?
- Nous allons le garder deux, trois jours dans le service, premier cap à passer en post opératoire immédiat. Il sera ensuite transféré dans le service chirurgie une grosse semaine. Et en fonction de l'évolution, il sera suivi dans un centre de rééducation.
Nous allons pratiquer un IRM au niveau dorsal d'ici une semaine, afin de vérifier l'évolution de l'hématome, des nerfs et des muscles.
- Peut-il espérer remarcher un jour ?
- Cela va dépendre du diagnostic. Il est trop tôt pour que je me prononce. S'il s'agit d'une paralysie transitoire, oui il pourra récupérer en quelques mois. Si par contre il s'agit d'une paraplégie, il aura besoin de beaucoup de soins, de rééducation. Ce sera très compliqué. Il sera en fauteuil roulant. Une chose positive c'est qu'il sent ses membres supérieurs. Donc nous pouvons écarter la tétraplégie. Son insensibilité est uniquement sur ses jambes. Son bassin est douloureux, ce qui laisse l'hypothèse soit de la paralysie transitoire soit de la paraplégie.
- Et quand est-ce que tu pourras déterminer son état ?
- Je pense que d'ici une semaine, nous en saurons plus. En attendant, nous allons faire de nombreux examens, neurologiques afin d'adapter au mieux le traitement qui lui sera administré. Ça va être long, mais avec la chute et le choc

si violent qu'il a enduré, il a eu beaucoup de chance. Le choc aurait pu lui être fatal. On ne sort jamais indemne d'une telle chute. Heureusement que Manoa est un grand sportif et qu'il a dû tant bien que mal tenté de se protéger au mieux en chutant. Sa tête a été bien protégée par les équipements de protection.
- Oh mon dieu !

Je suis sonnée par les nouvelles que le médecin vient de me faire. Toute abasourdie. Poe se rapproche de moi pour m'envelopper de douceur et me prend dans ses bras. Je ne sens plus mes jambes. Comme si je ressentais les mêmes sensations que Manoa. Sauf que pour moi, c'est le choc et l'énorme stress que je viens de ressentir qui me font perdre pied. Tout a basculé, tous nos projets, notre vie, en à peine dix minutes. Comment est-ce possible ? Pourquoi Manoa ? Pourquoi notre petite famille, nous qui avions tout pour être heureux ...

Leilani présente, a son téléphone qui sonne soudainement. Il s'agit de Moeata.

- Oui, c'est affreux, je suis avec Hanae à l'hôpital. Manoa a été opéré et va revenir en service de soins intensifs d'ici la fin de la soirée. Oui je reste avec elle. Elle est sous le choc. L'opération s'est bien passée. Le docteur qui s'occupe de lui est très compétent. Soit paralysie temporaire, soit...paraplégie...Calme toi...Il est très bien pris en charge...Temoe est avec vous ? Oui vous pouvez venir. J'en parle avec Hanae et je te rappelle. Courage ...mais il a eu beaucoup de chance, le choc aurait pu être fatal...il est en vie. Reste avec ton mari , je vous rappelle.

J'ai entendu la conversation, et j'ai bondi à côté.
- C'était la maman de Manoa ?
- Oui...
- Où est mon bébé ?
- Il est avec ta sœur chez tes parents. Moéata voudrait venir à l'hôpital...
- Oui, bien sûr...
- Faut qu'on réfléchisse Hanae comment on va s'organiser...
- Je veux rester ici avec Manoa, il est hors de question que je le laisse, il a besoin de moi.
- Bien sûr, nous allons demander aux infirmières si tu peux rester avec lui...
- Et Temoe...je veux le voir, vite, il est mon seul réconfort...il a besoin de moi. Il doit sentir que quelque chose s'est passé...
- Il est chez tes parents.
- On va les appeler de suite.
- Ok, mais reste assise, tu es très faible. Je vais aller te chercher de quoi manger un peu
- Je n'ai pas faim...
- Juste un jus de fruit !
- D'accord.

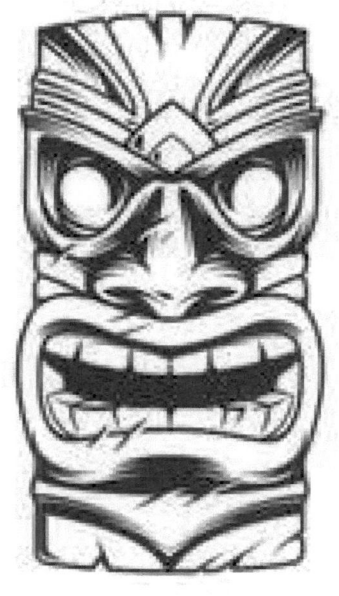

"L'oiseau qui chante ne sait pas si on l'entendra"

Proverbe polynésien.

Le temps que Leilani parte acheter de quoi manger, je me retrouve seule, le regard vide, les yeux rivés sur le soleil en train de se coucher. Hier à la même heure, on était tous les deux l'un contre l'autre, à regarder le coucher de soleil, en haut de la falaise à Makatea. Et aujourd'hui, Manoa se retrouve à lutter pour ne pas être paralysé, et moi à voir défiler dans ma tête le pire qui aurait pu arriver.

Je repense aux baleines qui nous ont accueillies lorsque nous sommes arrivés à Makatéa en bateau. On nous avait dit que c'était un mauvais présage. Bon sang c'est vrai alors ??? Auraient t elles pressenti le drame qui se profilait devant nous ?

C'est alors, que comme une évidence, je me mets à prier, à remercier mon ange gardien, de ne pas m' avoir pris mon Manoa. En demandant qu'il puisse se rétablir.

C'est alors que Leilani arrive avec un thé, une viennoiserie, un jus de fruit qu'elle dépose sur une petite table. Elle s'approche de moi et vient déposer dans le creux de ma main, un petit pendentif, le tiki de la guérison.

- Tiens Hanae, c'est le mien, je te le confie. C'est le tiki de la guérison. C'est mon père qui me l'a offert lorsque petite j'avais eu une violente *dengue* *. Je l'ai gardé sur moi et j'ai été soigné plutôt rapidement. Moi j'y crois. Aujourd'hui c'est Manoa qui a en besoin plus que moi. Tu pourras le déposer sous son oreiller ou s'il peut porter des bijoux le lui accrocher en pendentif.
- Merci Leilani, tu es un ange…merci…tu penses toujours à tout toi !
- C'est normal Hanae. Manoa c'est comme mon frère, c'est ton mari et toi tu es mon amie, ma sœur…et votre bébé… Mon

trésor…je ferai n'importe quoi pour qu'il se rétablisse. Je vais aller ce soir prier à la chapelle et allumer un cierge pour qu'il retrouve l'usage de ses jambes .
- Merci…fais le pour moi, car je voudrai tant m'y rendre, mais je ne veux pas m'éloigner de lui.

Je tente de reprendre quelques forces pour ensuite joindre mes parents par téléphone. J'ai besoin de réconfort, mais surtout besoin d'entendre Temoe…

- Maman…dis-je d'une petite voix, avant de laisser s'échapper ces larmes trop longtemps retenues. Au son de la voix de ma mère, je craque littéralement.
- Ma chérie…avec papa, nous gardons Temoe chez nous. Il va très bien.
- Je veux lui parler maman !
- Oui il est à côté…
- Mon bébé, c'est maman, comment vas-tu ? Tu joues avec mamie ?
- Mamaaaaaa ….
- Oui mon cœur c'est maman !
- Mamaaaaaaaa…
- Tu joues avec mamie,
- Mamiiiii.bateau….
- Tu as fait du bateau avec mamie aujourd'hui mon chéri ?
- Vouiiiiiiiii bateau……
- Je te fais un gros bisous mon cœur…

Les larmes coulent sur mes joues, je n'arrive plus à dire un seul mot. Ma mère comprend la situation.

- Je te rappelle plus tard ma chérie. Calme-toi, Manoa est très fort tu sais. On vous aime. Temoe va bien ne t'inquiète pas.

C'est Poe qui va joindre ma mère pour lui expliquer la situation, et surtout annoncer l'état de Manoa. Ensemble, elles décident que Temoe vienne à Tahiti accompagné des parents de Manoa. Il a besoin de moi et sa présence me redonnera du courage. Ce soir chacun va tenter de penser au mieux, afin d'organiser les prochaines semaines.

Moeata et Tevaito, vont rejoindre Tahiti avec Temoe et vont revenir loger chez le cousin de Manoa, Vainui, qui possède un appartement à Papeete. Ils seront alors à proximité de l'hôpital et du centre de rééducation. Je pourrai venir m'y reposer et profiter du petit.

Mes parents vont poursuivre le travail à la pension de famille. La basse saison a débuté, ce qui va leur permettre de pouvoir gérer les quelques réservations déjà effectuées au mieux.

Voilà, les décisions prises rapidement qui vont permettre à chacun de pouvoir faire face à ce drame.

En fin de soirée, l'infirmière rentre dans la chambre et nous demande de bien vouloir patienter dans la salle d'attente. Manoa va être ramené, et les soignants doivent effectuer quelques soins et faire les branchements nécessaires à sa surveillance. Je suis la seule autorisée à revenir le voir quand les soins seront terminés.

Après le bloc opératoire, Manoa va en salle de réveil. Il est ensuite transféré en chambre de soins intensifs. Des machines de surveillance sont partout autour de lui.

J'entends les portes de l'ascenseur s'ouvrir dans le couloir menant à la chambre de Manoa. Je ne peux m'empêcher de me lever immédiatement et de m'approcher du brancard.

- Manoa, Manoa, je suis-là, je reste avec toi mon amour, ne t'inquiète pas….

Manoa se retourne vers moi, et m'adresse un petit sourire

- Je t'aime mon amour…Et lui adresse un baiser sur la main.
- Nous le ramenons dans la chambre. Tu pourras venir le voir lorsque nous aurons fait les soins.
- Merci…je suis dans la salle juste à côté mon amour, ne t'inquiète pas !

Manoa, me fait un geste de la main, il lève le pouce, pour me signifier qu'il va bien.

Je retourne dans la salle d'attente.

Poe m'informe que Temoe va venir à Tahiti accompagné de Moeata et Tevaito. Je suis soulagée même si je suis anxieuse à l'idée que Temoe prenne l'avion sans moi pour la première fois. J'ai une entière confiance en ma belle-mère, mais il est si petit….

Ils doivent arriver deux jours plus tard. D'ici-là, Manoa devrait être un peu mieux et peut être qu'on en saura plus sur son état….

Lorsque l'infirmière vient me chercher pour aller voir Manoa, je la suis immédiatement.

Je rentre dans la chambre et il est allongé sur l'unique lit au centre de la pièce. Il a une perfusion à son bras droit, et il est branché aux machines vérifiant son état. Il me sourit et m'invite à s'approcher de lui. Il est très fatigué mais heureux de me voir.

Je dépose un baiser sur son front, et vient me blottir dans le creux de son bras. Je me sens immédiatement apaisée. Je sens son souffle dans mes cheveux, et entend le battement de son cœur sous mes oreilles. Il est vivant, il est avec moi, on est ensemble, c'est tout ce qui compte.

- As-tu mal Manoa ?
- Non, nulle part…je suis fatigué…
- Tu vas te reposer maintenant.
- Le docteur m'a dit que je dois rester allongé car mon bassin est fracturé.
- Oui, le choc a été très violent !
- Je ne m'en rappelle pas Hanae…je me vois juste chuter.
- Tu as touché la parois très violemment.
- Je n'aurais jamais dû faire cette escalade.
- C'était ton rêve Manoa…une chute est toujours possible…
- Pardon Hanae….
- Je t'aime Manoa…chut…repose toi !
- Pardon, je suis désolé, pardon…
- Mais non ne me demande pas pardon.
- Si Hanae, j'ai fait quelque chose de mal, je suis aujourd'hui puni pour cela.
- Mais non tu n'as rien fait de mal Manoa, tu escaladais, voilà

- Non Hanae, j'ai fait autre chose …
- Qu'a tu fais Manoa de si mal ? Tu devrais te reposer, tu es épuisé…
- Attends, écoute moi Hanae…j'ai fait quelque chose de mal, je n'ai pensé qu'à moi !
- Mais de quoi parles tu Manoa ?
- A Bora Bora, ce que j'ai fait est impardonnable !
- Mais ce n'est pas à Bora Bora que tu as chuté, c'est à Makatea !
- Écoute moi Hanae, écoute-moi !
- Manoa, les médicaments te font délirer, repose toi …
- Excuse-moi, s'il te plait, pardonne-moi, j'ai ce que je mérite voilà…
- Chuttt Manoa, il ne faut pas que tu t'agites….

Manoa a l'air totalement perdu. Son traumatisme crânien a dû certainement lui faire oublier la réalité et sous l'effet des médicaments, il divague, raconte des choses étranges.

Je sors de la chambre, pour aller avertir l'infirmière.

- Manoa divague, il raconte n'importe quoi, je suis inquiète. Il confond le lieu où l'accident est arrivé, il me parle de Bora Bora alors que nous étions à Makatéa…
- Non ne t' inquiétes pas. Nous lui avons administré de forts antalgiques et c'est un des effets secondaires possibles. Il doit se reposer maintenant et toi aussi. Rentres chez toi, nous nous occupons de lui. Nous te donnerons de ces nouvelles dans la soirée !
- Merci, merci infiniment.

Je reviens le voir, et il s'est assoupi sous l'effet des antalgiques. J'aimerai tant rester à ses côtés mais pendant son séjour en soins intensifs je n'ai pas le droit de rester dormir. Je pourrais ensuite prétendre avoir un lit d'appoint lorsqu'il sera en service de chirurgie.

Je décide de me rendre chez Vainui, pour prendre une douche et me reposer un peu au calme.

Je ne retournerai à l'hôpital que dans l'après-midi. Son cousin m'a prêté quelques affaires pour que Manoa puisse se changer. Leilani est venue m'apporter quelques tenues confortables que je pourrai mettre lorsque je serai avec Manoa à l'hôpital.

La nuit est compliquée. Manoa ressent de nombreuses douleurs, et « revit » sa chute. Les médecins lui administrent un léger somnifère afin d'apaiser son angoisse. Il doit se reposer.

Le lendemain, Temoe doit arriver accompagné de ses grands-parents.

A Raiatea, la nouvelle s'est diffusée rapidement laissant sous le choc tous les locaux. Manoa est très apprécié sur l'île et chacun souhaite faire tout son possible pour leur venir en aide. Quelques voisins se sont même proposés d'aider mes parents dans le travail à la pension.

Vainui envisage également, de laisser son logement à Moeata et Tevaito et d'aller porter main forte à mon père dans l'organisation des activités nautiques durant l'absence de Manoa. C'est d'une grande générosité et chacun s'organise de son côté pour nous aider au mieux à tenir le coup et à maintenir la cap. On a mis avec Manoa tellement d'énergie dans la bonne marche de notre pension que cet accident paraît si injuste aux yeux de tous. Nous venir en aide est tout naturel et surtout la seule façon de nous montrer leur soutien et leur aide.

Leilani, quant à elle, a installé dans son petit fare, un canapé convertible afin de nous héberger lorsqu'on souhaitera venir se reposer loin de l'agitation familiale et loin du tumulte du centre-ville de Papeete.

Tout est organisé en si peu de temps que je me sens totalement perdue mais si entourée à la fois. Mes proches sont à mes côtés et je peux alors souffler un peu. Temoe sera avec moi, et j'attends avec impatience le moment de pouvoir le serrer dans mes bras.

A la fin de cette première journée passée à l'hôpital, plus de 24 heures se sont écoulées depuis l'accident. Manoa a un état de santé stable. Les douleurs ont été prises en charge. Ses jambes sont toujours insensibles, mais le médecin n'est pas plus inquiet. Le temps dira si la situation est préoccupante ou pas. Pour l'instant, son état évolue positivement.

Ils n'ont pas parlé des possibilités d'handicap à Manoa. Ils ont préféré lui parler d'insensibilité momentanée due aux diverses blessures et chocs. Il n'est pas nécessaire de lui créer un stress supplémentaire sans avoir la certitude du diagnostic.

La nuit suivante, il est plus calme. Je réussis même à dormir quelques heures. Cela m'est très bénéfique et me permettra d'être reposée pour accueillir mon petit garçon qui doit arriver dans la matinée à l'aéroport de Papeete.

J'ai prévu de m'y rendre accompagnée de Leilani. Lorsque j'aperçois l'avion atterrir, l'émotion me submerge. Ça fait plus de dix jours que je n'ai pas vu Temoe et le revoir est mon plus grand espoir avec la tragédie qu'on est en train de traverser.

Lorsque Moeataa et Raiariiito apparaissent avec Temoe dans le hall de débarquement, je cours à toute vitesse vers eux, pour les prendre dans mes bras. Les parents de Manoa sont plein de reconnaissance envers moi, et leur étreinte est pleine d'amour. Temoe me serre dans ses bras et ne veut plus me lâcher. On quitte l'aéroport dans la voiture de Leilani afin de rejoindre l'appartement du Vainui.

J'ai prévu de passer la journée en compagnie de Temoe, laissant les parents de Manoa rejoindre leur fils à l'hôpital. Les visites sont restreintes et pas plus de deux personnes présentes simultanément. Temoe ne pourra pas s'y rendre. Les visites sont interdites aux mineurs. Je vais devoir faire face et tenter d'expliquer au petit pourquoi il ne voit pas son papa. Lorsqu'il ira un peu mieux j'ai prévu de faire des appels téléphoniques en vidéo afin qu'ils puissent se voir et passer un petit moment ensemble.

Je souhaite passer un beau moment avec mon petit garçon. Je vais aller avec lui et Leilani, sur la plage où l'on se rendait toutes les deux plus petites. On mangera au bar de la plage et on se sentira dans un environnement familial. Leilani est présente et très attentionnée pour son petit filleul et elle se fait une joie de nous avoir à ses côtés pour quelques temps. Loin d'avoir une attitude égoïste bien évidemment, mais pouvoir nous aider est pour elle si important.

Les parents de Manoa passent une grande partie de la journée avec leur fils. Ils en ressortent apaisés d'avoir pu discuter et partager un moment avec lui. La situation n'en est pas moins dramatique. Le médecin qui passe en fin de journée pour leur expliquer les lésions qu'à Manoa, leur parle de l'éventualité de la paralysie. Il s'est passé plus de quarante huit heures depuis l'accident et Manoa ne sent toujours pas ses membres inférieurs, ce qui pose un diagnostic en faveur de la paraplégie. L'annonce est foudroyante pour eux. Voir leur fils allongé sur ce lit d'hôpital et imaginer qu'il ne pourra plus tenir sur ses jambes est effroyable. Comment envisager l'avenir sous de tels auspices. A tout juste trente ans, le voilà handicapé. Lui qui avait tout l'avenir devant lui avec moi et Temoe dans notre magnifique pension à Raiatea. Comment continuer à avancer dans la vie avec un tel handicap.

Lorsqu'ils quittent Manoa ce soir-là, toute la vie a basculé. Il est parmi nous, mais comment le soutenir et surtout permettre à Temoe de grandir dans un environnement familial normal ? Leur rôle n'est plus que jamais indispensable. Je vais avoir besoin d'eux sous tous les fronts. Ils seront présents c'est certain.

A leur retour à l'appartement, ils me retrouvent avec Temoe en train de jouer à même le sol aux petites voitures. Le tableau est si paisible, loin d'imaginer ce qu'ils sont en train de vivre simultanément. Je fais tout mon possible pour dissimuler mes émotions et mon désarroi devant mon fils. Il est indispensable qu'il bénéficie d'un environnement stable pour son harmonie.

Je suis très soutenue. J'ai même reçu un appel de l'infirmier Tamaere qui m'est venu en aide à Makatéa. Lorsque j'ai fait mon malaise, ce dernier m'a administré un calmant et il a prodigué les premiers soins à Manoa avant que l'hélicoptère n'arrive sur place.

Tamaere souhaitait prendre de nos nouvelles et nous soutenir. Il habite sur l'île de Taha'a, l'île sœur de Raiatea, et était en voyage à

Makatea avec un ami lorsque le drame est arrivé. Taha'a est une toute petite île située juste à côté de Raiatea et la distance qui sépare les deux îles n'est que de quelques kilomètres. A peine trente minutes de traversée sont nécessaires. Une drôle de coïncidence que cet inconnu en quelque sorte voisin de nous se soit trouvé sur les lieux au même moment. Il me propose son aide et me promet de rester en contact avec moi au cas où j'aurais besoin de ses services. Il travaille au centre médical de Taha'a et assure les soins auprès des patients à leur domicile.

Je me rends ensuite à l'hôpital pour soutenir Manoa et passer la nuit à ses côtés.

Les jours passent et il reprend des forces. Il est moins fatigué.

Il doit passer un IRM. Les résultats donnent un diagnostic qui s'approche plus vers la paraplégie. L'hématome a provoqué un pincement au niveau de la moelle épinière et de toute la partie nerveuse autour, ce qui provoque la paralysie complète des membres inférieurs avec très peu d'espoirs que cela revienne à la normale un jour.

Tout va être mis en place afin de favoriser une amélioration de son état, avec notamment de la rééducation.

Il doit quitter le service de chirurgie d'ici quelques jours pour être pris en charge dans un centre de rééducation adapté situé à Papeete.

Les jours se suivent, et n'apportent que peu d'espoir d'amélioration. Certes l'accident est récent, mais l'insensibilité est toujours présente. Manoa est bien conscient de son état, et repense à toute sa vie. Il perd espoir et ma présence est plus que nécessaire. Nos conversations tournent autour de notre avenir, de la pension, et de l'incapacité pour Manoa de vivre normalement. Je tente de le rassurer, en lui proposant de nombreuses éventualités pour faire face à son handicap mais Manoa est loin d'être dupe, et connaît très bien les problèmes qui en découlent.

Un de ces anciens coéquipiers de va'a à Tahiti, avait intégré plus tôt une équipe paralympique. Il y tenait le rôle de coach pendant les compétitions. Manoa sait donc comment la vie d'une personne handicapée se déroule. Certes, il y a énormément de progrès qui ont été faits depuis ces dernières années, et qu'avec beaucoup de courage, la vie peut être presque normale. Mais l'éventualité de devoir se déplacer en permanence en fauteuil roulant lui paraît impensable. Comment arriver à se projeter dans la vie avec un fauteuil comme seul moyen de bouger. Il y perdrait beaucoup d'autonomie. Certes la vie serait différente mais la vie serait possible. Il reconnaît avoir beaucoup de chance d'être toujours en vie.

La vie aurait pu lui être ôtée le jour de l'accident. Il a été protégé, il pourra voir grandir son fils et participer à son éducation. D'une manière bien différente de celle qu'il aurait souhaité et pensé mais Manoa possède une telle sagesse sur la vie, qu'il arrive malgré tout à relativiser et à voir une lueur d'espoir dans cette tragédie.

Moi aussi, je garde espoir, même si je suis consciente des difficultés que cela va engendrer, mais je veux malgré tout avancer, avec Manoa à mes côtés.

Il faut avouer que depuis toute petite j'ai bénéficié d'une éducation bienveillante et positive. Ma grand-mère Poehere était très à l'écoute de mes besoins et avait la faculté de toujours tout positiver. Même dans les pires épreuves, elle y trouvait toujours quelque chose de positif. Elle estimait que chaque épreuve que la vie lui envoyait, lui était présentée afin de la faire évoluer et d'avancer vers une meilleure version d'elle-même et que la vie ne lui faisait traverser les épreuves que pour celles dont elle possédait les capacités à les dépasser. Elle voyait le meilleur dans chacun et surtout tentait de vivre sa vie avec beaucoup de sagesse et de prise de recul sur les évènements de la vie.

J'ai toujours été très proche de ma grand-mère. Ma mère ainsi que Poe ont hérité de sa bienveillance et de son optimisme. Même si la vie n'est pas toujours évidente et facile à traverser, avec un tel état d'esprit tout parait plus simple ou du moins bien moins dur à surmonter.

La tragédie que nous traversons est certes un drame dans notre existence, mais je vais tenter d'en tirer le meilleur et surtout d'y puiser des clés pour avancer, différemment mais en gardant toujours l'espoir et la foi en ligne de mire. C'est avec cet état d'esprit que l'on peut poursuivre sa route et surtout se surpasser.

Manoa quant à lui à un mental très fort, et la pratique sportive de la va'a en compétition lui a permis de trouver au fond de lui les ressources nécessaires pour avancer avec toujours plus d'optimisme et de résilience.

On pourra compter sur la présence de tous nos proches et amis pour avancer et surtout se reconstruire.

Après une telle tempête, il est bien souvent compliqué d'avancer. Se réinventer et croire en la vie, reste pour la plupart le seul moyen de ne pas sombrer.

Je sais que la route sera longue mais je suis consciente que cette fois, la vie nous met à l'épreuve et que seul la puissance de notre amour pourra nous sauver de cette tempête.

Au bout d'une semaine Manoa quitte l'hôpital pour être pris en charge au service de rééducation situé dans une annexe du centre.

Il sera encadré par de nombreux masseurs kinésithérapeutes qui seront à son écoute pour lui permettre de progresser et de tenter de retrouver peu à peu sa mobilité. Son bassin est un peu consolidé ainsi que ses côtes.

Il sera installé dans une chambre double. Il est prévu qu'il reste un mois dans ce service.

Il bénéficiera d'un suivi régulier, et les soins seront adaptés à sa pathologie.

Je pourrai lui rendre visite les après-midi entre dix sept et dix neuf heures et même y apporter Temoe. Le centre dispose d'un joli jardin, et ce sera le lieu adéquat pour permettre à Manoa de profiter de notre petit garçon. Ses moments de partage sont tant attendus par eux deux que leurs retrouvailles seront pleines de joies partagées.

On a prévu de séjourner durant cette période chez Leilani. Moeata et Tevaito, vont pouvoir revenir séjourner dans leur maison, située sur la côte est de l'île. Ils seront présents pour nous tous et nous rendrons régulièrement visite à Manoa.

Ils ont décidé de rester à Tahiti le temps que leur fils sera en centre de rééducation. Ils souhaitent être présents et participer à l'évolution de Manoa.

Pendant ce temps, à Raiatea l'activité touristique a repris. Les réservations sont désormais complètes et les clients de plus en plus nombreux.

Vainui aménage à Raiatea pour venir en aide à la pension. Il est devenu très polyvalent. Il s'occupe des activités nautiques ainsi que de la maintenance des locaux.

Les repas sont assurés par ma mère et les activités créatives par ma sœur. Même en notre absence la pension continue de vivre et même de progresser. Les avis laissés sur les sites sont de plus en plus positifs et certains clients ont même prévu de revenir séjourner dans la pension. Cette fidélisation permet de créer des liens et on serait si ravis de pouvoir retrouver certains d'entre eux.

Une routine s'installe à Tahiti. Je profite de mes journées pour m'occuper de Temoe, et passer du temps avec Leilani. Chaque jour je rends visite à Manoa et l'on partage de merveilleux moments.

Il se déplace désormais en fauteuil roulant. Ce moyen lui permet de se rendre en toute autonomie dans le jardin pour nous retrouver. Même s'il est très difficile pour lui d'accepter son état, il espère que ce soit temporaire. Il ne ménage pas ses efforts lors de ses séances de rééducation et les kinés trouvent que Manoa progresse plutôt rapidement.

Même si ces membres inférieurs sont toujours insensibles, ils ont une meilleure mobilité. Ils ne sont plus contractés comme au départ, et les professionnels arrivent peu à peu à guider Manoa dans des exercices adaptés.

Il est prévu qu'il repasse des examens à la fin de la période de rééducation.

Manoa a la chance de partager sa chambre au centre, avec un autre jeune homme passionné de sport. Il a été victime d'un accident de jet ski. Il a été percuté par un autre jet ski lors d'une compétition à Moorea. Tout son côté droit a été touché. Il a dû subir de nombreuses interventions chirurgicales, et au bout de deux mois il commence à parvenir de nouveau à réutiliser sa main. Un parcours plein d'espoir et une persévérance qui permet à Manoa de voir en son ami une précieuse aide et un soutien sans faille. Leurs conversations sont riches de sens et ensemble ils arrivent à envisager la vie d'une manière différente.

Le jour est arrivé pour Manoa de passer les examens médicaux complémentaires. On se rend alors à l'hôpital pour consulter le chirurgien qui l'a opéré deux mois avant. Il doit effectuer un nouvel IRM pour vérifier l'état de ses fractures. On s'y rend avec beaucoup d'anxiété et d'appréhension. Cet examen va être un bon indicateur de l'évolution de l'état de santé de Manoa. Il sera hospitalisé deux jours afin de réaliser tous les examens complémentaires dans de bonnes conditions. L'IRM permet d'orienter le diagnostic.

Lorsque le médecin se rend dans la chambre de Manoa pour faire le bilan des examens pratiqués, je suis présente à ses côtés.

- Nous avons réalisé les examens sans aucune difficulté et nous pouvons à présent poser un diagnostic plus précis. Ton état de santé a évolué depuis la dernière fois. L'hématome a été totalement résorbé. La moelle épinière n'a pas été touchée, par chance. Il n'y a donc pas d'indication à une paraplégie. Il n'y a cependant encore à ce jour aucunes sensations au niveau de tes membres inférieurs. Tes viscères

ne sont pas touchés et leurs fonctions vitales sont normales. Ton état de santé n'est donc pas aussi problématique que ce que je t'avais annoncé.
- Je vais remarcher alors ?
- Ce que j'essaie de t' expliquer c'est que j'écarte l'hypothèse que tu sois paraplégique. Ce qui veut dire que j'écarte l'impossibilité de te resservir de tes membres. Cependant ce qui m'inquiète c'est que tu n'as encore aucunes sensations physiques sur tes jambes. Je vais donc devoir pratiquer de nouveaux examens afin de comprendre pourquoi les jambes ne réagissent pas.
- De quoi cela peut-il venir ?
- Lors de votre chute, ton bassin a été fracturé. Lorsque nous avons opéré, nous avons peut-être touché un nerf ou des muscles ce qui pourrait expliquer cette paralysie. Nous allons pratiquer de nouveaux examens au niveau des membres inférieurs pour essayer de trouver une explication et ensuite prévoir un traitement adapté.
- Penses tu que c'est irréversible ?
- Dans très peu de cas, la paralysie est permanente mais ça existe. Elle est souvent transitoire. C'est souvent long voire très long avant de récupérer un peu de mobilité. Le chemin est complexe mais on parvient à retrouver quelques mouvements.
- Que puis-je faire pour progresser ?
- Nous allons poursuivre la rééducation. C'est nécessaire et c'est le seul moyen de récupérer un peu de mobilité. Nous devons solliciter les muscles, le système nerveux quotidiennement pour espérer retrouver un peu d'autonomie.
- Où vais-je devoir réaliser cette réadaptation ?

- Nous allons mettre en place une rééducation ambulatoire dans le centre où tu es suivi pour une durée de trois mois. Ensuite les soins pourront être espacés si la progression est satisfaisante.
- Je ne vais donc pas pouvoir retourner à Raiatea ?
- Non, il serait préférable que tu restes à Tahiti. Nous connaissons bien ton cas, ton dossier est bien suivi et le personnel soignant est très bien adapté et spécialisé dans la pathologie.
- D'accord. Merci docteur pour ton aide, tu me donnes du courage, je vais me battre et tout faire pour remarcher un jour.

Lorsque le médecin sort de la salle d'examen, Manoa laisse apparaître une lueur d'espoir dans son regard. Pour la première fois depuis plus de deux mois, il entend des nouvelles lui permettant d'espérer remarcher un jour. Pour l'instant, c'est en fauteuil roulant que je l'emmène à nouveau au centre de rééducation.

Plus qu'une semaine dans le centre en journée continue. A partir de la semaine suivante Manoa pourra rentrer en fin de journée pour passer la nuit avec moi et Temoe.

Ce ne sera pas de tout repos car le petit vient d'avoir tout juste deux ans. Il commence à faire quelques colères mais c'est plutôt normal à cet âge. Je commence à fatiguer un peu ces états d'âme d'un petit bout pas plus haut que trois pommes. Tout est prétexte pour lui, pour caprices. Heureusement que la mère de Manoa est présente et peut prendre le relais pour que je puisse me reposer un peu et être disponible pour Manoa.

Manoa qui a enfin le cœur plus léger et l'espoir de pouvoir remarcher, va profiter de cette dernière semaine pour partager de nombreux moments avec son ami dans leur chambre commune. Les soirées sont consacrées aux discussions concernant leurs anciennes compétitions sportives. Manoa prend conscience de ce manque. Même si sa vie à Raiatea lui convient parfaitement, il n'en demeure pas moins que l'ambiance des compétitions lui manque terriblement. L'organisation, l'adrénaline et le bon stress qu'il éprouvait, étaient pour lui vitales. Il adorait ressentir des émotions aussi fortes, elles étaient son moteur. Il en prend conscience et cela le plonge dans une profonde nostalgie. Comment espérer un jour pouvoir pratiquer à nouveau ce sport avec autant de faiblesses et plus d'énergies dans ses jambes. Et si cette paralysie le clouait à son fauteuil pour toujours. Car le médecin n'en a pas exclu l'éventualité. Le diagnostic posé n'est que provisoire et rien n'est certain. Il va devoir attendre de longs mois avant que son état ne puisse espérer s'améliorer. Toute la vie va être réinventée, repensée et surtout supportée. Même accompagné de ses proches, sa douleur morale est bien réelle, et lui seul pourra l'endurer. Même si nous tentons de le comprendre et d'être compatissant avec son mal être, seul Manoa le vit réellement. Avoir une grande empathie, tenter d'aider au mieux, seul le malade supporte ses souffrances. Personne ne pourra les lui enlever, seul lui pourra se guérir…

Cela est très dur à vivre pour moi. J'ai beau le comprendre, rien ne me permet d'égaler la pénibilité que vit Manoa. J'effectue de nombreuses recherches sur ce handicap, ne ménage pas mes efforts. A l'insu de Manoa, je suis même allée rencontrer de nombreux thérapeutes et professionnels de santé afin d'être éclairée au mieux sur les risques et l'éventualité de cette paralysie à vie afin de pouvoir adapter au mieux mon aide.

J'envisage de me consacrer pleinement à ses soins lorsqu'on retournera à Raiatea.

J'ai recontacté Tamaere, l'infirmier de Taha'a afin d'avoir des conseils pour la prise en charge de Manoa lorsqu'il sera de retour sur notre île. Il m'a proposé de lui rendre visite régulièrement, pour faire un suivi de son état mais surtout pour l'accompagner dans son combat. Bénévolement, il aide de nombreux accidentés qui sont parfois isolés dans ces îles éloignées de la capitale et de fait, manquant de moyens pour venir en aide aux malades. Car être accompagné par de vrais professionnels est nécessaire dans ce combat-là. Ne pas ressentir cet isolement et se sentir écouté est primordial.

J'apprécie au plus haut point cette aide. Cela me donne beaucoup de courage et d'espoir. Je sens que je bénéficierai du soutien et de l'appui de Tamaere lorsque j'en aurai besoin.

Le grand jour du départ du centre de rééducation est arrivé pour Manoa.

Ce vendredi après-midi, il est prévu que je vienne le récupérer. Dans l'appartement de Vainui où il est prévu qu'on habite durant toute la période de convalescence, une petite fête a été organisée. Son retour est une véritable prouesse pour tous. A cette occasion on lui a préparé un magnifique festin avec tous ses plats préférés, car il faut bien l'avouer que les repas servis au centre et à l'hôpital sont plutôt industriels et Manoa a grande envie de manger des menus préparés et goûteux, enfin !

Depuis presque trois mois, qu'il n'est pas sorti de l'hôpital, retrouver la vie normale est un peu source de stress pour lui. Il était confiné dans ces chambres et pris en charge nuit et jour. Se retrouver livré à lui-même, avec moi seule pour subvenir à ses besoins quotidiens est assez désarmant. Pour moi aussi c'est également les mêmes inquiétudes. Avec Moeata, on tente d'aménager l'appartement au mieux pour qu'il puisse se déplacer avec son fauteuil roulant. On a dû pousser les meubles, faire l'achat de matériels spécialisés pour assurer sa toilette. Tout le quotidien a dû être repensé. Fort heureusement l'appartement se situe au rez de chaussée et une baie vitrée ouvre sur un petit jardin. Manoa pourra y accéder facilement. Mais la majorité de ses soins devront être adaptés à sa paralysie. La journée je devrai assurer les gestes de la vie courante. L'habiller, le laver, l'aider à se déplacer, le coucher…Je suis consciente du travail que tout cela va me demander mais je suis si dévouée que je n'ai pas souhaité bénéficier d'aides extérieures. Manoa ne tenait pas non plus à devoir être dépendant d'aides-soignantes. On a choisi de traverser son handicap tous les deux.

On nous a formé pour faire des exercices qui permettent une autonomie à domicile.

Je l'accompagne aussi au centre pour sa rééducation quotidienne.

Moeata prend le relais de temps en temps pour me permettre de m'occuper de Temoe.

La vie s'organise petit à petit. Le rythme de Manoa est totalement différent de celui qu'il connaissait avant son accident. Les journées lui paraissent si monotones et surtout sans grand intérêt si ce n'est le soir venu de nous retrouver.

Au centre, il a l'impression de toujours faire les mêmes exercices et il n'y voit pas beaucoup d'amélioration. Son état est stable et il ne ressent aucune sensation au niveau de ses jambes malgré tous ces efforts.

Son moral commence à baisser énormément même si nous le soutenons du mieux que possible. Hormis ces séances de rééducation, il n'a pas d'autres occupations. De mon côté, je suis débordée. Je gère tout le quotidien à la maison en plus des soins prodigués à Manoa. Temoe me demande beaucoup de temps également. Je tente comme je peux de temps en temps de garder le contact avec la pension afin de donner quelques directives pour sa bonne marche.

Le retour sur Raiatea est prévu pour deux semaines plus tard. Manoa aura terminé son séjour en ambulatoire qui aura duré pratiquement trois mois.

En attendant, j'ai contacté des kinésithérapeutes sur Raiatea qui pourront prendre le relais pour son suivi à domicile. L'infirmier, Tamaere, viendra toutes les deux semaines lui rendre visite.

Nos échanges sont très rassurants pour moi. Très empathique, un sens de l'écoute hors du commun, il m'est d'un grand réconfort. Tamaere, n'hésite pas à me donner des conseils et surtout me demande de prendre un peu plus soin de moi. C'est peut-être idiot, mais au milieu de ce tsunami, ça me fait du bien, de savoir que quelqu'un à son tour prend un peu soin de moi. Cette présence disponible est tellement bénéfique. Je m'autorise à lui parler de mes peurs, de mes doutes. Sans jugements, il me soutient. Un ami bienveillant, il devient au fur et à mesure de nos discussions. Il a été présent lors du drame, il connaît la pathologie et maintenant il connait mieux notre famille.

Les derniers examens de contrôle doivent être effectués cette semaine pour poser un diagnostic supplémentaire.

Un électromyogramme afin de vérifier la sensibilité nerveuse des membres ainsi qu'un IRM dorsal.

Le médecin peut alors nous donner les recommandations et prescriptions avant le départ.

- Les derniers examens pratiqués ont définitivement écarté toute possibilité de paraplégie. Cependant la paralysie des membres est encore effective. Il y a, à ce jour, deux possibilités. Soit elle est transitoire et avec de la rééducation et du temps tout va s'améliorer. Soit elle peut devenir définitive. Ce qui est positif c'est que sur l'examen de l'électromyogramme nous avons pu relever une légère sensibilité au niveau du pied droit.
Je vais t'examiner et tenter de stimuler ton pied afin de voir si tu sens le courant électrique qui sera diffusé.
- Parfait docteur. Il me semble que lorsque Hanae stimule mes jambes en me massant, je ressens parfois un peu de chaleur au niveau de ma cheville. C'est très subtil. Je ne peux pas le certifier…
- Mais pourquoi ne me l'as-tu pas dit avant Manoa ?
- Je n'en suis pas sur Hanae et je ne voulais pas te donner de faux espoirs …
- Il est possible Manoa, que tu aies quelques sensations. C'est une bonne chose, ça prouve que la paralysie n'est pas totale. Ton état peut s'améliorer petit à petit et par étape. Ça peut être très long, mais les sensations et facultés peuvent revenir progressivement. Le problème est surtout moteur maintenant. Tu ne parviens pas à bouger tes membres.
Je vais procéder à cet examen pour voir si je note un élément complémentaire.

Le médecin installe de nombreuses électrodes sur la jambe droite de Manoa, et commence à intensifier le courant. Au départ Manoa ne ressent absolument rien. Ce n'est qu'à la fin de l'examen, que subitement un de ces orteil fait un sursaut et il ressent une violente douleur irradiant vers son bassin.

Le petit cri de douleur qu'il pousse, nous provoque un profond soulagement suivi d'un hurlement de joie.

C'est définitif, Manoa n'est pas paralysé totalement, un de ces nerf a répondu à la stimulation. Il retrouve une sensibilité. Ce n'est qu'un début mais c'est un grand pas vers une éventuelle guérison. Certes la sensation ressentie n'a duré qu'une fraction de seconde mais elle a bien eu lieu.

On sort du cabinet du médecin si soulagé et plein d'espoir. L'évolution est positive. Le médecin lui conseille de poursuivre la rééducation sur Raiatea et de venir le revoir tous les trois mois. En attendant, il reste bien évidemment disponible pour assurer son suivi et faire le lien avec les professionnels sur l'île.

- Même si c'est loin d'être gagné Manoa, la sensation que tu as ressentie est bien le signe de l'amélioration de ton état. Désormais toute paralysie définitive est écartée. Je ne peux malheureusement pas te certifier que tu seras en mesure de remarcher un jour mais ce que je peux te dire c'est que tu n'es pas paraplégique. On peut espérer que peu à peu les sensations reviennent et qu'avec beaucoup de rééducation tu puisses à nouveau espérer avoir une vie à peu près normale.
- Merci docteur, tu n'imagines pas combien tu me rassures, je t'en serai éternellement reconnaissant de m'avoir tant aidé et guidé, merci.

- Manoa, je ne souhaite qu'une seule chose, qu'un jour tu puisses rentrer dans mon cabinet sans ce fauteuil roulant. Ne perds jamais espoir, ni la foi. Ton cas n'est pas isolé. On ne sait jamais comment va évoluer le patient. Il n'y a pas de science exacte face au handicap. Chacun évolue différemment, on ne peut jamais être catégorique sur un état ou une pathologie comme la tienne. On pourra se prononcer définitivement d'ici deux ans. En principe, la récupération motrice se fait durant cette période, avec de l'auto-rééducation.
- Merci docteur d'avoir si bien pris en charge mon mari. Tu as été formidable et surtout d'un soutien sans faille.

On quitte l'hôpital, pleins d'espoirs et surtout avec une pointe d'excitation de savoir que bientôt on pourra retrouver toute la famille dans la pension de Raiatea.

Même si ces derniers mois qui ont suivi le drame, ont été remplis de stress, d'incertitudes et de grandes remises en question, on a réussi à les traverser grâce à la force de l'amour, du soutien de nos proches et avec une grande foi en la vie.

Tous les soignants et aidants qu'on a rencontrés ont été formidables, et nous ont beaucoup aidés sur le chemin de la guérison.

Leilani va désormais rester à Tahiti avec Poe. Certes on va beaucoup leur manquer mais elles sont si ravies de nous voir repartir vers une nouvelle vie. Elles promettent de nous rendre visite aux prochaines vacances. En attendant elles feront le lien avec les médecins en allant donner régulièrement des nouvelles de Manoa au centre de rééducation où il a tissé de nombreux liens.

C'est en plein début de saison estivale qu'on fait notre grand retour à Raiatea. Les réservations sont finalisées, et les touristes arrivent d'ici quelques jours. Mes parents ont assuré le quotidien et la pension a pu poursuivre son évolution.

Les parents de Manoa sont également du voyage. Ils vont reprendre le fare qu'ils occupaient avant leur départ et Vainui s'installe avec sa nouvelle petite amie dont il a fait la connaissance peu de temps avant. Ils habiteront dans un petit appartement non loin du port de Raiatea. Il poursuivra son travail au sein de la pension. Convivial et plein d'entrain, il assure au mieux ses fonctions et les clients sont sous son charme.

Quant à nous trois on réintègre notre habitation pour notre plus grand bonheur. Durant notre absence, mes parents ont terminé la décoration de la chambre de Temoe, et chacun dispose désormais de son propre espace.

Les journées à la pension sont très longues et il y a beaucoup de travail. J'ai repris l'intendance aidée par ma mère. Mon père est revenu travailler au port de Raiatea et Manoa se sent bien seul au milieu de toute cette effervescence.

Le plus dur pour lui est d'être juste à côté du lagon et ne pas pouvoir monter à bord de sa va'a ou d'assurer l'entretien des jets ski. Il se sent inutile et son moral est en baisse. Depuis ses examens, il ne voit aucune amélioration à son état de santé. Ses jambes sont toujours insensibles, malgré les soins et la rééducation qui se poursuit à domicile par une équipe de kinésithérapeutes de Uturoa. Ils viennent lui rendre visite trois fois par semaine. Entretemps, je me charge de lui prodiguer de nombreux soins.

Je me suis inscrite à une formation à distance sur les massages ayurvédiques réputés pour soulager les maux et permettre au corps une meilleure récupération physique. C'est ma manière bien à moi de prendre soin de mon petit mari. Si les résultats ne sont pas concluants pour le moment, ces massages ont le mérite de nous permettre de passer du temps ensemble rien que tous les deux en toute intimité. Manoa se sent soutenu, et la douceur dans laquelle je prodigue les soins est d'un tel apaisement qu'il en ressort revigoré et surtout il a la sensation d'être soutenu et entouré. Cette détente lui procure des bienfaits au-delà de la relaxation.

Une mama de notre village, une *vahiné ra'au**, est même venue nous rendre visite à la demande de ma mère. Elle prépare depuis de nombreuses années des pommades et huiles à base de plantes locales. Pour Manoa, elle a réalisé une huile à base de Tamanu. Surnommée l'or vert du pacifique elle est produite naturellement ici. Elle possède un caractère sacré puisque son arbre, le Ati, était autrefois planté sur les lieux de culte des polynésiens.

Elle ramasse donc ces fruits, une amande, directement au marae de Raiatea, le marae Taputapuatea, inscrit au patrimoine mondial de l'Unesco. Le bois rouge du Tamanu est conservé et utilisé pour la fabrication des tikis, et le feuillage dense de cet arbre permet un merveilleux ombrage sur ces lieux de culte.

Cette huile possède des vertus curatives et des propriétés cicatrisantes et anti inflammatoires. Ses qualités régénératrices, protectrices et antibactériennes ont été prouvées par de nombreux tests.

Elle agit également comme fluidifiant sanguin. Un bon choix pour le drainage lymphatique et autres accidents circulatoires. Manoa qui reste uniquement en position assise sur son fauteuil tout au long de ses journées, commence à avoir des petits soucis circulatoires. Cette précieuse huile est totalement adaptée à sa pathologie.

La composition de cette huile est simple puisqu'elle ne comprend que du tamanu.

Je réalise mes massages avec cette huile précieuse. Je profite de moments de calme en fin de journée, lorsque le service du soir est terminé pour me retirer dans notre chambre.. Manoa allongé sur notre lit peut se détendre et dormir plus tranquillement. Il commence à ressentir peu à peu de la chaleur sur ses jambes pendant le massage. C'est le signe d'une évolution positive. Toutes ses inquiétudes et angoisses quant à son avenir l'empêchent bien souvent de parvenir à trouver le sommeil.

Je lui prépare des infusions à base de plantes locales, le Pitate, jasmin de Tahiti et de feuilles de noni. Ce thé a des propriétés sédatives et relaxantes. J'essaie tout ce dont je suis en mesure de réaliser afin d'assurer à Manoa un meilleur bien être. Il est nécessaire qu'on passe beaucoup de temps ensemble tous les deux au milieu de l'agitation de la pension.

Je me suis également renseignée auprès d'une herboriste de Raiatea afin de connaître plus en détail sur les diverses huiles essentielles. Cette petite boutique « *Vaihutifresh* » est une mine d'or autant pour ses conseils que pour les produits proposés. On m'y conseillé l'huile d'ylang ylang afin de lui masser les pieds. En plus d'être un massage très relaxant, cette huile calme le système nerveux.

Manoa attend bien souvent ces moments avec enthousiasme car il sait que ces instants lui redonnent beaucoup de courage. Je deviens une véritable petite soignante, mêlant toutes les thérapies naturelles possibles. Je me passionne pour toutes ces techniques, et je n'hésite pas à participer à certaines journées découverte où je rencontre d'autres personnes et ainsi je peux échanger sur mon quotidien.

On pratique aussi la sablothérapie. Il se couche sur le sable chaud, et je lui recouvre les jambes et les pieds de sable. Cette technique à de véritables vertus. La chaleur du sable déposé sur les membres est excellente contre les douleurs musculaires et la chaleur viendra absorber l'humidité contenue dans le corps et particulièrement dans les os.

Il va également régulièrement faire des bains dans l'eau salée du lagon. La douceur de l'eau détend son corps et les bains d'eau de mer sont réputés pour être bienfaisants. Ici il est de coutume de prodiguer des bains de mer et des bains d'huiles et plantes pour le traitement des diverses maladies. Ces bains complètent les bienfaits des massages qui sont la base du soin.

J'ai besoin de soutien et c'est bien souvent auprès de thérapeutes qui organisent ces journées que je m'autorise à lâcher mes craintes, mes inquiétudes. A force de me consacrer aux autres, je commence à oublier mes propres besoins et la fatigue qui s'accumule devient grandissante.

C'est le risque lorsque l'on se dévoue totalement à sa famille. On donne énormément, et cela suffit à nous rendre heureux. Mais il est souvent nécessaire de prendre un peu de temps pour soi, pour se ressourcer, pour faire une activité qui nous permet de lâcher la pression.

Mon corps fatigue, et ma tête aussi. Je sens que ma petite lumière intérieure commence à se cacher peu à peu sous le poids de mes responsabilités.

J'avance, c'est certain, mais je ne m'accorde que si peu de temps pour moi-même, que mon âme commence à s'éteindre. Mes yeux ne pétillent plus avec la même intensité que ce que je laissais paraître auparavant, et mon sourire s'affaiblit.

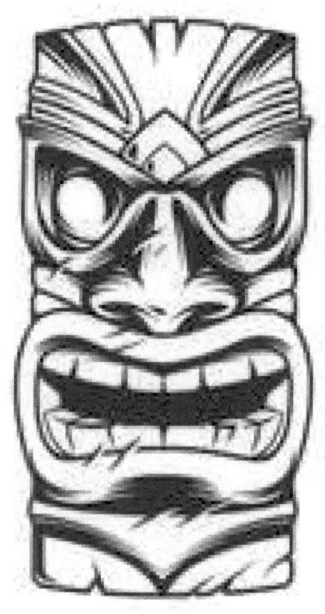

« *Prends soin de ton corps pour que ton âme ait envie d'y rester* »

Gandhi.

Notre corps, notre habitacle pour notre vie terrestre, on se doit d'en prendre soin, d'être à son écoute. Sinon, il s'affaiblit, et peu à peu il devient malade.

Pour rester équilibré et surtout en bonne santé, le corps doit bouger, l'énergie doit circuler librement. Cette énergie de vie, je la connais si bien. La danse me procurait tant de joie que la plus petite de mes cellules se mettait à pétiller à chaque fois. Je me sentais si revigorée, renouvelée.

Depuis ces dernières années, je sens cette énergie s'affaiblir de jour en jour, au plus profond de moi je dois agir, si je ne veux pas craquer.

J'en suis bien consciente et j'aimerai bien reprendre les cours de danse, mais devoir retourner sur Bora Bora est compliqué au niveau logistique. Je ne veux pas m'absenter de Raiatea, et laisser Temoe et Manoa un soir par semaine.

J'ai bien réfléchi à intégrer un groupe sur Raiatea, mais je ne connais plus personne et je devrais tout reprendre. Le club que j'avais intégré il y a quelques années en arrivant ici a beaucoup évolué depuis. Les anciennes danseuses sont parties sur d'autres îles.

Depuis plus de deux ans que je n'ai pas dansé, j'ai beaucoup perdu, en souplesse et en endurance. Je devrais revenir au niveau quasi débutant et cela me donne du vague à l'âme. Lors des soirées que j'organise dans la pension j'ai une pointe d'envie, plus forte que moi.

L'envie de danser est grandissante. Je ne me l'autorise pas, car je suis trop pudique. Je ne souhaite pas mêler la danse avec les clients de la pension. Pourtant ces derniers tissent des liens amicaux avec moi, et ce serait un moyen de leur montrer mes nombreux talents.

Lorsque je m'accorde une petite balade seule au bord du lagon, bien souvent je chante. C'est en quelque sorte la thérapie par la voix. En chantant, je laisse s'échapper un nouveau souffle. Les chants polynésiens sont sacrés. Personne ne peut venir m'interrompre ni même m'écouter. Je chante pour le plaisir, pour évacuer, pour me libérer.

La semaine dernière, alors que je me sentais très angoissée, je suis sortie de la pension et je suis partie au bord du ponton. Et à ce moment-là, j'ai ressentie une profonde pulsion, qui venait du plus profond de mes entrailles. Une pulsion viscérale.

Celle de danser. De danser de toutes mes forces, de me sentir plus légère et surtout de laisser s'échapper toutes ces tensions, cette pression que je retiens en moi. J'en suis ressortie revigorée, totalement. Mamie Poehere avait raison, la danse c'est ma vie !

Alors j'ai dansé, en chantant en boucle « *Danse Hanae, danse !*». C'est mon échappatoire à présent, ma bouffée d'air quand plus rien n'a de sens ou ne va.

Manoa quant à lui passe ses journées, assis sur son fauteuil, au bord du lagon. Le cadre est idyllique, mais pour lui, rester là, immobile est insupportable. Heureusement que Temoe est présent pour le divertir. Le petit s'occupe seul, il adore jouer sur la plage, à faire des châteaux de sable.

Son père commence à tisser de merveilleux liens avec lui. Son handicap qui le prive des joies de la baignade, des courses sur la sable et des parties de ballons dans l'eau sont à présent remplacés petit à petit par des comptines, des jeux de mimes et bientôt par quelques activités créatives.

Un enfant comprend immédiatement les limites de ses parents. Loin d'en faire une contrainte, Temoe s'adapte à merveille aux aptitudes de son père, lui offrant des moments de partage plein d'amour. Manoa trouve auprès de son petit beaucoup de courage et il devient son moteur pour continuer à espérer, à avancer.

Un soir, Moeata voulant faire plaisir à son fils, lui offre une mallette de peinture. En effet, petit, Manoa adorait la peinture et avait même pris quelques cours lorsqu'il était au collège. Il avait ensuite laissé de côté cette activité au profit du sport et des compétitions de va'a.

L'art et la créativité permettent de s'évader et aux émotions de s'exprimer. Un bon moyen, pense Moeata, pour permettre à son fils de trouver une activité ludique et valorisante.

On lui installe une jolie table, sous une pergola en bambou, juste à côté de son ponton. Une jolie petite paillotte, qui deviendra rapidement son lieu de ressourcement et d'évasion par la même occasion. Sa mère n'aurait pas pu lui faire de cadeau plus adapté et surtout ce geste touche Manoa en plein cœur.

Lorsqu'il est assis au bord de cette table, et qu'il observe le lagon pour y puiser son inspiration, et qu'ensuite il prend son pinceau, le temps ne compte plus. Il ne voit pas passer les heures, et il fait abstraction totale de son handicap. L'art Thérapie est un moyen de vivre comme tout le monde. Il pourrait y passer tout son temps. Manoa peint à l'intuition. Il laisse glisser les pinceaux comme s'il était guidé, ça me fascine.

Le soir, je suis obligée de l'arrêter pour qu'il puisse venir prendre son repas avec nous.

Peu à peu, toutes ces peintures sont de plus en plus réussies et il y trouve son propre style. Il peint ce paysage dont les couleurs changent au rythme de la journée. C'est d'une beauté époustouflante. Je lui propose de les encadrer et de m'en servir comme décoration dans les différents fares et dans la salle de réception de la pension.

Manoa y trouve une telle gratification, qu'il ne cesse de poursuivre ses efforts. Sa mère a même ouvert un petit site internet de vente en ligne où elle propose les toiles de Manoa. Même s'il n'y a pas beaucoup de ventes pour un départ, cette activité lui change les idées et lui permet d'avoir un objectif pour avancer. Avoir des rêves est si nécessaire, et oser les réaliser permet de croire en soi, de croire en la vie et surtout de garder espoir.

Temoe demande lui aussi à participer à cette activité. C'est avec une telle fierté que Manoa l'initie à la peinture. Au départ il lui fait peindre l'empreinte de ses toutes petites mains. C'est mignon et si ludique. Cela leur permet de tisser des liens. Manoa se sent si proche de son fils, et Temoe aime tant ces moments partagés, qu'aux yeux de tous, ils forment une sacrée équipe tous les deux.

Je propose même à Manoa d'intégrer l'apprentissage de la peinture dans le programme des ateliers d'initiation aux touristes de la pension.

- Nous pourrions Manoa, proposer un atelier de peinture aux touristes, qu'en penses-tu ?

- Je ne sais pas trop … je ne sais pas si ça les intéresserait …
- Mais si, il faudrait un thème…
- Un thème ???
- Oui…peindre le lagon…les palmiers…les va'a !
- Possible oui…
- Qu'en penses-tu ?
- Pas mal…mais je ne peux rien préparer seul…
- Je t'aiderai…j'installerai tout et toi tu feras l'animation de l'atelier !
- Alors j'accepte à une seule condition…
- Oui, laquelle ?
- Si moi j'anime un atelier de peinture…toi, tu animes un cours d'initiation à la danse polynésienne….
- Mais je n'y arriverai pas, il y a trop longtemps que j'ai arrêté !
- C'est comme nager, ça ne s'oublie pas Hanae, et tu es faite pour ça ! Quand tu danses tu es dans un autre monde et tu hypnotises tout le monde !
- Oui, mais tu penses que les clients aimeraient ça ?
- Ils adoreraient et en plus cela te manque, ça crève les yeux, je le vois bien Hanae, que la danse c'est ton moteur…faut que tu reprennes !
- J'aimerai beaucoup, mais je n'ai pas trop de temps ….
- Pas tous les jours, mais deux, trois stages par semaine ça serait bien tu ne penses pas ? Au moment de l'apéritif, tu pourrais faire une initiation sur la terrasse du fare principal…
- Alors toi tu peints et moi je danse ok ?
- Ok !!

Comme pour sceller cet engagement, on fait une petite chorégraphie avec les mains et on s'embrasse tendrement.

Ces deux beaux projets vont nous permettre de retrouver un peu de légèreté dans la vie et nous donner beaucoup de courage et d'envie pour mettre en place ces ateliers.

Quand tout va mal, faut parfois tout remettre à plat et tenter de se réinventer. Faire le point de chacune de nos capacités, nos talents et nos rêves. On y puise l'envie pour avancer et surtout ne jamais renoncer. Se donner la possibilité de renaître différemment. Chaque épreuve, permet de nous faire évoluer. C'est bien souvent lorsque rien ne va, que l'on recherche dans ses profondeurs la lumière pour avancer. Et de cette lumière, émane beaucoup de projets, de pépites qui font ressortir le meilleur de soi-même.

Pour Manoa, face à son handicap, il a deux choix. Soit plonger dans l'isolement, la tristesse et le désarroi. Soit tenter de vivre avec les contraintes de sa maladie, et avancer avec ses capacités et revoir ses possibilités.

On va tous les deux tenter de relever ce défi qu'on s'est promis. Je vais me remettre à danser en proposant des initiations et en faisant des démonstrations de tamure et lui, en créant des ateliers de peinture.

Encore une fois, l'art est une source d'émerveillement, d'espoir et de véritable guérison de l'âme. Une thérapie qui va permettre de recréer de véritables projets en commun et qui va donner beaucoup de courage à Manoa. Il peut désormais exprimer tout son potentiel créatif, un moyen d'expression à part entière, de ses ressentis, de ses émotions, de ses sensations et donner un sens aux événements douloureux. Peu à peu, Manoa paraît plus sûr de lui, son stress diminue et il se projette dans l'avenir. Il retrouve son *mana** et redevient un vrai *aito** de lumière, croyant à des jours meilleurs et à un avenir radieux.

Les professionnels de santé qui suivent son évolution ont pu noter une amélioration de sa mobilité. Son corps est plus tonique. Lorsque l'élan du cœur est bien présent, c'est le corps tout entier qui bénéficie de ces efforts.

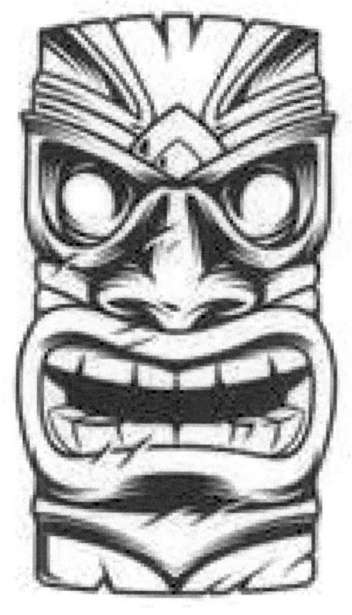

"Tourne toi vers le soleil et l'ombre sera derrière toi"

Proverbe Maori.

Quelques mois se sont écoulés depuis notre retour à Raiatea. On doit retourner à Tahiti pour rencontrer de nouveau le médecin qui a opéré Manoa.

Même si la paralysie des membres inférieurs est toujours bien présente, le médecin observe une meilleure mobilité de son corps. Ses côtes et son bassin ont pu retrouver une stabilité. Il va désormais pouvoir adapter de nouveaux mouvements, que les kinésithérapeutes pourront envisager. Il ne perd pas espoir.

Ça fait bientôt plus d'un an que Manoa a eu son accident. Les médecins lui avaient dit que la récupération serait longue et qu'il ne devrait pas perdre courage. Que rien n'était exclu, et qu'avec le temps il était possible qu'il puisse à nouveau tenir sur ses jambes. Cela pourra être progressif. Pour le moment il n'y pas d'évolution en ce sens, mais garder espoir est nécessaire. C'est loin d'être simple chaque jour, mais Manoa est bien entouré et il est optimiste. Il parvient peu à peu à adapter les gestes du quotidien, et même à devenir un peu plus autonome. Il refuse bien souvent l'aide extérieure de peur de se sentir trop dépendant. Même si je l'aide avec plaisir, pour Manoa, devoir me demander de l'aide et du soutien est toujours dévalorisant. Il préfère tenter de réussir seul.

C'est ce qui lui aura valu à quelques reprises de faire quelques chutes de son fauteuil. Sans grandes incidences si ce n'est quelques bleus. Heureusement nous ne sommes jamais loin, et on a pu à chaque fois, venir à son aide et parvenir à le remettre sur son fauteuil. Pour lui, être assis sur cet objet est si contraignant. On a adapté un bout de plage et aménagé avec des caillebotis qui créent un petit chemin d'accès entre la pension et son ponton. Il peut désormais s'y rendre en toute autonomie et rejoindre son petit fare pour peindre.

Depuis ce ponton, il passe également beaucoup de temps à observer Vainui qui est en train d'initier les touristes au jet ski ou à la va'a. Ces sports nautiques lui manquent cruellement. Même si la peinture le divertit, la pratique sportive lui manque. Le besoin de se défouler, se surpasser est bien présent. Un réel besoin.

A plusieurs reprises, il a évoqué ce manque à ses kinésithérapeutes. Ces derniers l'accueillent dans leur centre trois fois par semaine et lui font faire des exercices de renforcement musculaire des membres supérieurs. Il progresse à un bon rythme ce qui lui donne de l'espoir.

Lorsqu'il fait du rameur, il ressent les mêmes sensations que lorsqu'il était dans sa va'a en train de ramer. Un sentiment de liberté mais surtout la sensation de faire des efforts. De remuscler son corps et de se mettre des objectifs à réaliser. Peu à peu, il parvient à ramer sur cet appareil de longues minutes. Il a réussi à acquérir une certaine contraction musculaire pour parvenir à garder les jambes tendues. Il retrouve à travers le sport, beaucoup de sensations et son corps tout entier revit. Le lendemain, il ressent des courbatures, signe de son travail physique. Il est ravi et partage ses efforts avec ses anciens coéquipiers de "*Painapoo*" de Tahiti. Il a la sensation de réappartenir à un groupe et cela lui est vital. C'était toute sa vie avant son accident.

Ce handicap lui a volé une part de sa légèreté, de sa spontanéité, mais ne lui en rien pris de son envie de se surpasser. Un mental d'acier qui refait surface pour lui permettre d'y croire à nouveau.

Un matin, alors que Manoa est assis sur son fauteuil, au bord de son ponton, il se laisse aller à la rêverie. Il observe longuement le lagon qui est si paisible. S'y reflètent les feuilles de cocotier bordant la plage ainsi que les contours de sa va'a et des jets ski amarrés au ponton.

Je suis occupée à servir les petits déjeuner directement dans les fares. Temoe joue avec Moeata dans le jardin et Vainui est dans l'atelier en train de faire la révision d'un des moteurs.

Manoa peut donc profiter du calme des lieux. Il apprécie ce moment du début de journée. Lorsque les touristes sont encore dans leur fare, et que le lagon semble lui appartenir. C'était son moment préféré avant l'accident, pour ramer et faire le tour du motu en va'a.

Depuis, il ne se passe pas un seul matin, sans que Manoa ne vienne avant le lever du soleil profiter du calme de cette plage. Patienter si paisiblement, que le soleil se lève. Ce soleil source de vie, Manoa en est désormais conscient. Avant lorsqu'il était pris par le flot d'activités et de pensées quotidiennes, ce n'était qu'occasionnellement qu'il prenait véritablement le temps de se poser quelques minutes pour observer ce spectacle magique du lever de soleil. Maintenant cela représente un véritable rituel pour lui. Face au lagon, assis sur son fauteuil, il se donne rendez-vous chaque matin avec le lever de soleil. Comme si l'apparition de cette boule de feu pouvait marquer le clap de départ de la nouvelle journée. Il l'observe se lever et éclairer peu à peu, chaque palmier, chaque petit détail, ça devient alors un véritable enchantement. Ce soleil qui rayonne et qui vient réchauffer son cœur.

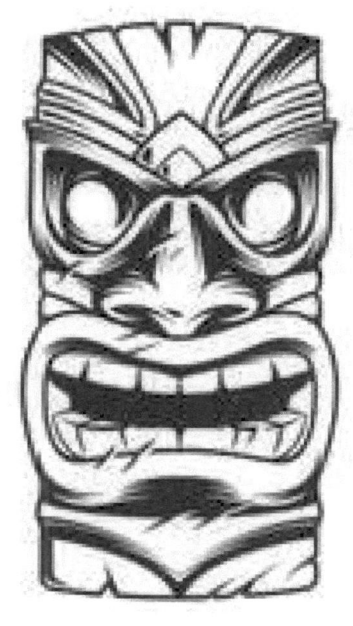

« La vie te mettra des pierres sur ton chemin, à toi de décider si tu en fais un mur ou un pont »

Ce matin, Manoa est à la même place, au même rendez-vous. Sauf qu'à cet instant il se sent comme poussé à faire comme le soleil, à le suivre et à rayonner.

Il observe sa va'a qui semble l'attendre, posée, là, juste devant lui au départ du ponton. Elle est à la même place qu'il l'a laissée avant le drame. Elle n'a pas bougé, personne n'a osé la déplacer. Seul le clapotis des vaguelettes sur la coque de sa va'a viennent briser le silence.

A cet instant, une envie plus forte que lui traverse son esprit. Comme un flash devant ses yeux lui apparaît. Il se voit à bord de sa va'a, voguant sur ce lagon, avec la seule sensation, que celle d'être libre et de flotter sur l'eau. Même s'il sait les dangers que cela peut lui engendrer, il ne peut parvenir à revenir à la raison.

C'est alors qu'il décide de rapprocher son fauteuil du ponton. La va'a n'est qu'à quelques mètres de lui. Une rame est posée à l'intérieur. Il s'aide alors de la force de ses bras pour se laisser glisser sur le côté de son fauteuil, et venir poser une main au sol. Il la décale peu à peu pour venir s'asseoir sur le ponton. Son autre bras suit le mouvement. Il peut alors décaler ses jambes vers la va'a. Peu à peu, il décale sa jambe droite, puis la jambe gauche par de petits mouvements. Il parvient alors à se déplacer et parcourir les quelques mètres qui le séparent du bout du ponton, en reculant avec ses bras. Il s'aperçoit que sa rééducation lui a été bénéfique puisqu'il parvient à se déplacer grâce à la force de ses membres supérieurs.

Il tente alors de ramper sur les lattes du ponton en accrochant ses doigts entre les rainures des bouts de bois. Il avance progressivement vers la va'a. Quand il se retrouve à son niveau, il se laisse glisser à l'intérieur de celle-ci. Le poids de son corps tout entier a bien risqué de la faire chavirer. Il pense que peut-être il n'a pas été raisonnable. Comment va-t-il parvenir tout seul à se relever et venir s'asseoir dans sa va'a. Il reste quelques minutes immobile pour reprendre des forces. Il prend appui sur le bord de la va'a et arrive à se retourner péniblement.

Lorsqu'il parvient enfin à se décaler et à se placer au centre de l'embarcation, il donne une impulsion avec son dos pour se retrouver au centre de la va'a. C'est gagné, il est parvenu à y monter dessus seul. Quelle sensation, qu'est celle de ressentir le flottement sur l'eau. La va'a tangue doucement. Lorsqu'il parvient à stabiliser sa posture, il relève la tête et peut apercevoir devant lui l'immensité du lagon en ligne d'horizon. Il en ressent une telle fierté, que quelques larmes perlent sur son visage. Il a réussi à remonter sur sa va'a, celle qui lui a permis de voguer à travers toute la Polynésie, à gagner de nombreuses courses et surtout celle qui garde en elle de fabuleux souvenirs de nous deux. C'est lors de notre escapade autour de Raiatea sur cette même va'a, il y a bientôt trois ans, que notre petit garçon a été conçu. Une histoire loin d'être oubliée, cette va'a fait partie de sa vie, de notre histoire. Et aujourd'hui avec elle, il parvient à croire à nouveau en ses rêves les plus fous.

C'est alors qu'il tente de mettre la rame à l'eau. Ces séances de rameur lui ont permis de réapprendre les gestes nécessaires pour ramer à nouveau. C'est avec beaucoup de force et d'entrain que Manoa fait voler l'eau autour de lui pour lui permettre d'avancer et de s'éloigner peu à peu du ponton. Conscient de sa prouesse, il décide de ne pas s'éloigner de la plage de la pension. Il ne veut pas risquer de manquer de force pour revenir. C'est surtout ces sensations qui lui avaient tant manquées qui refont soudainement apparition et lui procurent tant de bonheur. C'est presque irréel. Si ce n'était pas les éclaboussures que Manoa reçoit sur ses avants bras, il pourrait presque croire qu'il est en train de rêver. Un merveilleux rêve même…Il lève les yeux et aperçoit le soleil alors droit devant lui qui commence à s'élever à l'horizon. Il y puise sa force pour continuer à avancer vers lui. Il a l'impression de se laisser guider par son rayonnement. C'est le son de ma voix au bord du lagon qui lui parvient, qui le fait sortir de ce moment hors du temps.

Moi debout au bord du lagon, les pieds dans l'eau, fais de grands gestes à Manoa.
- Manoa, Manoa, mais qu'est-ce que tu fais ??

Manoa quant à lui, me fait signe de la main comme pour me rassurer. Il est en train de ramer et ressent tellement de bonheur qu'il n'entend qu'à moitié mes cris.
- Manoa, reviens s'il te plait, tu es inconscient, c'est dangereux Manoa….
- Hanae, tout va bien !
- Manoa, reviens….
- Ouiiiiiii, attends que je fasse le tour …
- Manoa…

Je suis tres inquiète que Manoa ne fasse chavirer la va'a et ne parvienne pas à s'extraire de l'eau, je suis folle d'inquiétude. Mes cris ont alerté Vainui qui arrive subitement derrière moi pour observer la scène.

- Ne t'inquiète pas Hanae, Manoa sait très bien ce qu'il fait. Laisse-lui ce plaisir d'avoir à nouveau la sensation de voguer…
- Mais s'il tombe ! ?
- Je suis là moi, j'irai immédiatement le récupérer en jet ski, il n'est pas si loin….

Je reste figée. Je n'en crois pas mes yeux. Revoir à nouveau Manoa sur une va'a. Je suis mélangée d'un bonheur immense de le voir réaliser à nouveau son rêve, mais aussi d'une immense inquiétude de la prise de risque que Manoa a franchi. Dans ma tête, tout se mélange et une multitude de questions me viennent.

- Mais comment as t'il fait pour monter sur la va'a ? Tu l'as aidé ?
- Non, j'étais à l'atelier !
- Il a réussi tout seul ??? Ça fait plusieurs jours qu'il refuse mon aide, il veut être indépendant, ça devient une obsession pour lui. Il prend de gros risques et ça m'inquiète vraiment !
- Fais lui confiance, il sait ce qu'il fait. Il ne se mettrait pas en danger, il vous aime trop à toi et Temoe !

Vainui parvient à calmer mes inquiétudes et même à me permettre d'avoir un regard bienveillant envers Manoa. Je m'assois sur le bout du ponton, et profite de ce moment hors du temps. Le voir ramer à nouveau, avec une telle fierté, un tel entrain. J'en saisi mon téléphone pour prendre une photo et immortaliser l'instant.

Tout juste un an et demi après son accident, le revoilà à bord d'une va'a. C'est à prévoir, que tôt au tard il ferait tout ce dont il était possible pour y parvenir. Mais si tôt ? Sans aucuns équipements ? Sans aucune présence à ses côtés ça me parait bien inconscient.

Il a tout simplement souhaité vivre cet instant seul face à lui-même, pour se prouver qu'il en était capable.

S'il en avait parlé a quelqu'un, personne n'aurait approuvé son envie. Du moins pas de cette façon.

Manoa a pu ressentir à nouveau toute cette adrénaline, lui faisant imaginer qu'il a des ailes pour avancer. Même avec ses jambes immobiles dans la coque de la va'a, à la seule force de ses bras il a été capable de voguer dans le lagon face à la pension.

Cette journée marquera le début d'une toute autre aventure pour Manoa.

Lorsqu'il parvient à rejoindre le bord du ponton, j'en ai les larmes au bord des yeux. Je suis prise d'une telle émotion qu'aucun mot ne parvient à sortir de ma bouche.

La seule chose que j'arrive à faire est de venir approcher le fauteuil afin d'aider Manoa à s'y asseoir.

Je pose délicatement mes bras autour de son visage pour l'embrasser. Plus de mots, le regard qu'on échange vaut mille paroles. Je vois ses yeux tant pétiller que je ne peux pas venir gâcher l'instant avec mes fausses inquiétudes.

Lorsqu'on retourne au bord du lagon, on s'installe dans la petite paillotte de Manoa.

- Manoa, mon amour, je comprends que tu aies envie de refaire de la va'a !
- C'est extraordinaire Hanae, je suis libre et vivant !!!
- Je sais Manoa…Je ne t'empêcherai pas d'en faire, mais j'aimerai que tu pratiques en totale sécurité, tu n'as même pas mis de gilet de sauvetage…
- Il n'y en avait pas, ils étaient dans le local de l'atelier, et je ne voulais pas vous le dire, alors j'ai préféré monter sur ma va'a et voguer !
- Tu y es parvenu c'est fabuleux Manoa, mais moi je ne suis pas rassurée, j'ai peur pour toi tu sais…
- Oui je comprends Hanae mais par pitié ne m'en empêche pas, j'ai besoin de ma va'a pour vivre !
- On va trouver une solution Manoa !

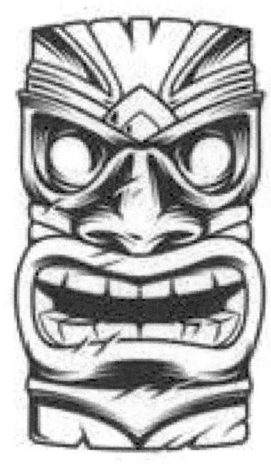

« N'est il pas beau de voir le handicap avec amour plutôt qu'avec la peur ? »
« On ne choisit pas toujours ce qui nous arrive, mais on choisit ce qu'on en fait »

« Titinou »

Lorsque je retourne à la pension pour préparer les paniers repas que les clients doivent emporter pour passer leur journée sur le motu, je réfléchie à quelle solution je pourrais lui proposer pour être en totale sécurité.

Je me décide à téléphoner au médecin de Papeete pour avoir des conseils. J'ai bien compris que Manoa ne fera aucun compromis au fait de remonter sur sa va'a. Je dois trouver un moyen de le sécuriser.

- Iorana , *ta'ote* ! Je te contacte car Manoa a, ce matin, fait une imprudence. Il est remonté sur sa va'a tout seul sans en parler à qui que ce soit. Il s'est mis en danger.
- C'était à prévoir, la va'a c'est toute sa vie. J'ai reçu un courrier du kinésithérapeute qui le suit qui m'a informé qu'il faisait d'énormes progrès en rééducation et notamment en rameur. Cela lui permet d'avoir beaucoup de force dans ses bras et d'envisager de ramer.
- Oui, il a même réussi à se déplacer seul et faire une boucle autour de notre pension. Mais moi je suis inquiète. J'ai l'impression qu'il ne mesure pas les risques qu'il encourt.
- Bien sûr qu'il les mesure les risques, mais l'envie est plus forte que tout.
  Ce que je peux te conseiller c'est de te rapprocher d'une association de va'a pratiquée par des handicapés. Cela s'appelle le « *para va'a* ». Je vais t' envoyer les coordonnées du responsable de l'association. Contactez-le de ma part, il est très compétent et saura t' aiguiller.
- Merci infiniment . Je te tiendrai informé.

Lorsque je raccroche le téléphone, j'ai l'impression qu'un énorme poids a été supprimé de mes épaules. Manoa va pouvoir réaliser son rêve en toute sécurité, et je vais bénéficier du soutien de cette association pour le guider. Temoe a bien grandi. Il a désormais trois ans et demi et est scolarisé dans l'établissement de Raiatea situé à deux kilomètres de la pension. Il s'y rend tous les matins en vélo avec Moeata, et je vais le chercher en fin d'après-midi. Il s'est fait de nombreux amis, et à la sortie des classes, il profite des joies de la baignade comme tous les enfants de son âge sur notre île. La vie est douce sur Raiatea, et profiter du lagon chaque jour est un pur bonheur. Manoa apprécie ses fins d'après-midi pour se divertir avec notre fils. Bien souvent, il invite un ou deux petits copains et Manoa est heureux de voir Temoe aussi épanoui.

Un soir, voyant son père les yeux rivés sur sa va'a, il l'interpelle de sa toute petite voix avec la spontanéité que l'on peut avoir à cet âge.

- Papa, tu vas re marcher, tu iras vers ta va'a !
- Je l'espère mon chéri, mais tu sais il est possible que je reste sur ce fauteuil toute ma vie…
- Non papa, tu feras des petits pas comme moi !
- On verra mon cœur…

Ces quelques mots provoquent en Manoa, une joie indescriptible. Tant d'espoir et de certitude de la part de son petit garçon, qui ignore tout de la vie, lui paraît si pur, si vrai. Manoa ferme les yeux quelques instants pour s'autoriser à imaginer la scène…

Je lui ai fait part de ma volonté de se rapprocher de l'association para va'a de Papeete. Manoa n'est pas contre et y voit même l'opportunité de rencontrer des passionnés comme lui. Et partager les mêmes difficultés serait pour lui une liberté. Même si je suis très compréhensive, je ne peux malheureusement pas comprendre les blocages que traverse Manoa au quotidien.

Je lui fait promettre de ne pas retenter de monter en va'a seul. Je l'accompagnerai si nécessaire. Je ne veux surtout pas qu'il prenne des risques inconsidérés. Manoa me l'a promis. Il souhaite donc se rapprocher rapidement de cette association. C'est sa nouvelle bouffée d'oxygène, le moyen de se sentir vivant et normal. Re pratiquer la va'a, coûte que coûte, voilà le maître mot pour Manoa à présent.

Lorsqu'il participe à la réunion de présentation de l'association en ligne, il y est accueilli en véritable héros. Tous les membres ont connaissance de son parcours dans l'équipe de Tahiti va'a « *Painapoo* ». Ils sont également informés de son accident d'escalade. Certains d'entre eux ont même depuis des années suivi le parcours de Manoa. Il faut dire qu'il n'est pas anodin de voir un piroguier après un accident se reconvertir vers le para va'a.

Les entraînements se déroulent sur la plage de Papeete, et Manoa imagine l'ambiance qui doit y régner.

L'handisport est une véritable alternative après un drame. Ne pas abandonner totalement son sport favori mais adapter ses capacités à une nouvelle pratique. La va'a est un des sports qu'il est possible de pratiquer avec une paralysie des membres inférieurs. A la seule force des bras, le piroguier peut réaliser de véritables prouesses. C'est pour cette raison également, que de nombreux pratiquants tentent même de participer aux jeux paralympiques.

La dernière chose que ne souhaite pas Manoa, est de susciter la pitié de son entourage. Se battre et se dépasser voilà son credo.

Il décide même d'ouvrir un blog et de quotidiennement le nourrir de ces expériences et de ces progrès. C'est un moyen pour lui de partager avec des personnes ayant le même parcours. Ces échanges et ces partages, nourrissent son besoin de mettre des mots sur ses maux. Ce sera loin d'être simple, et le chemin sera long, mais Manoa souhaite plus que tout avancer et réaliser son rêve de re participer un jour à une compétition de va 'a sur les lagons Polynésiens.

Les vacances approchent et Leilani vient nous rejoindre pour passer quelques jours auprès de nous. Ça fait longtemps qu'elle n'a pas vu Temoe et elle a prévu de faire de nombreuses activités avec lui.

Je lui ai fait la surprise de lui réserver un fare que pour elle. Ma façon de la remercier de tout ce qu'elle a pu faire pour nous lorsque Manoa a eu son accident et de sa présence à chaque instant.

Son arrivée est pour chacun de nous une grande fête. Temoe est ravi de revoir sa marraine, il est aux anges. Leilani a prévu pour lui plein de cadeaux. Des jouets en bois confectionnés dans un petit atelier de Papeete. Il en est friand. Ces jouets indémodables et d'une grande résistance feront pour lui de merveilleux compagnons de jeu. Elle lui apporte également une jolie tirelire confectionnée à Tahiti, dans un magnifique bénitier.

Elle a organisé également une journée uniquement pour nous deux. Elle souhaite passer du temps avec moi et surtout me divertir. Mon quotidien est si bien rodé que je ne m'autorise même plus aucune balade en dehors de la plage de la pension.

On a prévu de se rendre au marae de Raiatea ensemble. Ce lieu enchanteur chargé d'histoire, est l'étape sur la route qui nous mènera aux boutiques de Uturoa.

Lorsqu'on arrive au marae on en profite pour se prélasser sur le banc situé sous le célèbre tamanu. On discute de tout et de rien, c'est léger et ça fait tant de bien que de partager ce moment avec mon amie de toujours.

Lorsqu'on s'approche du lagon pour observer quelques poissons, je me sens observée. Je me retourne et aperçois pas loin de nous, Fanou, la guérisseuse. La même dame qui six ans plus tôt, j'avais rencontré sur le même lieu et qui m'avait fait la révélation que Manoa reviendrai dans ma vie. Que je ne devais pas m'inquiéter et qu'il réapparaîtrait au bon moment sans que je ne m'y attende. Ça été chose faite, puisque peu de temps après, Manoa est apparu à l'accueil de Beachcomber où je travaillais.

On s'approche d'elle pour venir la saluer et elle me reconnaît immédiatement.

- Ma petite, mais je te reconnais !
- Oui, oui, moi aussi. Nous nous étions rencontrées au même endroit il y a presque six ans je pense. C'est bien toi Fanou ?
- Exactement…tu étais inquiète car tu n'avais pas de nouvelles de ton *tané* !
- C'est ça…il est revenu !
- J'en étais persuadée…
- Nous nous sommes mariés et nous avons un merveilleux petit garçon !

A cet instant, comme un masque tombe sur mon visage. La vieille dame comprend qu'il y a un grave problème.

- Que t' arrive-t-il de si dramatique ?
- Manoa a eu un grave accident…il est handicapé…
- Oh mon dieu…comment est-ce possible ?

- Une chute en escalade, il ne sent plus ses membres inférieurs.

Fanou se met un peu à l'écart comme pour reprendre ses esprits et réfléchir. Je l'observe avec un regard interrogateur, comme si j'espérais qu'elle me révèle une bonne nouvelle.

- Tu es très fatiguée Hanae, je le sens. Tu devrais te reposer un peu.

Je suis surprise que cette dame puisse lire en moi comme dans un livre ouvert.

- Ne sois pas étonnée, je ressens tout… c'est comme ça, j'ai arrêté de me poser des questions sur mes ressentis. Je les accueille…voilà…
- C'est incroyable….
- Vous devriez partir en vacances tous les trois. Ça vous ferait beaucoup de bien …
- C'est compliqué avec Manoa et son fauteuil ….
- Allez donc à Manihi…c'est un petit paradis….
- Je ne connais pas ….
- Réfléchissez-y…c'est une toute petite île…vous vous reposerez et pourrez aller faire le tour en petite voiturette…J'y ai vécu de nombreuses années avec mon mari, avant qu'il ne nous quitte pour rejoindre notre doux petit garçon…
- Oh mon dieu, vous avez perdu votre fils ?

- Oui ma petite Hanae…une longue maladie…le cancer l'a emporté en quelques mois…ça nous a dévasté, mais nous nous sommes soutenus et c'est alors qu'ensuite est arrivée notre petite princesse…la vie nous a fait ce fabuleux cadeau…
- Mais quel âge avait-il ?
- Deux ans et demi…c'était un tout petit garçon encore…le plus grand malheur de toute ma vie.
- Je suis désolé Fanou, tu as tant d'empathie et de compassion pour les autres…
- C'est ce qui m'a sauvé, de pouvoir aider !
- Merci Fanou, pour ces quelques mots que tu m'as délivrés, ces quelques vérités qui ont changé mon existence. Lorsque tu m'as révélé que Manoa reviendrait dans ma vie, j'y ai cru, je me suis rattaché à cela et je suis sortie de ma dépression, ça m'a donné l'élan d'avancer…sans toi je pense que j'aurai sombré…
- Je l'ai senti Hanae, j'ai eu une vision spontanée, toi et ce jeune homme à tes côtés assis au bord d'une jolie plage bordée de cocotiers…
- C'est Bora Bora…effectivement nous nous sommes retrouvés là-bas, et ce soir-là on a observé les étoiles ensemble jusqu'au petit matin, c'était magique !

    Merci, je suis trop contente de t' avoir revu, si tu savais, je parle souvent de toi à Manoa….
- Prend soin de toi Hanae, tu le mérites et gardes espoir !
- Oui je vais y croire et nous allons nous y rentre à Maupiti c'est certain !
- A votre retour, un jour où vous aurez un peu de temps pour vous, venez donc me voir avec Manoa et votre petit garçon,

ça serait un plaisir que de les rencontrer, même si je vois qu'ils sont extraordinaires.
- *Mauriru noa** Fanou, tu es d'un grand soutien, tes révélations sont si justes, je suis vraiment impressionnée….
- C'est ce que me disent la plupart des personnes que j'aide, la précision de mes visions avec tous les détails autour !
- C'est exact…c'est bluffant Fanou !
- Avec plaisir Hanae, si je peux t' aider c'est pour moi un plaisir. Comme je te l'ai dit, c'est ma mission sur cette terre, et ce depuis toute petite. Je suis une *tahu'a**, ce don m'a été transmis par mes ancêtres.
- Mais comment t'en es tu aperçue ?
- Lorsque je croisais des personnes, je savais instantanément ce qu'ils portaient en eux. Leurs plus gros soucis, leurs rêves et surtout une vision claire et détaillée de ce pour quoi ils étaient faits.
- Et cela ne t' as pas fait peur ?
- Au début, bien sûr ! Puis j'ai eu la chance de rencontrer une personne qui a su me l'expliquer et me guider…aujourd'hui c'est beaucoup plus simple pour moi, je suis habituée…Il n'y a pas de hasard Hanae il n'y a que des rendez-vous…
- C'est comme si tu avais ressenti ma souffrance alors et que tu étais guidée vers moi afin de m'apaiser ?
- En quelque sorte, oui, je le crois….
- Alors merci la vie, merci pour ton aide.
- Je n'ai pas fait grand-chose Hanae, j'ai juste dit quelques mots…
- Mais tes mots m'ont bouleversé à ce moment-là ! Et aujourd'hui je te rencontre…et tu me dis de me rendre à Maupiti. Ce voyage nous le ferons, quand, je ne le sais pas, mais nous irons.

- Vous le saurez quand ça sera le bon moment, fais-toi confiance Hanae, et fais confiance en ton intuition, écoute ton cœur, il est ton meilleur guide, tout est en toi….
- Je vais essayer Fanou…
- Je dois te laisser Hanae, ma fille m'attend pour fêter l'anniversaire de son mari. Reviens me voir …je te laisse mes coordonnées…
- Avec plaisir Fanou et encore merci.

Fanou me prend dans ses bras et d'un geste amical et rempli de douceur me caresse la joue en murmurant :

« *Tout ira bien Hanae, vous êtes protégés* »

Elle poursuit sa balade et quitte le marae.

Avec Leilani nous sommes comme sous le choc de la conversation qu'on vient de partager avec Fanou. En si peu de temps, comment est-elle capable de révéler de si grandes vérités.

Il y a certaines personnes dans la vie, que le hasard met sur notre chemin et qui vous changent pour toujours. On ne peut pas les oublier, elles sont comme des guides, des anges gardiens qui ont le pouvoir de vous comprendre, de vous guider et de vous donner le courage pour avancer.

Une nouvelle fois, Fanou m'a donné le signe que garder la foi était la clé pour poursuivre ma vie avec beaucoup de sérénité et de résilience.

L'idée de cette petite escapade familiale mûrit peu à peu dans mon esprit. Ce serait un bon moyen d'échapper à ce quotidien devenu très lourd et surtout partager des moments que tous les trois. Je décide même de me procurer un guide touristique sur l'île de Maupiti. Rien que les photos mises en avant invitent au voyage et à l'évasion. Ça a l'air si paisible…

Les jours passés avec Leilani défilent à toute vitesse. On profite d'être toutes les deux pour faire une petite escapade à Bora Bora pour participer à un show de danse au Beachcomber. Les souvenirs que tout cela me procure, ont un effet si bénéfique sur moi, que tout me paraît plus simple. De prendre du recul sur ma vie et les soucis, permet de voir mon monde moins gris que ce qu'il ne me paraissait à Raiatea. Je prends conscience que l'essentiel est là, toujours présent. Je suis en bonne santé, entourée de mes parents et beaux-parents, et surtout de notre petit garçon qui rayonne. Manoa est toujours présent à mes côtés. Même si ce drame a bouleversé totalement notre vie, on s'est renouvelés et on bâtit de nouveaux projets. Notre amour est si solide, que les épreuves qu'on a traversées ont été possibles et aujourd'hui on avance pleins d'espoirs vers l'avenir. Certes incertain, mais pas moins excitant. C'est main dans la main, avec Manoa qu'on se soutient, on s'encourage.

Je pourrais être tentée de réintégrer la troupe de danse à Bora Bora, je serais immédiatement mise en avant. Je prendrais du temps pour moi, et passerai de merveilleux moments avec mes amies. Mais tout cela ne m'intéresse plus vraiment. Ce que je souhaite maintenant c'est vivre aux côtés de Manoa et Temoe en permanence. Être à leurs côtés, voilà mon bonheur.

Cette petite parenthèse, m'aura été très bénéfique, j'ai revu mes priorités et surtout c'est avec un œil nouveau que je retourne à la pension cette fin de journée.

Manoa commence ses recherches de para va' a avec le soutien de Vainui. Tout est mis en place pour assurer sa sécurité et son bien-être. Les embarcations sont conçues pour conjuguer performance et stabilité.

Une rame simple, composée d'un manche et d'une pale, est utilisée pour la va'a. Il n'y a aucun point de fixation sur l'embarcation, de ce fait le rameur doit créer son appuis dans l'eau mais aussi transmettre l'énergie à la va'a en utilisant son corps pour se déplacer. Et il ne rame que d'un seul côté, une technique spécifique est nécessaire pour maintenir un mouvement en ligne droite.

Le leitmotiv de cette association c'est « *le sport mais le sport pour tous* ». Adapter la pratique de la va'a à tous les pratiquants. Handicapés ou non. Promouvoir cette discipline et permettre à chacun de retrouver des sensations perdues.

Après quelques partages avec l'association de Tahiti, elle fait part à Manoa d'un déplacement de leurs équipes à Bora Bora pour préparer une future course. L'occasion de les rencontrer et de pouvoir enfin essayer la pratique. Il s'y rend accompagné de Vainui. Le déplacement est prévu pour deux jours afin de profiter de faire connaissance avec la pratique et d'avoir les informations nécessaires, puisqu'il envisage de créer une association similaire à Raiatea.

Cela lui permettra d'avoir à nouveau un véritable challenge, de se donner un défi. Celui de recréer une équipe de piroguiers mais en handisport cette fois.

Ces deux journées passées à Bora Bora sont remplies d'émotions et Manoa se sent revivre. Plus rien n'a d'importance à ce moment-là, juste la pratique et son rêve. Les sensations sont incroyables, il en oublie même son handicap momentanément.

Le groupe est très convivial et ils initient Manoa avec beaucoup de bienveillance.

A la fin du séjour, le président de l'association, lui donne des conseils avisés pour qu'il puisse créer son association en toute sécurité. Il sera à son écoute en permanence en cas de nécessité, ce qui lui donne du courage. Car recréer une telle association demande beaucoup d'investissements personnels.

Le soir venu, il nourrit son blog de ces diverses expériences et des photos viennent illustrer son documentaire. Manoa ressent un véritable engouement, et l'appartenance à ce groupe lui donne des ailes. L'envie de se dépasser et de progresser ont refait surface.

Je suis ravie de le voir ainsi, plein de projets. Depuis bien longtemps je n'avais pas vu Manoa aussi enthousiaste et tout simplement heureux. Une bouffée d'air pour nous deux.

J'ai repris la danse, à la grande joie des touristes et des clients. Cette activité que je leur propose vient agrandir le panel des activités, et me permet de me rapprocher de l'offre des grands complexes hôteliers. A la différence, que ma pension est à taille humaine et surtout familiale. C'est en toute simplicité, authenticité que je propose ma danse. Ludique et traditionnelle.

Mon pari de créer une pension de famille de luxe, est plus que relevé. Même dépassé puisque le bilan effectué met en avant suffisamment de bénéfices pour que l'activité soit rentable.

On avait bien bâtis le projet et on a su se faire accompagner de personnes compétentes pour mener à bien ce rêve. *Poeiti* est une réussite !

Au fil des semaines, Manoa progresse à grande vitesse. Ces efforts payent. C'est surtout l'envie qui lui permet de se surpasser. Au départ, il rame en solo. Il réapprend les gestes essentiels à cette nouvelle pratique qui lui demande des compétences un peu différentes. Il bénéficie du soutien de ses kinésithérapeutes qui adaptent sa rééducation, afin qu'il puisse améliorer son aptitude à cette nouvelle pratique.

Vainui participe à chacun de ses entraînements. Il le conseille, et vérifie que tout se passe au mieux. Manoa prend confiance, et chaque jour où il rame, est un nouveau jour vers sa liberté.

Au bout d'un mois, Manoa commence à faire quelques démarches afin d'ouvrir son association. Il bénéficie du soutien et de l'appui de certains locaux. En effet le para va'a est une pratique qui fait de plus en plus d'adeptes ici. La va'a est une véritable institution. Malheureusement, le handicap est un lourd fléau, et proposer un sport adapté est devenu une véritable issue de secours pour nombreux d'entre eux.

Manoa met toute son énergie dans ce nouveau projet. Rapidement, de nouveaux intéressés prennent contact avec lui. Son initiative est très appréciée et il y a une véritable demande. Certains projettent même de s'inscrire à Raiatea alors qu'ils habitent dans les îles de Taha'a, Maupiti et Bora Bora.

Les démarches finalisées, le directeur de l'association de Papeete se rend ici pour faire l'inauguration et le lancement de cette pratique dans ce nouveau lieu.

J'ai réservé la totalité des fares afin de les accueillir dans les meilleures conditions.

La journée est festive et Manoa au centre de cette initiative retrouve la certitude que la vie est un long fleuve à traverser en gardant toujours espoir. Car lorsque les ombres passent, la lumière finit toujours par revenir et rayonner. Comme le soleil qui se lève chaque matin, Manoa est intimement persuadé que lui aussi a quelque chose à offrir au monde.

Les entraînements débutent dès le lendemain. Ils sont une dizaine à être inscrits. La régularité des participations est aléatoire. Certains qui habitent sur les îles voisines ne viennent qu'occasionnellement mais s'entraînent en solo le reste du temps. Manoa quant à lui, pratique tous les jours et trois après-midi par semaine avec ses coéquipiers de l'association.

A la fin de la saison, une petite course sera organisée à Raiatea. Loin d'être une compétition de haut niveau, elle permet à chaque participant de se mettre des objectifs à atteindre et surtout c'est un excellent moyen pour faire reconnaître ce sport. Manoa met tant d'énergie dans cette pratique que participer à cette compétition lui donne à nouveau de l'entrain. Il vit son handicap avec beaucoup plus de détachement. Entouré de coéquipiers qui avancent avec les mêmes contraintes que lui, ne fait qu'augmenter sa détermination à combattre sa maladie.

L'édition du para va 'a de Raiatea est organisée par l'association de Manoa :

« Va' a marara »

Cet événement sportif permet de faire la promotion des bienfaits de la pratique d'une activité physique même en cas de handicap, ainsi que de maintenir un esprit de cohésion. Quatre équipes se lanceront sur la lagon de Raiatea.

Deux parcours ont été tracés pour deux catégories, élite et amateur.

Manoa a prévu de concourir avec sa propre va'a qui a été quelque peu aménagée. Un siège avec un haut dossier y a été ajouté. Il a fait réaliser une coque adaptée à sa morphologie qui est intégrée à la va'a. Un système a été mis en place avec quelques calages adaptés afin que chaque compétiteur puisse donner le meilleur de lui-même.

Sans avoir de podium officiel, chaque participant se voit récompensé pour sa participation et sa ténacité.

Je me suis chargée de réaliser tout un équipement sportif à l'effigie de l'association. Une tenue adaptée à la pratique qu'ils pourront porter lors des entraînements et peut être lors de leur futurs déplacements. Ils ont envisagé de se rendre à Tahiti au sein des locaux de l'association aux prochaines journées de découverte de la pratique.

De nouveaux projets pour Manoa, qui ne cesse de tenter d'avancer. Il possède une telle force qu'il devient un modèle pour beaucoup d'entre eux. Il donne un nouveau regard sur le handicap. Une image plus populaire, et surtout plus abordable. Qu'un ancien compétiteur de haut niveau, pratique l'handisport, donne beaucoup de courage à de nombreuses autres personnes.

A travers son blog, il se rend disponible et surtout plus proche. Il y fait de nombreux partages, et crée de véritables liens avec d'autres handicapés. Ils échangent sur l'amélioration des gestes du quotidien, sur des sujets plus personnels où il est bien souvent compliqué de parvenir à avoir des conseils.

Comme lorsque j'étais enceinte et que j'étais inscrite à de nombreux forums de futures mamans, ces lieux sont source de beaucoup de partages et rencontres qui font avancer et qui bien souvent viennent soulager le quotidien. Suspendre cet isolement mais surtout permettre de se sentir soutenu et compris.

Maintenant que Manoa a bien progressé dans le développement de son association, il bénéficie de plus de temps libre.

Un matin, alors qu'il observe le lever du soleil, il se remémore le rêve qu'il a fait cette nuit. Il était dans sa maison où il a passé toute son enfance. Dans cette propriété à Tahiti, où il a grandi au milieu des plantations d'ananas et de vanille, où il a des souvenirs d'une enfance simple et heureuse. Il se voit dans ce rêve en train d'observer son père, ramasser les ananas et les lui faire passer pour les stocker dans de grandes caisses en bois. Est présent dans ce rêve également son oncle, qu'il n'a vu qu'une seule fois, si ce n'est ensuite en photos.

Cet oncle, qui a passé la majeure partie de sa vie à tout faire pour réduire à néant les chances de réussite de son propre frère. Une telle jalousie entre eux a été à l'origine du mal être de Manoa pendant tant d'années. Heureusement que Leilani et Poe sont allées voir cette guérisseuse afin de lever le voile sur tout ce passé plutôt noir de la vie de Manoa. Tout cela lui revient en tête si subitement qu'il n'en comprend pas le sens.

Il revit son rêve éveillé, assis au bord de cette plage. Là, maintenant, pourquoi ? Quelle est la signification de ce rêve. Pourquoi, alors que tout paraît s'arranger dans sa vie, ce passé si douloureux refait surface ? Pourquoi ces vieux démons réapparaissent ils ?

Tout vient si subitement…Manoa, reste figé sans en comprendre la moindre signification…

Et si tout cela était là, devant lui, comme pour s'en détacher. Pour finalement occulter tout se passé trop lourd à porter pour avancer vers un avenir plus serein et surtout un avenir où il pourra ressentir un peu la sensation de liberté.

Il en prend conscience si subitement, que tout paraît si évident. Et si c'était le moment parfait pour commencer un nouveau chapitre de sa vie, de notre vie de famille.

Mais comment avoir la sensation de passer véritablement à autre chose, comment fermer ce chapitre de sa vie ?

Manoa ressent au plus profond de son cœur, qu'il doit agir. Qu'il doit entreprendre une action concrète pour définitivement, clore ce passé, le faire sortir de sa vie, de son histoire pour ne surtout pas le transmettre à son fils. Il doit venir exorciser tout ce qui l'a empêché pendant si longtemps de s'épanouir.

C'est alors que comme une évidence, que ses yeux viennent se poser sur la table de son pupitre qui lui a servi pendant si longtemps à peindre. Il écoute alors sa petite voix intérieure qui vient lui murmurer comme un véritable conseil :

« Peint Manoa, peint le décor de ton enfance ».

Il accueille cette intuition comme une véritable révélation de son inconscient. Ça fait sens avec ses ressentis du moment. Il réfléchit au support de cette future peinture, lorsque d'un coup il a un nouveau flash qui apparaît devant ses yeux. Il revoit la fresque présente au port de Makatea. Cette même fresque réalisée en mosaïque et qui représentait la falaise d'escalade, sur laquelle il a chuté. Cette fresque l'avait tant interpellée. Elle était certes d'une grande beauté mais surtout porteuse d'un véritable message, d'une invitation à la découverte de cette pratique.

Manoa est alors certain de son choix. Au lieu de peindre sur une toile, il décide de venir peindre les paysages de son enfance, sur le mur du patio de notre pension de famille. Un rappel de ses origines dans ce lieu qui est devenu son petit cocon et la source de vie de toute sa famille.

Manoa discute avec ses parents de son projet. Il a besoin que ces derniers lui donnent certains détails des lieux. Ce projet leur fait chaud au cœur.

Son père, Tevaito, entreprend quelques travaux afin de rendre le mur suffisamment lisse pour accueillir la peinture de Manoa. Il repeint le support en blanc et délimite les contours avec de grosses baguettes de bois. Ce sera un véritable tableau qui viendra animer ce mur faisant face au lagon. Lorsque Manoa s'installera dans ce patio, il aura de part et d'autre la peinture de son enfance et de l'autre celle de son futur avec le lagon et sa va'a en ligne de mire. Face à lui, il y a Temoe, source de tous ces espoirs.

Lorsqu'il commence à entreprendre la peinture de la fresque, il installe tout le matériel nécessaire sur une table sous laquelle a été ajouté des petites roulettes pour faciliter la réalisation.

Sa fresque a été prévue pour occuper toute la longueur du mur, à peu près trois mètres et sur une hauteur d'un mètre cinquante. Tout doit être réalisable depuis son fauteuil.

Il accepte cependant que Tevaito vienne peindre le haut du tableau, qui représente le ciel et l'univers, le père. Le sol sera peint par Moeata qui représente les racines, la terre mère nourricière. De jolies valeurs sont insérées dans cette fresque où chaque participant viendra apposer sa touche personnelle. L'ensemble, une belle allégorie de son amour pour sa terre, ses racines, son Fenua.

Lorsque Manoa commence à peindre ce fabuleux tableau, les premiers éléments qu'il vient apporter sont les détails situés dans la cour de la maison.

Il vient dessiner avec une rapidité déconcertante, les contours d'un minuscule oiseau. Il s'agit d'un petit colibri. Il prend alors un fin pinceau pour venir dessiner les plumes, puis peu à peu l'oiseau prend vie. Il le colore d'une palette de bleu, qui viennent alors rehausser sa finesse. Loin d'être une idée venue de nulle part, le colibri possède une réelle légende ici.

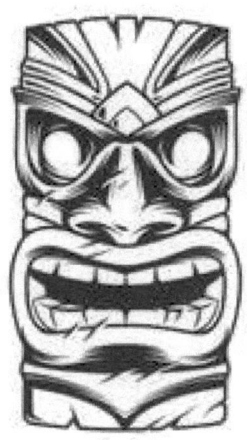

Un jour, dit la légende, il y eu un immense incendie de forêt. Tous les animaux terrifiés, atterrés, observaient impuissants le désastre.

Seul le petit colibri s'activait, allant chercher quelques gouttes avec son bec pour les jeter sur le feu.

Après un moment, le tatou, agacé par cette agitation dérisoire, lui dit :

« Colibri ! tu n'es pas fou ? Ce n'est pas avec ces gouttes d'eau que tu vas éteindre le feu ! »

Et le colibri lui répondit :

« Je le sais, mais je fais ma part ».

Colibri.

Une fois le colibri terminé, c'est peu à peu que Manoa ajoute des détails assez surprenants à sa fresque. L'habitation tient une place prépondérante, avec son fare principal au toit en pandanus, entouré par une végétation luxuriante. Les vallées à Tahiti sont très verdoyantes. Le climat est tropical, il y pleut tous les jours et c'est très humide. Les fleurs sont d'une grande variété, et les bananiers, palmiers et autres espèces végétales poussent en abondance.

Le côté gauche de la fresque est consacré aux plantations d'ananas, et le côté droit au départ de la colline.

Les clients de la pension adorent regarder Manoa peindre avec une telle dextérité et ambition. Même Temoe vient l'aider, il lui fait passer les pinceaux, pour donner un peu de relief à sa peinture. Il peut passer des heures à le regarder peindre, c'est un véritable modèle pour lui. Durant ce temps il lui raconte de nombreuses légendes polynésiennes, ce qui a le mérite de transporter le petit dans tout un monde magique et féerique. Il adore ces moments de partage où son père lui apparaît en véritable héros.

Les parents de Manoa sont très émus de voir leur fils retracer ses racines à travers cette fresque. Cette peinture les rapproche de leurs origines.

Il aura fallu au total plus d'un mois pour que Manoa ne parvienne à terminer son œuvre. Le patio est alors bien plus vivant, on y ressent une atmosphère très douce et une invitation à la rêverie.

Nombreux sont les clients qui viennent siroter un jus de fruit ou un cocktail autour des petits salons disposés sur cette petite terrasse, et qui profitent alors d'un tel tableau à grande échelle.

Lorsque Manoa s'apprête à le terminer, il vient y apposer en bas à droite sa signature.

Cette étape vient marquer certes la fin du tableau, son achèvement, mais également la libération de tout son passé.

A cet instant c'est le corps qui parle. Manoa ressent une violente nausée, et se met à tousser. Une toux si violente, qu'il a l'impression de vomir, de faire sortir du plus profond de ses entrailles une gêne, comme un poids trop longtemps retenu. Il a même l'impression qu'il va s'étouffer.

Moi qui suis dans la cuisine juste à côté, l'entend et arrive vite voir ce qu'il se passe.
- Manoa, Manoa que t'arrive-t-il ?

Manoa continue à tousser et se tient le torse avec sa main droite comme s'il était en train de suffoquer. Je m'affole, viens près de lui, pour l'aider à reprendre son souffle.
- Manoa, respire, tu es tout rouge, qu'est-ce que tu as avalé ?

Manoa, continue de tousser violemment, quand tout à coup, c'est un dernier effort, qui vient soulager cette quinte. Il est tout rouge, et tente de reprendre ses esprits.

Je l'invite à respirer calmement et lui sert un verre d'eau afin de le calmer.

- Manoa bois un peu, ça va te faire du bien.
- Oui Hanae, attend je suis un peu faible. Cette toux m'a vidé. Je me sens flottant…
- Mais tu as avalé quelque chose de travers ?
- Non pas du tout, je n'ai rien mangé, ni rien bu !
- Mais alors que t'est-il arrivé mon chéri ?
- Je n'ai pas compris…j'étais en train de signer mon tableau, lorsque je me suis senti nauséeux et ensuite je me suis mis à tousser violemment comme si j'avais avalé de travers. Comme si quelque chose était coincé dans ma gorge et que je faisais un effort pour le ressortir.
- Et tu as expectoré quelque chose ?
- Non rien du tout, c'est vraiment bizarre……

Manoa boit un peu d'eau et je vais lui chercher un peu de miel pour lui redonner des forces et surtout adoucir sa gorge. Il reprend rapidement des couleurs mais n'en reste pas moins interloqué.

- Je pense que j'ai compris Manoa ce qu'il s'est passé …
- Ah bon ? Et quoi ? Une allergie ?
- Non pas exactement…Terminer cette fresque a été pour toi une véritable libération. Tu te détaches de ce lourd passé, et ton corps a rejeté dans tous les sens du terme tout ce que pouvaient représenter ces lieux, la jalousie de ton oncle, ton mal être petit ….
- Tu penses qu'inconsciemment c'est possible ?
- Oui c'est possible…C'est super Manoa, tu as réussi à te libérer, tu vas pouvoir te sentir détaché de tout cela et cette peinture aura été la meilleure des thérapies. Et ton corps t'en

a donné la preuve. Tu as en quelque sorte vomi tout cet épisode. Tu l'as rejeté, tu l'as fait partir….
- C'est impressionnant Hanae !
- Oui mais le corps est capable de tellement de choses dont on est loin de se douter.

Manoa est figé. Mes propos paraissent si fondés et surtout si justes.

Désormais il en est certain, son passé est derrière lui, et il va pouvoir avancer dans sa vie, le cœur léger. Il en est convaincu, et cette symbolique de la nausée et du vomissement sont sans équivoque. Cette action représente le rejet, le dégoût, la manière de venir sortir tout ce mal qui avait été mis en lui.

Ces nausées émotionnelles sont des états profondément intenses. Par cet acte, Manoa y a mis définitivement un terme, il en a pris conscience.

Le soir venu, il discute avec ses parents de cet épisode. Ils parviennent enfin à comprendre l'origine du mal être qui l'a rongé pendant de si nombreuses années. Tevaito est conscient du mal que son frère a voulu faire à sa famille, cette jalousie excessive à Manoa.

Heureusement que Poe a rendu visite à cette guérisseuse qui est parvenue à libérer les blocages de Manoa. Depuis, il porte toujours autour de son cou son petit tiki de protection. Le même tiki que porte désormais Temoe. Je le lui ai mis accroché à sa chaîne cette année. Il a maintenant l'âge de porter ce bijou.

Le tiki, ici, a une place prépondérante et les croyances autour sont réelles.

Ils représentent un « homme dieu », une représentation humaine sculptée de façon stylisée que l'on trouve sous forme de statue, de tatouage ou de pendentif, en pierre, en os ou en bois.

Chaque partie du tiki possède une signification particulière. La taille de la tête du tiki est le symbole de sa puissance. Sa bouche qui est très étirée marque le défi qu'il lance à son adversaire. Les yeux reflètent son pouvoir divin et le savoir infini qu'il possède.

Le tiki est vénéré par tous, il représente les ancêtres et les dieux. Il se transmet de génération en génération et possède une grande valeur spirituelle. On leur reconnaît un pouvoir protecteur.

Chacun choisit celui qui lui apportera le bienfait recherché. Manoa et Temoe portent celui de la protection. C'est le Tiki Kane. Il offrirait un bouclier contre la plupart des dangers qui peuvent se présenter.

Il y a également Tiki Ku, qui apporte force et résilience, le tiki Lono qui promeut la paix et le tiki Kangala , dieu des mondes marins.

Le tiki ferait rayonner des pouvoirs magiques chez celui qui le porte ou autour de son habitation.

L'espérance d'un meilleur confort de vie, la confiance et l'assurance d'un avenir radieux.

Cette fresque terminée, Manoa peut reprendre ses entraînements de va'a.

Il y retrouve de telles sensations que pour la première fois de sa vie il se sent véritablement libre. Terminer cette peinture a eu un effet libérateur de tout son être. Même si son handicap physique est toujours bien présent, sa tête est libérée. Il se sent bien plus confiant et surtout légitime de sa réussite.

Avec Temoe, on passe de longues heures à le regarder ramer. Temoe ne va pas tarder à demander à son père de lui donner des cours de va'a. Il est de plus en plus intéressé et ça serait pour lui un fabuleux terrain de jeux, puis avec Manoa comme professeur, il aurait les meilleures bases de la pratique…

Un soir, alors que la journée s'achève et que nous sommes au bord du lagon, Manoa s'approche de nous pour passer un moment en famille.

- J'ai quelque chose à vous proposer…
- On va dans l'eau ?
- Non mon chéri, encore mieux …
- On fait un château de sable ?
- Pas du tout, mon chéri…là, c'est froid froid
- Dis Papa …

Je commence à sourire, je pense avoir compris la direction de la proposition de Manoa.

- Tu vas venir avec moi, et nous allons faire un tour en va'a tous les deux…
- Oh oui papa !!!! Trop bien !!!
- J'ai demandé à Vainui de fabriquer un petit siège juste pour toi et il l'a installé devant le mien, tu pourras m'accompagner !

Ce soir-là, Manoa n'aurait pas pu faire plus plaisir à son fils. Depuis que Temoe lui demandait de le prendre avec lui…il fallait sécuriser l'embarcation pour lui permettre de le prendre en toute sécurité, ce qui avait été ma première condition.

Faut dire et avouer que depuis l'accident de Manoa, je suis devenue très anxieuse. Ce drame a laissé en moi un traumatisme, et je m'inquiète toujours de trop lorsqu'il s'agit de Manoa ou de Temoe.

- Allez mon fils, suis-moi et mets ce gilet de sauvetage !
- Hanae, aide le à monter après moi…

Une fois tous les deux dans la va'a ils peuvent enfin avancer et découvrir ce plaisir de danser sur l'eau comme j'aime dire.

- On va où papa ?
- On va suivre le soleil mon chéri. On va aller tout droit, jusqu'à ce que le soleil se cache derrière l'océan et ensuite on retournera vers maman.

Le soleil est présent devant eux en ligne de mire. L'instant est si léger que la va'a semble flotter avec une telle grâce sur le lagon.

Je suis restée au bord de la plage si émue…Je réalise aujourd'hui un de mes plus grands rêves. Voir Manoa transmettre à notre fils sa passion. Celle qui l'a fait vivre, qui lui a donné des étincelles dans les yeux et qui a été son moteur, même lorsque le handicap est venu le terrasser.

- Regarde mon chéri, droit devant toi, regarde comme les couleurs changent, comme c'est beau…Ce soleil, qui se lève chaque jour, qui vient nous réchauffer, c'est la vie !

- « *Ahinata* », papa.
- Et c'est quoi qui te fait penser à Ahinata ?
- Il regarde toujours le soleil ! C'est mon dessin animé préféré !
- Ah voilà !!
- On ira papa…je veux voir Ahinata. Il est au Pérou…
- Je te le souhaite Temoe, de voyager tout autour du monde ! Ce sera formidable, j'en suis sûr !
- Avec toi Papa…

Manoa embrasse tendrement son fils sur sa petite tête. Il sait au fond de lui qu'un jour Temoe grandira et quittera leur petit cocon familial pour vivre ses propres expériences et sa propre vie. En attendant, il doit tout faire pour profiter de ces instants passés avec lui, pour venir construire de fabuleux souvenirs.

Ils poursuivent leur balade sur le lagon si paisible au coucher de soleil où seulement quelques petits bateaux voguent, ramenant les derniers touristes depuis les motus où ils ont passé leur journée.

Ce soir, Temoe s'endormira avec la seule sensation, d'avoir vécu un moment de pur bonheur avec son papa. Seuls tous les deux ils ont pu profiter du moment, s'autoriser même à rêver sur de futurs projets.

Je finalise les derniers détails de notre future escapade à Maupiti. L'île est très proche de Raiatea. En à peine trente minute d'avion on y parviendra. Sur place j'ai réservé dans une pension de famille, proposant des chambres avec accès pour les personnes à mobilité réduite. Cette pension est située côté motu oréa la « *Papahai* ».

Tout a été pensé dans les moindres détails. Je veux que ce premier voyage tous les trois soit parfait. Sur place je n'ai prévu que très peu d'activités. On souhaite surtout profiter du calme pour se reposer, se détendre et profiter des joies d'être ensemble.

Il y a également sur Maupiti un marae comme dans de nombreuses îles. On a prévu de s'y rendre afin de faire quelques photos des lieux.

La seule visite pour laquelle j'ai dû faire de nombreuses recherches, c'est la balade qui nous mènera aux pétroglyphes de Maupiti. Un lieu chargé d'histoire, dont Manoa a toujours été interpellé. Il s'agit de pierres sur lesquelles des dessins hiéroglyphes ont été réalisés. Une véritable richesse archéologique dissimulée en pleine forêt tropicale.

C'est dans la vallée de Haranae que se trouvent ces deux pétroglyphes. Il s'agit de crabes et tortues.

On n'emporte avec nous pour ce voyage que très peu d'affaires personnelles. Je suis la seule à pouvoir porter les bagages, et on veut voyager léger. Au pire on fera l'acquisition d'affaires supplémentaires sur place, mais maillots de bain, pareos, shorts et chaussures adaptées seront suffisants. Lorsque l'avion décolle de Raiatea, vient souffler un courant de liberté.

Pour Temoe c'est l'invitation aux moments de partages où lui seul attirera l'attention de ses parents. Loin des préoccupations quotidiennes on sera à ses petits soins. Il sera le héros du voyage. Et pour Manoa, c'est le synonyme de réussite familiale. Malgré le drame, et les soucis mis sur notre route, nous sommes parvenus à rester unis et surtout plein d'amour et de respect l'un envers l'autre.

Maupiti, sera alors la destination qui sonne comme un nouveau départ, un renouveau.

Nous sommes tous les trois si enthousiastes que lorsque l'avion survole Maupiti, on en pleure de rire.

Temoe, tout excité, bouge dans tous les sens, et l'hôtesse intervient pour lui demander de se calmer un peu. Elle lui propose alors un livre de coloriage. C'est un livre qui ne pouvait pas mieux correspondre. Il s'agit d'un célèbre lieu de Maupiti et il le reconnaît immédiatement :

- Papa, regarde le dessin !
- Montre …Ah oui, c'est un marae…Comme le marae de Raiatea.
- C'est où ?
- C'est le marae de Vaiahu !
- On ira tous les trois !
- On ira mon fils je te le promet, c'est à Maupiti, nous irons cette semaine…
  En attendant on va bientôt atterrir, regardez comme c'est beau.

Devant tant de joie, l'hôtesse ne dit plus rien. Elle nous laisse vivre ce moment avec tant d'intensité qu'elle est heureuse pour nous.

Arrivés dans le hall d'accueil du petit aéroport de Maupiti, les vahines viennent déposer autour de nos cous les célèbres colliers de tiare. Même si on a l'habitude de ces délicates attentions, le collier d'aujourd'hui n'a pas la même symbolique. C'est comme si c'était la première fois. Ça fait si longtemps qu'on ne s'est pas autorisés à prendre du temps pour nous deux. Comme une seconde lune de miel, la seule différence est que notre fils est présent. L'essentiel est là.

La pension de famille qui nous reçoit, est simple mais raffinée à la fois.

Les propriétaires ont mis en place quelques aménagements supplémentaires afin que Manoa puisse se sentir comme chez lui. Ils ont installé une table sur laquelle on prendra les repas sous une pergola à proximité de la plage. Le bungalow qui nous a été attribué est situé au beau milieu du jardin tropical bordé par de nombreux hibiscus, frangipaniers et bananiers. Un petit écrin de verdure.

Immédiatement, on se laisse tous les trois transporter par la magie des lieux. On a la sensation d'être dans un pays lointain de notre quotidien ce qui nous fait le plus grand bien. Oublier les obligations liées à la pension, oublier l'école pour le petit, et prendre soin de nous, voilà la seule occupation.

A cet instant, je prends mon téléphone et viens photographier ma petite famille. Je l'envoie à Fanou, pour la remercier et pour lui faire un petit clin d'œil. Elle me répond que plus tard dans la soirée avec un seul mot « *Te 'oa'oa* * ».

Les jours défilent paisiblement. Entre baignades et balades le long de la route bordant la plage et faisant le tour de l'île, les journées sont pleines de douceurs. On déjeune bien souvent dans des petits restaurants proposant des plats locaux avec des produits d'une grande fraîcheur.

Un jour, alors qu'on est en train de déguster le repas, sur le set de table où sont présentés les divers plats proposés par le restaurant, Manoa est interpellé par une carte de visite disposée autour du menu. Il s'agit d'un atelier où un artisan local fabrique de nombreux tikis en bois. Est noté sur sa carte qu'il propose des visites de son atelier sur rendez-vous.

- Regardez, il y un atelier de fabrication de tikis ici. On pourrait s'y rendre !
- Oh oui j'adorerai…
- Des tikis comme ce qu'on a autour de nos cous papa ?
- Oui c'est ça mon chéri. Nous avons les deux mêmes, le tiki Kane.
- Et maman, elle n'en a pas papa ?
- C'est vrai oui, maman n'en a pas. Elle a sa jolie bague que je lui ai offerte lorsque tu es né !
- J'ai aussi ma perle autour de mon cou que les parents de Leilani m'avaient offerte à Manihi !
- Mais tu n'as pas de tiki maman ?
- Non je n'en ai pas mon chéri.
- Alors on va en acheter un pour toi maman. Comme ça on sera pareil tous les trois.
- Allez, je téléphone à l'artisan pour savoir si on peut aller le voir.

Manoa le joint par téléphone et il lui donne rendez-vous pour le lendemain dans la matinée.

En terminant le repas, on décide de se rendre sur le site archéologique dans la vallée de Haranae où se trouvent les pétroglyphes.

Manoa peut accéder au lieu puisqu'il y a un petit chemin qui y mène. Il est donc accessible aux personnes en fauteuil roulant.

On se gare sur le parking bordant la route à la sortie du village de Vaiea et commençons à faire la balade qui s'insère peu à peu dans la végétation luxuriante.

Le chemin est bordé de fleurs odorantes ce qui rend la balade très agréable et qui devient rapidement une invitation à la rêverie et à l'évasion. Ce lieu hautement spirituel est un lieu quelque peu magique.

A mi-chemin du parcours, on découvre une personnalité de Maupiti. Un célèbre tatoueur, Tihoti, qui a installé dans une paillote un petit salon de tatouages. En effet ici, le tatouage est culturel. Rien de commun avec ce que l'on peut connaître dans le reste du monde. La force, la beauté, la symbolique et le fond culturel sont impressionnants.

Ce tatoueur a fait le choix de s'installer au plus près de la nature, afin de venir y puiser son inspiration. Ici peu de tatouages sont identiques, il laisse libre cours à son imagination en fonction de son client. Le tatouage se veut alors personnalisé et toujours plus original.

Te Oa'oa : bonheur

Une œuvre unique. Manoa est fasciné par son travail, et explique à Temoe la signification des siens. Un jour il voudra se faire tatouer lui aussi, c'est certain, donc pour Manoa il est très important que Temoe connaisse la véritable tradition qui est à l'origine ainsi que la symbolique. Histoire de tradition, histoire de famille à perpétuer et surtout à valoriser.

Cet art réalisé sur un support vivant, établit un contact, un rapport de confiance entre le tatoueur et celui qui portera cette marque à vie, comme une nouvelle peau qui vient représenter sa personnalité. Le tatouage est bien souvent représentatif du courage, de la force, de la protection, de la nature , des liens familiaux et même de fierté.

La création et la beauté des motifs, c'est la passion et toute la vie de Tihoti.

Il se fait un véritable plaisir de transmettre sa passion aux touristes qui osent pénétrer dans son merveilleux fare.

Il trouve toujours un petit mot pour accueillir ses admirateurs.

Notre petite famille poursuit tranquillement son chemin et parvient peu à peu à atteindre le lieu célèbre où se situent les pétroglyphes de Haranae. C'est encore plus fascinant et beau que ce qu'on avait pu voir en photo. L'atmosphère est assez fascinante. On en ressent le mystère qui a pu s'inscrire ici. On s'approche doucement des diverses pierres où ont été gravés les deux dessins. D'un côté les tortues marines gravées dans de grands rochers nichés dans le lit d'un petit ruisseau et de l'autre côté les crabes.

Lorsqu'on arrive, on est véritablement fascinés. On regarde en même temps le guide qu'on a emporté avec nous, afin de comprendre le mystère des lieux.

Temoe se décale et vient s'amuser à reproduire les dessins sur le sable autour du lit de la rivière. Il y voit un vrai terrain de jeu.

- Temoe, vient goûter avec nous j'ai emporté des fruits et des beignets !
- Attends maman, je dessine…

- Tu continueras après mon chéri, viens avec nous, on va s'installer sur la table au bord du ruisseau.

On s'installe pour profiter à la fois de la fraîcheur des lieux mais aussi de la vue sur la vallée en dessous. Le lieu est magique. Manoa peut y accéder sans problèmes.

- Vous viendrez voir, mes dessins tout à l'heure ?
- Bien sûr Temoe…qu'as-tu dessiné ?
- Les tortues et les crabes. J'irai chercher du bois pour faire les bords…
- Super idée, mon chéri !

Le goûter est bienvenu. Même si la balade n'a pas été très longue, Temoe est toujours affamé à l'heure du goûter. Et puis ces beignets « *Firi Firi* » sont ces gâteaux préférés.

Je les ai achetés un peu plus tôt dans la journée dans une petite épicerie située sur la route du marae.

J'ai prévu un jus de pamplemousse pour accompagner ces petites gourmandises. L'instant est parfait, tous les ingrédients sont présents pour en faire un merveilleux souvenir.

Comme on dispose de quelques heures avant le coucher de soleil, on reste un peu plus longtemps que prévu. Pendant que Manoa en profite pour faire une petite sieste allongé à l'ombre des bananiers, Temoe revient au bord du ruisseau pour poursuivre ses dessins.

- Que cherche tu Temoe ?
- Des bouts de bois papa !

- Tu devrais regarder si tu ne vois pas dans l'eau, des *puhi** aux yeux bleus…
- Des quoi papa ?
- Des anguilles Temoe…c'est un poisson qui ressemble à un serpent d'eau. Cette espèce est longue de quasiment deux mètres et a la particularité d'avoir les yeux bleus, il doit y en avoir ici !
- Des yeux bleus ????
- Oui Temoe, les yeux bleus…c'est rare c'est une espèce d'anguille qui est véritablement sacrée, divine, voire prestigieuse. Un animal protégé qui se trouve dans les rivières.
- Ouahhhhh…j'aimerai bien en voir une !
- Regarde, sois attentif ! Si tu en vois une, c'est un bon présage, un signe sacré !
- Si je la vois faut que je fasse un vœu ?
- Tu peux oui…ici on raconte que c'est une bonne prophétie. Que voir une anguille aux yeux bleu est rare et surtout le signe que quelque chose de beau va arriver…
- Bien moi, je sais ce que sera mon vœu…il sera pour toi papa !
- Tu es adorable Temoe…regarde alors, mais ne t'éloignes pas trop !

Temeo passe un long moment à sauter de rochers en rochers les yeux rivés vers la rivière à tenter d'apercevoir cette fameuse *puhi* aux yeux bleus.

Il ne la verra pas cette fois, mais il est certain qu'à chaque fois qu'il s'approchera désormais d'une rivière, il pensera à cette anecdote à la recherche de ce poisson aux yeux bleus.

Puis il s'éloigne un peu de la rivière pour ramasser quelques brindilles pour réaliser son tableau.

Il revient vers ses dessins pour les continuer. Il lui manque ensuite de quoi faire les yeux des animaux. Il revient sur le côté pour creuser dans cette terre plutôt humide pour attraper quelques petits cailloux. Tous les cailloux sont plutôt gris ou noirs et Temoe à la recherche de cailloux blancs ne trouve pas son bonheur.

Il décide alors de gravir quelques pierres pour atteindre un bout de terre située un peu plus en hauteur. Je l'observe et m'inquiète :

- Temoe, où vas-tu ?
- Je vais chercher des cailloux blancs !
- Pourquoi ? Il y en a des cailloux ici dans l'eau…
- Mais pas de blancs, c'est pour faire les yeux !
- Fais attention de ne pas glisser !
- Oui maman…

Une fois que Temoe est parvenu à gravir les quelques pierres, il arrive sur ce petit bout de terre plat. Le sol est essentiellement couvert de terre et de sable mélangé. Temoe creuse avec ses petits doigts pour trouver quelques cailloux. Peu à peu, il parvient à en trouver de très jolis. De plusieurs couleurs même. Il a l'impression de trouver de véritables trésors. Il choisit les plus jolis et repose les autres.

Il continue à creuser en surface quand tout à coup il aperçoit le bout arrondi d'un caillou qui lui apparaît plus brillant que les autres. Il tente de l'attraper mais il n'y parvient pas. Il se sert alors de ces petits ongles pour venir creuser sur les bords du caillou qui paraissent avoir été taillés.

C'est alors que le reflet des rayons de soleil viennent illuminer cette pierre. Comme si elle détenait un pouvoir magique.

Temoe est fasciné, il se met à creuser à toute vitesse pour découvrir ce petit trésor. Petit à petit, il se rend compte qu'il ne s'agit pas d'un simple caillou mais que cette pierre possède de nombreuses formes.

Lorsqu'il parvient enfin à la sortir de la terre, il tient au creux de ses petites mains, un petit personnage en pierre. Avec ses petits doigts il décolle la terre qui en recouvre partiellement les formes. Il découvre devant lui, une petite statuette sculptée dans une pierre.

Temoe est très surpris, car il lui semble connaître ce personnage. Quand tout à coup, il fait le rapprochement avec le tiki qu'il porte autour de son cou.

Ce n'est pas n'importe quel personnage. Il s'agit d'un tiki polynésien.

Il le nettoie, et le dépoussière et lui apparaît encore plus brillant. Il a quelques rayures. Il doit dater de quelques années. Il a peut-être été mis là pour protéger le lieu ? Ou bien peut être quelqu'un l'a perdu ou oublié ?

Temoe est si content, il a la sensation d'avoir trouvé un véritable trésor. Il décide de le garder pour lui et de le cacher dans la petite poche de son bermuda. Ce sera son premier trésor, il sait que le tiki est sacré et celui-là lui rappellera cette fabuleuse île de Maupiti. Il s'imagine déjà, en train de jouer dans sa chambre avec ses petits personnages tout en se servant de ce tiki en tant que maître du village.

Lorsqu'il arrive à côté de nous, je suis en train de lire et Manoa écoute de la musique. On se repose paisiblement.

Temoe revient au bord de la rivière pour terminer son tableau. Il décide alors de sortir son trésor pour le nettoyer dans l'eau du ruisseau. Le tiki devient alors étincelant. Il prend conscience à ce moment-là, qu'il a peut-être trouvé quelque chose de magique. Il l'enfouit dans sa poche comme s'il avait trouvé une pépite d'or.

Je m'approche du dessin avant de quitter les lieux pour prendre en photo le tableau de Temoe afin de le montrer à Manoa qui ne peut accéder au bord de la rivière avec son fauteuil roulant. Il a reproduit tous les détails, c'est assez impressionnant pour son âge. Il est certainement comme Manoa très manuel et habile de ces doigts.

Lorsque Manoa voit la photo de la réalisation de son fils, il en est très fier.

On décide ensemble, qu'une fois de retour à Raiatea, nous irons chez le photographe afin de la faire développer pour ensuite l'accrocher dans la chambre de Temoe.

Le soir venu, Temoe allongé dans son lit, dans une alcôve à côté de notre chambre, allume sa lampe de chevet afin de regarder son petit trésor. Il le tient au creux de ses petites mains. Il en ressent immédiatement une telle fierté mêlée à de la curiosité. Ce tiki est précieux à ses yeux. Il va lui servir lors de ces longues parties de jeu. Il pourra lui attribuer le rôle de chef, et projeter même d'y réserver une place de choix sur son étagère où sont disposés l'ensemble de ces personnages. Ce soir il s'endort le tiki serré dans sa main.

Le lendemain matin, il retrouve son tiki posé à côté de son bras. Pendant la nuit sa main a dû le lâcher. Il le récupère immédiatement et décide de le cacher dans la poche de son doudou, qui n'est autre qu'une peluche en forme de tortue avec une fermeture éclair sur la partie ventrale. Il vient y glisser le tiki qui sera en lieu sûr. Personne ne vient vérifier cette poche, c'est son endroit secret. De cette manière, il pourra ramener son tiki chez lui sans soucis et surtout sans que personne ne vienne le découvrir.

Cette nouvelle et dernière journée passée à Maupiti va être réservée à la découverte et visite de l'atelier de Tiki dont Manoa a découvert la présence sur le set de table du restaurant. L'artisan nous attend en milieu de matinée. J'espère que cela sera suffisamment animé et ludique pour que Temoe puisse participer.

Lorsqu'on arrive devant l'atelier, Rahiti, le sculpteur nous attend assis sur un banc. Il nous accueille avec beaucoup de gentillesse. Il a ajouté une planche devant la porte afin que Manoa puisse accéder à son atelier facilement.

Il est disposé juste à côté de son habitation au bord du lagon. Une boutique disposant de grandes fenêtres ouvertes sur l'océan ce qui permet à Rahiti de venir y puiser son imagination. A l'entrée, sont déposés deux énormes tikis gravés dans de la pierre calcaire, d'une blancheur reflétant la lumière du soleil. C'est saisissant. Il maîtrise son savoir-faire qu'il perpétue depuis de nombreuses années, avec toujours les mêmes gestes, la même patience. Peu à peu, le tiki prend vie dans son atelier et à chaque statuette réalisée, il ressent toujours la même envie de créer, de se surpasser, de donner vie au tiki personnalisé qui correspondra à la perfection à son client.

Temoe est immédiatement fasciné par le nombre impressionnant de tikis estampillés sur les étagères. Il y en a de toutes tailles et de toutes sortes, en bois, en pierre...Des bijoux, des pendentifs, des statuettes.

Je suis tout à coup interpellée par l'étagère du haut. Je m'en approche et reste sans voix devant une bouteille.

Rahiti s'en aperçoit et me dit :

- Elle est belle cette bouteille …je l'ai trouvée au bord de la plage, déposée sur le sable un matin alors que je faisais ma balade quotidienne.
- Tu l'as trouvée sur le sable ?
- Oui, juste devant mon atelier, là, au bord du lagon…
- Mais c'est incroyable !!!!

Manoa s'approche de moi, ne comprenant pas très bien de quoi s'agit-il.

- Est-ce que tu peux me la montrer ?
- Oui, oui, tiens…
- Mais c'est ma bouteille !!! Et il y a toujours le papier à l'intérieur !!!
- Ta bouteille ? Je ne comprends pas…
- Il y a plus de six ans, j'ai lancé cette bouteille à la mer. Je la reconnais, avec la fleur de tiare sérigraphiée. C'est la mienne !!!
  Tu ne l'as pas ouverte ?
- Si, bien sûr, que si, je suis très curieux !! J'ai même eu une pensée pour l'auteur du mot…j'espérais qu'il revienne vers elle.

A ce moment-là, Manoa commence à comprendre la signification de cette bouteille et d'autant plus le mot inséré à l'intérieur…

Je saisis la bouteille, l'ouvre, et m'approche de Manoa pour lui lire le contenu :

« *Mon vœux le plus cher, te revoir Manoa* »

- Mon vœu s'est réalisé !!!

Manoa me serre la main, devant Temoe et Rahini qui sont saisis par l'émotion de la scène qui se joue devant eux.

Cette bouteille à la mer a bien choisi son destinataire. Il n'y a pas de hasard, il n'y a que des coïncidences. Cette bouteille prônait depuis de nombreuses années sur cette étagère, et aujourd'hui je suis présente, pour venir la récupérer et surtout pour annoncer mon bonheur à celui qui a su la conserver intacte.

Je suis touchée par tant d'émotions et surtout par tant de magie, qui a bien voulu opérer pour moi et pour Manoa.

Ma grand-mère serait si fière et surtout témoin une nouvelle fois de la réalité de ce trésor qu'elle nommait « *secret à la mer* ».

Cette bouteille, je vais la remporter pour venir la déposer à mon tour sur l'étagère de notre chambre en signe d'espoir.

Rahiti propose des ateliers afin d'initier les touristes à la création d'un tiki. Un de ces ateliers est spécialement conçu pour les enfants. Temoe est tout de suite intéressé. Il est très créatif et très habile de ses mains. Après la peinture avec Manoa, le voilà maintenant en train d'apprendre à sculpter un tiki.

Rahiti commence son atelier par une démonstration de son savoir ancestral. Il choisit d'abord le bois qui servira à réaliser la statuette.

Ensuite il dessine les contours au crayon puis vient le sculpter avec divers couteaux à bois. Peu à peu le tiki prend vie.

Pour ce qui est de l'atelier pour enfants, Rahiti réalise la sculpture en fonction du choix de Temoe et nous propose ensuite de venir effectuer le polissage et le vernissage.

Temoe est sous le charme. C'est véritablement fascinant d'entrer dans les secrets de l'atelier d'un artisan. En véritable passionné, il nous dévoile peu à peu son savoir-faire et nous transmet l'amour pour ces créations, on est si enthousiastes.

Une fois le petit tiki créé par Temoe, il le prend délicatement, comme s'il venait de réaliser un véritable trophée.

- Regardez papa, maman le tiki que j'ai fait ….
- Il est splendide Temoe, tu vas pouvoir l'installer sur l'étagère de ta chambre à côté de tes personnages favoris !
- La tradition veut que, Temoe, lui répond Rahiti, tu le gardes dans ta chambre en signe de protection.
- Alors je le mettrais juste à côté de ma petite lampe en forme de coquillage lui répond Temoe.

Il est si content que son sourire reste presque bloqué. Avoir la satisfaction de réaliser quelque chose de ses mains est très valorisant. Et puis Rahiti sait y faire avec les enfants, il a les mots justes pour les encourager et les féliciter. Il poursuit son atelier par une courte explication concernant l'origine des tikis et leur signification. Certains ont la spécificité de protéger, d'autres de guérir, d'autres de donner force et courage ou encore donner la paix.

La seule chose que Temoe retiendra de cette visite c'est que les tikis servent à protéger et à guérir celui qui le porte ou le met à disposition dans son habitation, à condition que ce même objet ait été réalisé, offert et acquis dans de belles énergies.

J'en achète un en pierre blanche pour l'installer dans le patio de la pension juste à côté de la fresque peinte par Manoa.

Lorsqu'on quitte cet atelier, on a l'impression d'avoir vécu un moment si authentique que c'est certain, il restera gravé dans nos têtes pour longtemps.

A la fin de la journée, Temoe compare son tiki qu'il vient de réaliser avec celui qu'il a trouvé la veille au site archéologique, et il y trouve une ressemblance. La seule différence est qu'un est en pierre et l'autre en bois mais mis à part ça ils ont tous les deux les mêmes caractéristiques, la même morphologie.

Immédiatement Temoe attribue à son tiki en pierre un pouvoir magique. Il lui parle tout bas en murmurant :

> *« Mon joli tiki, tu vas être le tiki de la guérison. Tous les jours je vais te parler, et je vais te demander de m'aider pour que mon papa puisse guérir. Je voudrais tant que mon papa puisse un jour remarcher... ».*

Il remet le tiki en pierre dans sa tortue et installe le tiki qu'il a fabriqué en bois sur sa petite table de chevet. Il nous rejoint ensuite installés sur la terrasse du fare en train de déguster un cocktail avec comme merveilleux tableau, le coucher de soleil sur le motu. La vue est saisissante de beauté. On en profite pour se remémorer ensemble les fabuleux moments passés ici.

- C'est une superbe île Maupiti, dire qu'on habite juste en face et qu'on n'y était jamais venus….
- C'est vrai Manoa…on y reviendra je pense, j'aimerai essayer à mon tour de réaliser un tiki !
- Voilà, un joli motif et un joli projet Hanae !
- Moi j'aimerai revenir, dit Temoe, pour monter en haut de la montagne et voir de là-haut notre île Raiatea !
- J'aimerai moi aussi mon chéri, mais il y a un seul sentier pédestre qui y accède et il est très pentu et dangereux, avec mon fauteuil je ne réussirai pas…
- Un jour papa, un jour tu remarcheras !
- Ça tu me l'as déjà dit Temoe, mais je ne sais pas…sinon je resterai en bas et je te suivrai avec les jumelles en train de gravir cette montagne !
- Non papa tu viendras avec moi et maman aussi, nous irons tous les trois !!

On se regarde avec Manoa avec un air soucieux mais rêveur. Si seulement il pouvait retrouver l'usage de ses jambes, la vie serait différente…Nous referions toutes les activités dont ce drame nous a privé…mais tout compte fait, nous avons été privés de quelques loisirs mais ça ne nous a pas privé de l'essentiel, l'amour. On a réussi à s'adapter, à réinventer notre vie, pour la poursuivre et continuer à oser rêver !

Lorsque le lendemain on quitte Maupiti, c'est avec une pointe de mélancolie mais surtout la sensation d'avoir accompli un rêve. Ce voyage nous a quelque peu métamorphosés et nous a fait prendre conscience de la valeur inestimable que représente notre petite famille. A tous les trois on est invincibles, plus forts et surtout unis.

Le retour à la pension est plus léger. Je m'empresse d'installer le tiki en pierre blanche dans le patio. Manoa me conseille sur la juste place.

- Tu devrais le décaler vers l'hibiscus je pense !
- A côté de la pancarte « *Poeiti* » ?
- Oui, mets-le entre la pancarte et l'arbre à pain...
- Voilà, c'est parfait ! Moi j'adore !
- Moi aussi j'adore, c'est juste ce qu'il manquait en fait...
- Et ce qui est encore mieux, c'est que ces trois objets ont une grande symbolique pour nous !
- C'est si vrai !

On recule pour mieux observer ce merveilleux tableau. C'est assez traditionnel mais surtout c'est à notre image et surtout riche de sens.

Temoe quant à lui rejoint directement sa chambre afin d'y déposer le tiki réalisé lors de l'atelier. Il suit à la lettre les conseils prodigués par Rahiti. Il le dépose à côté de sa lampe en forme de coquillage, pour que le tiki veille sur lui pendant son sommeil.

Il s'assoie sur son lit pour venir récupérer celui en pierre qu'il a pris grand soin de cacher dans sa peluche afin que personne ne puisse le découvrir. C'est son trésor à lui, et lui seul doit en avoir la connaissance. Il réfléchit quelques instants à sa véritable place.

S'il le met sur l'étagère avec l'autre tiki, on risque de le découvrir et son secret sera dévoilé. Il doit trouver un lieu plus sûr. Un lieu où lui seul y a accès. Quand soudainement il s'approche de sa tirelire. Elle est en forme de bénitier. Mais elle s'ouvre de par dessous.

L'espace à l'intérieur est suffisamment grand pour contenir la petite statuette en pierre. C'est décidé, Temoe va y cacher son tiki. Personne n'y regarde jamais dedans. Elle lui a été offerte par Leilani lorsqu'elle est venue à Raiatea à ses dernières vacances. Y est gravé dessus Temoe. Loin d'être une tirelire, elle fait office désormais de boite à secret.

Avant de refermer le bénitier, Temoe prend son tiki dans ses mains et lui confie son secret :

> *« Mon tiki, aide-moi s'il te plait, je voudrai tant que mon papa soit guéri, qu'il puisse remarcher pour venir avec moi en haut de la montagne ».*

Il le dépose dans le bénitier et va le poser sur son étagère à côté de ses personnages favoris.

Au fil des jours, Temoe entretient de véritables conversations avec ce tiki. Il lui fait office d'ami imaginaire, celui à qui il confie tous ses secrets, ses joies et ses peines. Il lui trouve même un petit nom, comme à un doudou à qui l'on attribue une confiance sans faille.

Il le surnomme alors spontanément « *Lilo* » comme l'île aux trésors. Pour Temoe, Maupiti représente une île à part, une île qui regorge de trésors, et ces trésors sont pour lui ses fabuleux tikis.

Pour un petit garçon de presque quatre ans, trouver un trésor est quelque chose de merveilleux, mais y attribuer des pouvoirs magiques est encore plus incroyable. Un monde bien à lui, un monde où il s'autorise à rêver et espérer que son papa puisse remarcher.

Chaque soir, lorsque Temoe rejoint sa chambre, il sort délicatement son tiki et vient le serrer au creux de ses mains et instinctivement le rapproche de son cœur. Il lui murmure alors tout bas pour n'éveiller les soupçons de personne, chaque jour la même demande :

> « *Lilo, aide-moi, mon lilo. J'aimerai tellement que mon papa puisse remarcher. Que papa puisse m'accompagner en haut de la montagne pour voir les étoiles de plus près…* »

Ce petit rituel devient pour Temoe sa façon bien à lui de garder espoir, de garder la foi. Il sent au plus profond de son cœur, qu'un jour son papa va remarcher, même si nous lui avons expliqué à de nombreuses reprises qu'il n'y avait que peu d'espoir, Temoe lui y croit.

Pour un enfant, voir la vie avec le regard d'un adulte, paraît si compliqué et surtout si triste. Il est plein de vie, débordant de vitalité et de projets, n'espérant qu'une seule chose, pouvoir partager son rêve avec son père. Il imagine ce moment, où il pourra retourner à Maupiti et gravir la montagne pour observer d'en haut son île chérie, Raiatea.

Il cache son tiki, son lilo, dans son bénitier. La cachette est superbe, personne ne le trouvera jamais, c'est certain.

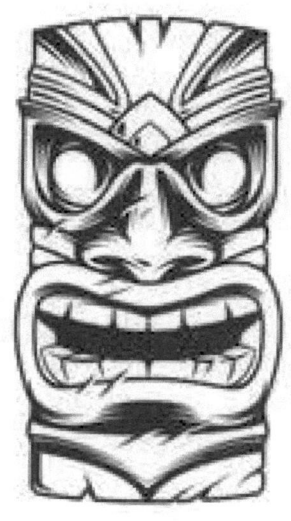

"Le cocotier doit avoir les pieds dans le sel

et la tête dans le feu"

Proverbe Tahitien

Le quotidien reprend peu à peu à la pension « *Poeiti* »

J'ai décidé de reprendre la danse. J'ai créé une petite école de tamure pas très loin de la pension. J'y accueille des petites danseuses de moins de dix ans. Je m'y consacre deux après-midi par semaine. Ma bienveillance et mon expérience font de moi une excellente professeure. Les enfants m'apprécient beaucoup, et j'y prend beaucoup de plaisir.

Depuis les années où je participais à de nombreux shows, la vie a bien changé. A présent mon emploi du temps ne me permet plus de danser aussi intensément, mais ce nouveau rythme me convient à merveille. La danse fait à nouveau partie de ma vie, de mon quotidien, car lorsque je ne donne pas de cours, je ne peux m'empêcher de réaliser les chorégraphies ou encore confectionner les futurs costumes que porteront mes petites vahines lors des spectacles.

Il arrive même, quelquefois, que mes danseuses viennent à la pension pour danser devant les clients toujours plus ravis de l'accueil que nous leur réservons. J'ai véritablement réalisé mon rêve. « *Poeiti*" est désormais reconnue comme un lieu de grande qualité à Raiatea, où les prestations proposées égalent les plus grands hôtels de luxe de toute la Polynésie. A taille humaine, mais surtout un havre de paix au beau milieu du pacifique.

Manoa poursuit ses entraînements au sein de son association, et il commence même à donner des cours de para va'a. Son équipe projette de participer aux courses à Papeete. Un moyen de faire évoluer son engagement pour cette pratique et de mettre à profit ses nombreuses qualités de coach dont il excelle. Manoa sait être combatif, sait comment motiver une équipe mais il sait surtout avoir beaucoup d'empathie pour ses coéquipiers qui comme lui souffrent du même handicap. Leurs parcours similaires leur permettent de s'entraider, de se soutenir et surtout de traverser ensemble les doutes, les peurs mais aussi de célébrer les réussites, les évolutions, les progrès. Car seul on avance mais à plusieurs on va plus vite.

Fort de tant de qualités, Manoa en plus d'être le créateur de cette association, a été sollicité afin d'être le parrain d'une nouvelle association en projet sur l'île de Moorea.

Cette même île, sur laquelle, on s'est rencontrés, il y a plus de six ans maintenant.

Une belle et merveilleuse histoire d'amour entre nous deux. On était jeunes, pleins de projets et d'insouciance. La vie nous a fait nous mesurer à de nombreux bonheurs mais aussi à des tragédies, des soucis et de nombreux challenges. On a toujours su garder espoir et courage. Une foi inébranlable et surtout cette envie incessante de se surpasser et d'avancer. Ensemble, on est plus fort, on se soutient, et surtout on fait des projets communs, pour partager et rester toujours plus unis l'un envers l'autre. Notre petit Temoe, est notre plus belle réussite.

Ce petit garçon est si doux et surtout si compréhensif. Du haut de ses quatre ans, il est plein de projets. Il fait d'énormes progrès en va'a et Manoa est si fier de lui. Il projette en lui, tout ce qu'il n'aura pas pu réussir. Manoa rêvait de participer aux jeux olympiques de va'a. Son accident l'en a empêché.

Il pense désormais y participer en handisport. Cela sera pour lui un nouveau projet, un nouveau défi. Toujours plus loin, toujours plus haut. Les projets nous permettent de rêver, de grandir, de se surpasser mais surtout ils permettent d'y croire et d'avancer dans la vie. Car sans projets, on meurt à petits feux. Les projets sont l'essence même de l'homme.

Le handi sport lui a permis de rêver à nouveau et d'y croire. Sans cet échappatoire, Manoa n'aurait certainement pas réussi à reprendre goût en la vie avec autant d'intensité. L'adrénaline qu'il ressent chaque fois qu'il remonte dans sa va'a est inégalable. C'est comme une drogue, sa drogue. Dans sa va'a, il oublie tout, ses soucis, tout comme son handicap. La seule chose qui l'obsède à ce moment-là, c'est se surpasser, avancer plus vite et surtout s'évader.

Lors de son séjour à Tahiti, pour rencontrer les organisateurs de la future association de Moorea de va'a handisport, Manoa doit se rendre à l'hôpital pour effectuer de nouveaux examens et faire un bilan de son handicap.

Son état est stable depuis de nombreuses années. Il a toujours une insensibilité partielle des membres inférieurs. Même si la reprise du sport lui permet de maintenir une musculature suffisante pour la pratique de la va'a, il n'y a pas eu d'effet progressif sur son incapacité à marcher. Il bénéficie d'un suivi régulier par une équipe de kinésithérapeutes qui l'aident à entretenir ses membres supérieurs. Quant à moi je lui prodigue de nombreux massages afin de faciliter une bonne circulation sanguine et circulation énergétique dans ses jambes. Manoa est très entouré et vit désormais son handicap avec plus de facilités et surtout il tente d'en faire une force pour avancer différemment.

Revenir dans ces lieux est toujours très angoissant, peur du diagnostic, peur de cet inconnu.

Il doit passer un IRM, pour vérifier l'état de sa moelle épinière, et des examens complémentaires afin de faire un bilan neurologique.

Je l'accompagne dans le cabinet du médecin qui va venir poser un diagnostic.

- Manoa, ton état de santé général est bon. Les examens sanguins sont excellents. On note également les effets bénéfiques de la reprise sportive régulière sur ton corps. Tu as suffisamment de force pour pratiquer la va'a et je valide également ton inscription pour les jeux olympiques. Tu vas pouvoir y participer sans problèmes et d'ailleurs je t'y encourage ! L'insensibilité partielle des membres inférieurs est toujours présente. Le retour des sensations est progressive. Ce qui est encourageant, ton handicap n'est peut-être pas définitif. Ta motricité a bien évolué grâce à ton auto rééducation, je te félicite Manoa !
- Que dois-je faire pour espérer une telle amélioration ?
- Rien de spécial Manoa. Poursuis la pratique sportive et garde toujours courage, toujours.
- Je suis tellement content, c'est un projet qui me tient tant à cœur. Mon rêve était d'y participer au moins une fois dans ma vie…Ce ne sera pas en catégorie va'a professionnelle mais en para va'a.
- Le principal Manoa, c'est que tu y participes. Tu sais, tu reviens de loin. Ton accident a été d'une telle violence que ça aurait pu être fatal !
- Je mesure jour après jour, la chance que j'ai de vivre. De voir chaque jour, le soleil se lever, être aux côtés d'Hanae et de Temoe. Le voir grandir et lui transmettre ma passion. Cet accident a changé ma vie, mais aujourd'hui, je suis reconnaissant de ce que la vie m'offre, tous ces petits bonheurs quotidiens, qui peuvent ne paraître rien, mais qui à mes yeux sont de véritables miracles.

- Tu es très fort Manoa, autant physiquement, que psychologiquement. Je vais te donner un conseil. Tu devrais écrire ton histoire Manoa, ton parcours. Tu aiderais beaucoup de personnes, vivant des choses similaires aux tiennes. Ton blog est vraiment une source d'espoir, un livre le serait d'autant plus.
- Mais je n'ai jamais écrit. Ça je ne sais pas faire….
- Tu verras plus tard, laisse-toi du temps…un jour peut-être l'envie viendra, et partager ton parcours te libérera mais surtout guidera beaucoup d'autres personnes qui trouveront en toi la force qu'ils cherchent depuis longtemps…
- Je ne sais pas ! Pour le moment je vais me préparer à ces jeux olympiques, ça c'est un vrai rêve d'enfant !
- Lorsque tu y seras, envois-moi une photo, je serai tellement fier de toi !
- Tu seras le premier à qui je penserai lorsque je commencerai la course !
- Ça me touche, tu sais Manoa. Mon métier peut paraître bien impersonnel, mais ton parcours m'a marqué. Tu es si déterminé, c'est un vrai exemple pour nous tous.
- C'est ce que m'a appris ma grand-mère, ne jamais renoncer et toujours garder la foi !
- C'est une parole pleine de sagesse à laquelle j'adhère totalement.

On quitte l'hôpital avec beaucoup d'espoir. Un beau projet pour Manoa, avec cette simple feuille de papier, qui n'est autre que l'attestation du médecin accordant son autorisation pour qu'il puisse participer aux futurs jeux paralympiques de va'a. Il le tient comme un véritable laisser passer, un sésame, regroupant à lui seul tant de rêves, d'espoirs et surtout de projets.

Et entrevoir une toute petite lueur d'espoir rien qu'à l'idée de pouvoir avoir à nouveau un jour de la force dans ses jambes. Pouvoir rebouger ses pieds, ses mollets, ses cuisses…Tout cela donne à Manoa, une véritable bouffée d'air, l'envie d'y croire à nouveau, y croire encore.

En attendant sa future participation aux jeux paralympiques, il ne ménage pas ses efforts pour améliorer son état. Les encouragements du médecin ont eu sur lui l'effet de décupler sa motivation. Il mène de front son association à Raiatea, il a mis en place l'association de Moorea et il s'entraîne pour les jeux olympiques. Ils auront lieu dans quelques semaines. Ce temps sera imparti pour accroître ses performances mais aussi pour être en forme optimale.

J'ai choisi de l'encourager au mieux, et je passe tout mon temps libre à l'aider dans ses entraînements et dans l'organisation de ce futur déplacement. Ces jeux auront lieu en métropole. L'occasion pour nous de venir visiter Paris, la capitale, et de rendre visite à Maeva, la sœur de Manoa qu'on ne voit que très rarement.

On va faire le voyage en famille, puisque Moeata et Tevaito seront également de la partie. Ils souhaitent soutenir leur fils et l'encourager dans son parcours qui est à leurs yeux exemplaire.

Ils sont d'un soutien sans faille pour nous. Une petite famille où l'amour, le respect mutuel, le partage et les échanges du cœur sont notre base. L'essentiel de la vie, le moteur pour avancer avec détermination, force et courage, vers un avenir plus léger.

Manoa devra concourir aux épreuves de para va'a en parcourant une épreuve unique de sprint de deux cent mètres d'efforts intenses, pour une confrontation directe avec les autres participants. Cette pratique de va'a est proposée pour de nombreux handicapés et Manoa va pouvoir mesurer ses capacités et son endurance face à des coéquipiers tout aussi motivés et préparés que lui.

C'est un véritablement aboutissement dans sa carrière qu'annonce cette épreuve. La réalisation d'un rêve et surtout la preuve que tout est possible. Que les seules limites sont bien souvent celles que l'on s'impose seul. Qu'avec force, courage et détermination on est capable de franchir des montagnes. Y croire toujours et ne jamais renoncer, voilà la clé de la réussite.

Et quelle belle réussite, que Manoa nous offre avec ces jeux paralympiques.

Il décroche la médaille de bronze. Une véritable prouesse mais surtout il s'est prouvé à lui-même qu'il pouvait y arriver. Plus jamais il ne verra la vie de la même façon. C' est la preuve que tout est possible.

Avec de l'adaptation, et beaucoup d'efforts, on est capable de bien plus que ce que l'on aurait pu imaginer. Certes le chemin a été long, sinueux, mais Manoa a réussi à réaliser le rêve de sa vie !

Lorsqu'il s'approche du podium pour venir soulever sa médaille avec sa main droite, c'est l'autre main qui est posé sur son tiki, accroché autour de son cou. Ce tiki, qui a été le témoin de tant de prières et tant d'espoirs.

Manoa est en pleurs, des larmes de bonheur. Un bonheur si pur, une joie si intense.

J'immortalise l'instant, et le partage avec Leilani ainsi qu'avec le médecin, qui à l'autre bout du monde, à Tahiti, doit être devant son écran de télévision, à visionner la course de Manoa.

Tant d'efforts, tant de doutes, tant de peurs viennent s'effacer en un instant, où le temps semble suspendu !

A ce moment, il ne pense qu'à une seule chose, immortaliser la scène, pour ne pas oublier !

Il décide alors comme une évidence de suivre le conseil de son médecin, et d'écrire son histoire, pour la partager et donner de l'espoir à tous ceux qui recherchent un peu de courage !!!

Partager son parcours, pour émouvoir, pour faire rêver, et pour permettre à tous ceux qui n'ont pas été épargnés par la vie, de trouver une lueur d'espoir…

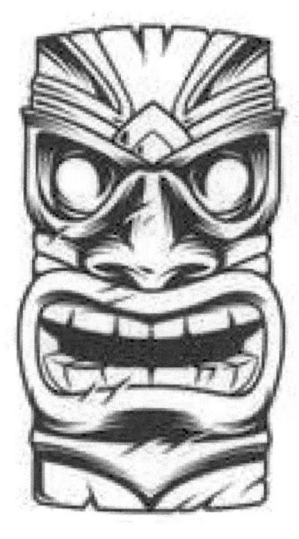

« La vie n'est qu'un souffle.
Profitons-en pour se laisser danser
et s'envoler ! »

Epilogue

Six mois plus tard ….

Le soleil se lève et comme à son habitude Manoa est assis au bord du lagon, sur son ponton, les pieds qui effleurent l'eau, le regard posé sur les reflets du soleil sur le lagon.

Tout est si paisible, un calme si agréable, permet à Manoa de se remémorer sa compétition lors des jeux olympiques.

Ce rêve réalisé lui a donné suffisamment confiance en lui, pour écrire son premier livre.

« *Tout est possible* »

Il a été édité il y a un an, et il connaît un succès auprès de nombreux sportifs ayant dû réorienter leur pratique suite à des accidents de la vie. Manoa est pour ses lecteurs un exemple de courage, mais surtout ses partages du cœur permettent aux autres de s'identifier dans son parcours pour à leur tour oser encore y croire et surtout oser rêver.

En ce début de matinée, pour la première fois depuis son accident, Manoa ressent tout à coup quelque chose d'étrange, de différent en lui. Une véritable sensation de bien-être. Une sensation inhabituelle de relâchement et de chaleur qui se diffuse dans tout son corps. Instinctivement, il effleure ses cuisses avec ses mains. Il ressent de petits picotements sur sa cuisse droite, et immédiatement son pied droit retrouve une posture normale. Il parvient à contracter sa cuisse et même à la déplacer sur la droite. Il se concentre et tente de reproduire les mêmes mouvements avec sa jambe gauche. Il y parvient ! Il n'en revient pas, le miracle serait-il arrivé ?

Il se redresse comme pour implorer le ciel, pour être bien certain qu'il ne rêve pas, que l'instant est bien réel. Quand soudain il ressent la sensation de quelque chose de fluide autour de ses orteils. Il ressent l'eau du lagon autour de son pied. Cette sensation est si familière et en même temps si lointaine, presque oubliée. Il la redécouvre comme au premier jour. Cette sensation procure en lui une émotion inexplicable. Les larmes de joie coulent sur ces joues. Ces sensations mêlées, et ces gestes coordonnés, il les a attendus pendant toutes ces années…il parvenait parfois à ressentir de la chaleur, mais c'était assez bref, aujourd'hui, il arrive à bouger un pied, et tente de tout coordonner et de ressentir la force musculaire.

Il est seul au bord du lagon, dans ce même lieu où il ne s'est pas passé une seule journée où il n'a pas espéré, prié et même imaginé, ce jour, où il pourrait à nouveau bouger et coordonner tous ces membres.

C'est si imprévu, instantané et inexpliqué qu'il est certain que c'est le signe de la guérison, de sa guérison. Pas une seule journée il n'a cessé d'espérer, et voilà qu'aujourd'hui un véritable miracle prend vie.

Manoa tente de bouger ses jambes, quand tout à coup, un geste brusque et incontrôlé lui permet de faire éclabousser l'eau autour de lui. Cette eau qui jaillit, est le signe qu'à présent ses jambes sont de nouveau véritablement vivantes !

Pour lui c'est un miracle, la vie lui donne une nouvelle chance, il ressent une immense gratitude pour cette grâce qui lui est accordée. Il est bien conscient que peu de personnes n'obtiennent une telle guérison, mais elle lui est offerte…

Ce jour restera gravé dans sa mémoire, dans leurs mémoires, puisqu'au même instant Temoe apparaît au bord du ponton. Du haut de ses cinq ans, il vient rejoindre Manoa pour son entraînement de va'a. Il est loin d'imaginer la scène qui va lui être offerte.

Temoe observe en silence son père, faire des vaguelettes sur le bord du ponton avec ses pieds trempés dans l'eau. Il a immédiatement compris…le miracle est enfin arrivé. Il pense immédiatement à son tiki. Lilo, qui a fait partie intégrante de son enfance, qui a été le témoin de toutes ces espérances est aujourd'hui pour lui, le sauveur de son papa.

Il s'approche doucement de Manoa pour ne pas le surprendre :

- Papa, papa !!! Tu bouges tes jambes papa…Tu es sauvé papa !!!!

Manoa se retourne vers son fils, le sourire aux lèvres et le visage rempli de larmes.

- Oui mon fils, je sens mes jambes, je sens l'eau sur mes pieds c'est si bon…Je suis un miraculé !!
- C'est grâce à mon tiki papa, j'en étais sûr !!!
- Quel tiki mon chéri ?
- Je t'expliquerai …

617

Temoe se baisse pour prendre son père dans ses bras. L'un contre l'autre, s'observent, et se serrent avec une réelle force. Temoe ressent les battements de cœur de son père contre son torse, qui palpite à toute vitesse. Temoe tourne les yeux vers le soleil qui s'est déjà levé et qui diffuse un peu de chaleur. Ce matin, le soleil est là comme chaque jour, mais aujourd'hui il célèbre la guérison de son père.

Comme le soleil, Manoa va pouvoir désormais espérer se lever à nouveau chaque jour pour venir diffuser sa lumière, son courage autour de lui.

- Temoe, aide-moi à me lever, je veux me tenir debout tout seul pour voir si mes jambes ont suffisamment de force.
- Oui papa. Tiens ma main fort et accroche toi autour de mon cou...

Ils se tiennent debout l'un face à l'autre. Temoe hésite à lâcher les bras de son père. Progressivement, il se décale, pour le laisser seul face au lagon, face à la montagne de Maupiti, avec comme seul témoin le soleil devant eux.

Manoa a du mal à tenir debout, ses jambes sont encore faibles. Temoe rapproche le fauteuil de son père pour qu'il puisse venir s'y asseoir et reprendre ses esprits. Ils sont tous les deux face au lagon, avec comme secret commun, le miracle de la vie !

Temoe décide alors de venir me chercher, pour que je puisse à mon tour être le témoin de la guérison de Manoa. Il part à vive allure vers la pension où il me trouve en train de préparer les petits déjeuners.

- Maman, maman, viens avec moi, il faut que tu voies quelque chose, vite maman !!!
- Mais que se passe t il Temoe ? Je prépare les petits déjeuners, je viendrai après…
- Non maman, tu dois venir immédiatement !
- Y a un souci avec papa. Dis-moi ?
- Non maman, viens voir, viens, suis-moi !!!

On marche sur le petit chemin qui longe le lagon et qui mène au ponton. J'aperçois de là Manoa, assis sur son fauteuil, me tournant le dos, le regard dirigé vers Maupiti.

Lorsqu'on arrive au milieu du ponton, Manoa qui nous a entendu se retourne vers nous.

- Mais que se passe t il ?
- Un miracle ! Répond Temoe

Manoa commence à bouger ses jambes, et à s'appuyer sur les rebords de son fauteuil pour tenter de se lever.

Je reste abasourdie. Suis-je en train de rêver ? Comment est-ce possible ? Manoa qui se met debout ?

- Manoa, attention, tu vas tomber !
- Viens avec moi Hanae, viens m'aider à me lever !!!

Je suis en face de Manoa et je l'aide de mes mains pour qu'il se mette debout. Il décale son pied droit pour être totalement face à moi. L'instant est suspendu, hors du temps. On comprend tous les deux qu'on est en train de vivre un véritable miracle.

Je dépose ma joue tout contre son épaule. Ce geste si tendre, que je n'avais pas pu revivre depuis tant d'années. Manoa, me serre contre lui, et vient m'entourer de ses épaules et de ses bras musclés.

Temoe est là à côté de nous, témoin de ce bonheur divin. Il s'approche pour venir nous serrer dans ses bras. On est là tous les trois, immobiles sur le ponton face au lagon. Les larmes chaudes coulent sur nos visages, un mélange de pleurs, de cris de joie, de tremblements, d'émotions …Voilà, l'amour est plus fort que tout.

Pour la première fois de toute sa vie, Temoe voit son papa debout. Une étrange sensation pour un si grand bonheur. Debout tous les trois. Debout pour avancer dans la vie et surtout réaliser notre plus grand rêve.

Le miracle est arrivé, une véritable bénédiction a été accordée à Manoa, une grâce venue du ciel. Aujourd'hui son livre « *tout est possible* » prend encore plus tout son sens.

La guérison est véritablement possible. Y croire toujours, garder la foi, et ne jamais cesser d'avancer car la vie est bien plus intelligente que ce qu'on croit. Le signe que le plan est toujours parfait !

A présent Manoa, poursuivra sa rééducation quotidiennement afin de muscler ses jambes. Les progrès sont rapides et les sensations reviennent progressivement. Au bout de quelques semaines il retrouve toutes ces capacités et peut remarcher.

Chaque matin, il fait sa balade le long du lagon pour accompagner Temoe à l'école.

Au retour, il s'arrête bien souvent devant le marae de Raiatea. Il a revu notamment Fanou. Elle a été témoin de ses progrès et elle lui a transmis sa sagesse qui aura permis à Manoa de devenir plus patient et surtout de posséder une résilience hors du commun. Il y a des personnes qui savent vous transmettre tant de douceur, que toute la vision du monde autour s'en trouve changée. Là encore, pas de hasard, cette guérisseuse de l'âme a été une véritable guide pour nous. Toujours présente au bon moment. Un ange gardien sur notre chemin.

Sept ans plus tard

Temoe va enfin pouvoir réaliser son plus grand rêve. Gravir la montagne de Maupiti avec son père. Ce qui leur paraissait inespéré quelques années plus tôt est aujourd'hui possible.

Ce samedi matin, les conditions climatiques sont idéales à Maupiti. L'ascension vers le sommet du mont Teurafaatiu est désormais propice. Il n'est pas trop haut, trois cent quatre vingt mètres. La balade prend entre deux et trois heures.

Manoa, accompagné de Temoe, partent sous mon regard approbateur et si fier. Pieds nus, pour ne pas risquer de glisser sur les cailloux humides, mais surtout avoir un meilleur contact avec la terre. On marche le plus souvent pieds nus ici. Les tenues vestimentaires sont légères, pour l'occasion un simple short fera l'affaire.

J'ai choisi de rester en bas de la colline, devant la boutique de tikis de Rahiti. Il était si fier de nous retrouver et surtout de voir Manoa remarcher. Rahiti fait partie intégrante de notre histoire, depuis la bouteille à la mer jusqu'à l'ascension de la colline.

Lorsque Manoa et Temoe s'éloignent côte à côte vers le chemin qui mène au sommet de Maupiti, je me retrouve face à une scène des plus attendrissante. C'était inespéré il y a encore quelques mois. Et voir mon fils, si grand, me provoque une vague de nostalgie. Le temps est passé si vite depuis sa naissance. Il a bouleversé ma vie, devenir maman a été mon plus beau rôle. Je suis si fière de Temoe, et à lui seul il comble toutes mes plus grandes espérances.

Bientôt il quittera notre petit nid, pour à son tour découvrir la vie et réaliser ses propres projets. C'est la vie, je le sais bien, mais je ne peux m'empêcher de ressentir beaucoup de tristesse mêlée à tant de fierté. Les quelques années de répit avant son envol, je veux les vivre à fond, en profiter à chaque instant, pour donner à Temoe des souvenirs d'une enfance heureuse au bout du monde entourée de beaucoup d'amour et de valeurs pour s'épanouir ensuite de lui-même.

L'ascension se fait en trois heures. Ponctuée par de nombreux arrêts non pas pour reprendre des forces, non Manoa est plein de vitalité, mais pour regarder le paysage, la vue sur le lagon, sur l'horizon. C'est un véritable spectacle pour les yeux. Les couleurs sont saisissantes, la nature luxuriante, une merveille. Le sentier est balisé par de nombreux *Kerms**, afin de tracer le chemin menant en haut de la colline.

Arrivés au sommet du mont Teurafaatiu, le but est franchi. Manoa et Temoe lèvent leurs bras reliés par leurs mains en signe de victoire. De là-haut ils peuvent apercevoir plus bas l'atelier de Rahiti, où je patiente.

Manoa prend son téléphone et m'appelle.

- Ça y est, ça y est Hanae, on a réussi !!!
- Mon amour, je suis si fière de vous, je vous aime…
- Nous aussi, *ua here vau ia oe mama**, répond Temoe !

L'émotion est palpable. Le moment est gravé à tout jamais pour l'éternité dans notre cœur, dans notre corps, dans notre tête.

Lorsqu'on raccroche le téléphone, comme par habitude, la seule chose que je fais, c'est danser. Je danse, je danse à ne plus m'arrêter… je suis si contente, si apaisée. Ma plus grande espérance, mon rêve est arrivé.

Manoa regarde droit devant lui vers la barrière de corail, et au loin apparaissent les contours de notre île, Raiatea.

La vue est plongeante, aucun obstacle ne vient cacher cette vision qui s'offre à eux.

Temoe, se tient à sa droite juste à côté, le regard plongé dans cet horizon, dans cette immensité du lagon, vers tant beauté devant eux, vers cette nouvelle étape, cette nouvelle réussite, et vers ce miracle qu'est la vie….

Iorana Leilani,

Me voilà au bord du lagon de Maupiti, en train d'attendre que Manoa et Temoe ne me rejoignent. Ça y est ils l'ont réalisé leur rêve ! Ils viennent à l'instant de me téléphoner du haut du mont Teurafaatiu, je si émue et si fière d'eux !

Il est grand temps que je te dévoile le secret de fabrication du monoï de mamie Poehere ....

Je viens de m'enduire les mains tant cette odeur me suit partout, c'est mon secret beauté....

Bon j'y viens enfin !!!!!!

…installe toi confortablement sur un joli pareo fleuri …laisse toi bercer par le chant de la brise dans les feuilles de cocotier…et ressent cette odeur unique….

- Ramasse de belles fleurs de tiare à la fraîcheur du matin, et fait les sécher au soleil pendant une semaine.
- Rappe la coco, récupere le blanc et fais le secher deux semaines au soleil.
- Tu en obtiens une huile de coco raffinée.
- Fais macérer les fleurs dans cette huile.
- Ajoutes-y de la cervelle de crabe de cocotier (c'est pour fermenter)…oui je vois déjà la tête que tu fais !
- Expose ce macérât au soleil pendant trois semaines…

Voilà l'huile de monoï !!!!!

Le secret de mamie pour qu'elle devienne exceptionnelle…faire le tout avec amour !!!!!

…enveloppe toi le corps avec…te voilà au paradis ! ma Leilani ………

N'essaye pas de le fabriquer toute seule, on le fera quand tu viendras le mois prochain à « Poeiti » …On t'attends avec impatience…Temoe a tant grandi, on dirait un homme, il me dépasse déjà …j'ai à présent deux hommes à mes côtés…ne rit pas c'est si vrai ! Ils prennent soin de moi, et moi je ne peux m'empêcher d'être leur protectrice…je sais je suis trop à leurs petits soins, mais que veux-tu c'est l'amour …tu verras quand Heimati sera un peu plus grand…profite de lui, ça passe si vite !

N'oublie pas d'embrasser ton amour Tahitoa et mon petit Heimati …

vau ia oe* !

Hanae

*vau ia oe : je vous aime

Remerciements

Merci chers lecteurs d'avoir choisi mon roman. J'espère que vous aurez réussi au fil des pages à vous évader dans ces lieux paradisiaques.

Comme j'ai souvent entendu dire « *un livre ne viens vers nous, jamais par hasard* ».

Alors oui, que vous l'ayez choisi où qu'il vous ait été offert, ces quelques pages vous auront certainement apporté un indice, un signe ou encore une petite aide [afin de poursuivre](#) votre chemin.

A travers l'histoire d'Hanae et Manoa, j'ai souhaité vous véhiculer, les valeurs de l'amour, de l'authenticité, du partage afin de conserver courage et espoir en la vie.

Que cette petite lueur, qui a pu naître à la lecture d'un passage, puisse grandir et vous donner l'élan d'avancer vers un avenir rempli de joies. N'oubliez jamais que vous avez en vous toutes les ressources nécessaires pour faire de votre vie un rêve, en conservant toujours le sens de l'amour ….

Merci à tous ceux qui ont cru en mes capacités à livrer des messages d'espoir à travers l'écriture. Vous y avez cru bien plus que moi. Alors j'ai décidé pour une fois, de vous écouter, de vous faire confiance et d'avancer vers ce que la vie m'offrait de partager et j'y trouve le bonheur.

Dans ce roman, je traite de sujets qui me tenaient bien à cœur, et notamment le handicap. Je souhaitais y mettre un point d'honneur, sur le courage et la foi que ces personnes qui sont privées de certaines de leurs capacités sont capables de déployer pour continuer à avancer elles sont remarquables. J'ai pu en rencontrer certains, où j'ai eu la chance de les voir évoluer dans leur quotidien ainsi que lors de pratiques sportives, et le seul mot qui me vient à ce moment c'est la force ! Ils ont su développer cette qualité et bien souvent ils avancent avec de telles convictions, de tels projets que rien ne pourrait les arrêter. J'y ai été confronté malheureusement par le parcours de mes proches, et c'est pour eux aussi qu'aujourd'hui je tenais à rendre un hommage particulier…à toi, ma cousine chérie, ma Sandra, mon bel ange, tu resteras toujours pour moi un modèle d'espoir, de courage, tu continues de me guider bien au delà des mots…

Ce roman est arrivé comme une évidence. La Polynésie a toujours fait partie de ma vie…de près ou de loin, j'ai toujours eu un lien bien particulier avec elle.

Ces îles représentent un coin de paradis, tout dans cette culture m'enchante et comme Hanae me donne l'envie de danser…

Aujourd'hui, après avoir apprivoisé cette danse tout le long du livre, j'espère que mon écriture aura été telle une danse, pleine de joie et surtout une danse venant du plus profond de mon cœur…

Merci à toutes ces belles rencontres que ce livre m'aura permis de faire, de magnifiques découvertes et surtout de nouvelles amitiés, voilà ce que ces recherches m'ont offertes ! Car il est vrai que lorsque l'on parle de sujets chers à notre cœur, les liens en sont d'autant plus forts !

Merci à vous tous d'avoir autant investi mon livre et vos conseils m'ont permis d'en faire un roman plein de rebondissements, un livre riche en traditions et surtout plein d'authenticité…

L'odeur du tiaré, le son des ukulélés, les couronnes de fleurs, les farés posés sur le lagon…voilà ce que la Polynésie représente pour moi…

Nathalie

Et pour terminer …

Merci à toi Sandra…

Que le bonheur soit en chacun de nous

Que les bonnes choses soient pour nous tous

Que la paix soit en chacun de nous

Que la plénitude soit en chacun de nous

Que la prospérité soit en chacun de nous

Que nous soyons tous heureux

Que chacun d'entre nous soit exempt d'handicaps.

« Sarvesham Svasti Bhavatu »

Découvrez aussi du même auteur…

« *Fais moi un signe* »

Editions Le lys bleu.

Janvier 2012

« *Ecoute ton coeur…le chemin vers soi* »

Editions Le lys bleu.

Septembre 2012

« *Envole toi, voyage au cœur de soi* »

Avril 2024

L'aventure continue ensemble …

Retrouvez toute l'actualité de Nathalie ANTAO sur :

Sur le site internet : www.lueuretoilee.com

Et sur les réseaux :

Facebook : Nathalie ANTAO Auteure

Instagram : Nathalie ANTAO